OBSERVATIONS

SUR LES

FERTES DE SANG

DES

FEMMES EN COUCHES.

OBSERVATIONS

SUR LES

PERTES DE SANG

DES FEMMES EN COUCHES,

ET SUR

LE MOYEN DE LES GUÉRIR:

PAR M. LEROUX, Maître en Chirurgie à Dijon, & Chirurgien de l'Hôpital général de la même Ville.

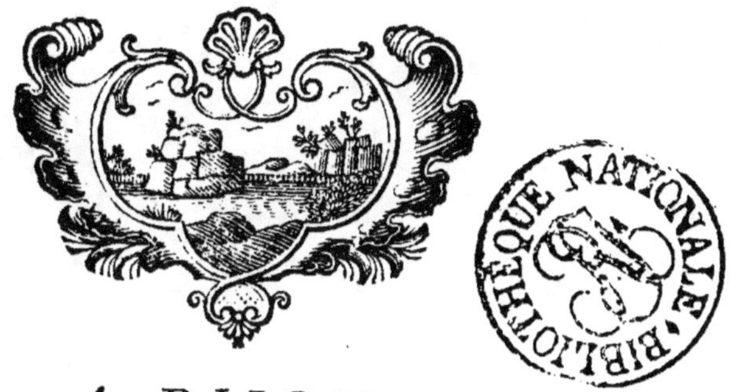

A DIJON,

De l'Imprimerie de L. N. FRANTIN, Imprimeur du Roi;

Et se vend A PARIS,

Chez DIDOT le jeune, quai des Augustins.

M. DCC. LXXVI.

AVEC APPROBATION ET PRIVILEGE.

PRÉFACE.

LA perte de fang exceſſive qui arrive aux femmes immédiatement après l'accouchement à terme, eſt un accident d'autant plus terrible & effrayant, que quelquefois l'Accoucheur ne peut le prévoir : féduit par l'apparence d'un travail heureux, il communique aux aſſiſtans la fécurité dont il eſt pénétré ; mais lorſque l'enfant eſt né, & qu'il croit n'avoir plus qu'à ſe féliciter du ſuccès de ſes ſoins, la ſcene change de face ; le fang qui coule avec profuſion, affoiblit bientôt la malade, & la feroit périr ſous ſes yeux, s'il différoit un inſtant à la ſecourir.

Les Auteurs ont propoſé différens moyens pour remédier à ce fâcheux accident, mais tous ces moyens n'ont pas le même degré d'efficacité ; il y en a même quelques-uns qui font perdre un temps précieux dont les femmes ont ſouvent été les victimes.

Il feroit très-utile, pour l'humanité en général, & pour les jeunes Chirurgiens qui ſe deſtinent à l'Art des accouchemens, qu'un Praticien éclairé entreprît de diſcuter ces différens moyens ; qu'il afignât à chacun le degré de confiance qu'il mérite, le cas particulier où il convient, & qu'il réunît dans le même Ouvrage tous les bons préceptes qu'on trouve épars dans différens Auteurs, & qui font relatifs à cet objet. En attendant que quelqu'homme célebre travaille fur un fujet fi important, je vais expofer ce que m'ont appris la lecture des meilleurs Auteurs, quelques faits qui me font particuliers, & mes propres réflexions.

Je me fuis borné à traiter, pour le préfent, de la perte de fang qui fuccede à l'accouchement qui approche du terme ; je n'ai parlé des autres hémorrhagies utérines que par occafion, & feulement autant qu'il étoit néceffaire pour appuyer la doctrine que j'établis. J'ai divifé mon Ouvrage en trois parties qui contiennent chacune différens articles.

La premiere commence par une courte notice de la matrice & du placenta, fuffifante pour donner une idée de leur structure, de leur ufage, des changemens étonnans que l'une éprouve pendant la groffeffe, des liaifons qu'elle a avec l'autre, des accidens qui furviennent lors de leur féparation ; & avant de paffer à l'expofition de la partie du méchanifme de l'accouchement, relative à l'objet que je traite, je difcute une opinion nouvelle de quelques Auteurs, fur la dilatation du fond de la matrice. Je crois avoir combattu cette opinion avec affez d'avantage, & j'ai fait mon poffible pour que ce fût de maniere à ne bleffer perfonne (*a*).

Dans l'article fecond, j'examine différentes caufes qui, en s'oppofant au refferrement de la matrice & des vaiffeaux utérins, produifent & entretiennent l'hémorrhagie.

Le troifieme article traite des différens degrés de l'inertie de la matrice, comme caufe de perte de fang. Le quatrieme, du renverfement de ce vifcere. Le cinquieme, de fon déchirement. Enfin, dans le fixieme article, je rapporte, par forme de récapitulation, les principaux fymptomes des per

---

(*a*) J'ai attribué cette opinion à M. Lemoine, parce que, comme il ne cite pas la fource où il l'a puifée, & que j'avois fa traduction de Burton fous les yeux, en écrivant l'article dont il eft queftion, je ne me rappellai pas dans ce moment l'Ouvrage où je l'avois lue. J'ai reconnu du depuis qu'elle avoit été avancée par un célebre Anatomifte de notre fiecle, M^r. A. Petit (Voyez fon Recueil de pieces relatives à la queftion des naiffances tardives, premier Mémoire, page 121). J'invite les Accoucheurs à profiter des occafions qui fe préfenteront, de vérifier les obfervations que j'ai faites à ce fujet, afin de fixer définitivement les idées fur ce point de théorie.

tes de sang dont j'ai établi les caufes &
les différences dans les articles précédens.

La feconde partie eft auffi divifée en fix
articles. Le premier comprend les précautions qu'on doit prendre pendant l'accouchement pour prévenir la perte de fang.
Je rapporte d'abord deux préceptes excel-
lens de M. Levret, que j'ai pris la liberté
de commenter & d'étendre, en les adap-
tant à la maniere de terminer l'accouchement, lorfque l'enfant fe préfente dans une
mauvaife fituation, & qu'il y a en même
temps hémorrhagie ; enfuite je combats,
par des raifons qui me paroiffent victorieu-
fes, la pratique dangereufe que Burton a
voulu établir, en prefcrivant d'aller rompre le cordon ombilical jufques dans la
matrice, lorfqu'il eft trop court, ou qu'il
fait plufieurs circonvolutions autour du col
de l'enfant, qui le retiennent & retardent
l'accouchement. Le fecond article eft encore un commentaire d'un troifieme précepte de M. Levret, fur les précautions à
prendre pour délivrer les femmes, principalement lorfque le placenta refte adhérent en tout ou en partie à la matrice,
pendant un certain temps après la fortie
de l'enfant. Dans le troifieme article, j'indique la méthode de replacer la matrice

renverſée. Dans le quatrieme, les moyens
de prévenir ſon déchirement ; & dans le
cinquieme, ceux qui conviennent pour remédier aux ſyncopes par dimotion, à celles
qui ſont produites par la ſuffocation utérine,
la vivacité des tranchées & l'inertie incomplette. Le ſixieme article eſt conſacré
à examiner les principaux ſecours que les
Auteurs ont propoſés pour arrêter la pérte
de ſang après l'accouchement, à les apprécier & à démontrer leur inſuffiſance dans
l'hémorrhagie qui eſt la ſuite de l'inertie
complette de la matrice.

La troiſieme partie pourroit former un
Ouvrage à part ; elle ne contient, pour
ainſi dire, que des faits de pratique qui
tendent tous à démontrer l'efficacité d'un
moyen employé autrefois par les anciens,
pour arrêter les hémorrhagies utérines, &
qui avoit preſque été abandonné par les
modernes. J'ai étendu ce moyen à un plus
grand nombre de cas que les anciens, avec
un ſuccès ſi conſtant, que je le regarde
comme devant faire époque, & ajouter
à l'Art des accouchemens un degré de perfection de plus, qui en rendra la pratique
plus sûre, puiſqu'il remédiera conſtamment,
quand on l'emploiera, à l'accident le plus
grave & le plus effrayant de tous ceux

qui peuvent furvenir à une femme groffe ou nouvellement accouchée. Je commence d'abord par l'expofition de ce moyen, & j'explique fa maniere d'agir; enfuite, dans l'article premier, je rapporte fuccinctement les autorités qui le favorifent; j'y joins des obfervations qui en prouvent l'efficacité dans les pertes fimples très-abondantes, dans celles qui font produites par le décollement du pédicule d'un faux germe, ou d'un placenta retenu dans les premiers mois de la groffeffe, avant ou après un avortement. Dans l'article fecond, je propofe le même moyen, comme propre non-feulement à fufpendre la perte lorfque la groffeffe eft plus·avancée, mais même à conferver l'enfant jufqu'à fon terme; & en cela je le crois bien préférable à la méthode de Pufos qui détermine toujours l'accouchement. Je le propofe encore comme capable d'arrêter la perte de fang & de favorifer l'établiffement du travail, foit avant ou après l'écoulement des eaux, & je le prouve par des obfervations. Je le trouve encore ici préférable à la méthode de Pufos, & convenable même dans un plus grand nombre de cas, puifqu'il peut être employé utilement quand celle-là eft infuffifante, comme lorfque les eaux font déjà écoulées, & que l'enfant fe préfente dans une fituation contre nature : j'avance même qu'on peut encore le tenter lorfque le placenta eft attaché fur l'orifice de la matrice trop refferré pour permettre l'introduction de la main. L'article trois forme l'objet effentiel de cet Ouvrage ; tout ce qui précede ne doit être regardé que comme une introduction. J'y démontre, par des obfervations concluantes & exactes, la fûreté du même moyen & fa fupériorité fur tout ce qui a été propofé jufqu'à préfent, pour arrêter la perte de fang foudroyante qui fuccede quelquefois à l'accouchement à terme, foit que cette perte dépende de l'inertie ou du déchirement de la furface interne des parois de la matrice. Enfin, dans l'article quatre, qui n'eft qu'un corollaire du précédent, j'y réponds d'avance aux principales objections que l'on pourra faire contre notre méthode ; & quoique je me fois affez étendu, je n'ai pas épuifé toutes les raifons que l'on peut dire en fa faveur.

Dans tout cet Ouvrage, j'ai fait mon poffible pour ne rien avancer qui ne fût appuyé fur l'expérience, mere de la vérité, & qui doit toujours fervir de guide à ceux qui écrivent fur un Art auffi utile & auffi intéreffant que le nôtre. Lorfque ce flambeau m'a manqué, j'ai hafardé des conjectures qui m'ont paru vraifemblables, & que je fuis cependant tout prêt à abandonner, fi une critique judicieufe m'en démontre l'erreur.

TABLE

De la division de cet Ouvrage, & des Observations qui y font contenues.

PRÉFACE qui contient le plan de l'Ouvrage, pag. j

Observations fur les Pertes de fang des femmes en couches, & fur le moyen de les guérir, I

PREMIERE PARTIE.
ARTICLE I.

Structure de la Matrice, nature du Placenta, méchanifme de l'Accouchement, I

1. *Obfervation fur les Porofités de la matrice,* 5
2. *Autre obfervation fur le même fujet,* ibid.
3. *Obfervation qui paroît prouver la communication des vaiffeaux de la matrice avec ceux du Placenta,* ibid.
4. *Obfervation fur un Placenta en raquette, où le cordon ombilical s'implantoit à l'extrémité la plus étroite qui s'attachoit au fond de la matrice,* 12
5. *Obfervation fur le Col de la matrice, très-allongé au terme de la groffeffe,* 14
6. *Obfervations anatomiques faites fur la matrice d'une fille morte avant d'avoir conçu,* 16
7. *Obfervations anatomiques faites fur la matrice d'une femme qui avoit fait plufieurs enfans,* 18

TABLE.

8. *Observations anatomiques faites sur la Matrice d'une fille morte à la suite d'une perte de sang, produite par des polypes,* pag. 19

9. *Observations faites sur une planche anatomique, qui représente la moitié postérieure d'une matrice dilatée au sixieme mois de la grossesse, & qui paroît prouver que le fond de cet organe s'est plus étendu que les parois,* 20

10. *Observations faites sur une planche qui représente la matrice au terme de la grossesse, & qui paroît prouver la même chose que la précédente,* 21

11. *Autre observation sur le même sujet,* 22

12. *Observation qui paroît démontrer que les parois de la matrice sont plus minces sur la fin de la grossesse, & que le lieu où s'attache le placenta seulement, est plus épais,* 23

13. *Observation qui prouve que le ressort de la matrice subsiste encore après la mort,* 25

ARTICTE II.

Causes qui s'opposent au resserrement de la matrice, 35

14. *Observation d'une femme qui mourut d'une perte de sang produite par le décollement partiel du placenta,* 40

15. *Observation sur un cordon ombilical coupé pendant que la tête de l'enfant étoit dans le vagin,* 41

16. *Observation sur une perte de sang produite par la rupture du cordon ombilical pendant l'accouchement,* 42

17. *Autre sur le même sujet,* ibid.

TABLE.

ARTICLE III.

Inertie de Matrice, cause de Perte de sang, pag. 49
18. *Observation sur l'inertie par défaut de contraction, qui obligea d'introduire la main dans la matrice pour extraire le placenta,*　　　50
19. *Autres observations sur le même sujet,*　　　51

ARTICLE IV.

Renversement de Matrice, cause de Perte de sang,　56
20. *Observation sur un renversement total de la Matrice, produit par l'action continuée des muscles du bas-ventre,*　　　57
21. *Observation sur une dépression de matrice après l'accouchement, qui avoit occasionné une perte de sang mortelle,*　　　58
22. *Observation sur une dépression de matrice produite par un cordon ombilical trop court; la tête de l'enfant étoit enclavée, & on fut obligé de terminer l'accouchement avec le forceps,*　　　59
23. *Observation sur un renversement incomplet de matrice, produit par la traction prématurée du placenta après la sortie de l'enfant,* 60
24. *Observation sur un renversement complet & mortel, produit par la même cause,*　　61

ARTICLE V.

Déchirement de Matrice; cause de Perte de sang, 65
25. *Observation sur un Déchirement de matrice, suivi d'une perte de sang mortelle, produit par la traction trop violente du placenta, ou plutôt par les doigts de la Sage-Femme,* 65

TABLE.

26. *Observation sur une Matrice renversée, prise pour une molle, dilacérée avec les doigts, & réduite avec succès,* pag. 67

27. *Observation sur un déchirement du col de la matrice, produit par la tête de l'enfant, poussée avec trop de violence,* 68

28. *Observation sur un déchirement du col utérin, produit par l'introduction de la main,* ibid.

29. *Autre observation sur le même sujet; il y eut perte de sang qui fut arrêtée par l'introduction dans le vagin, d'une éponge imbibée d'une solution d'alun,* 69

30. *Observation sur un orifice de matrice rongé & déchiré par les ongles d'une Sage-Femme,* 69

31. *Observation sur un orifice de matrice déchiré, & dont on a enlevé un lambeau, sans qu'il en soit survenu d'autre accident,* 70

ARTICLE VI.

Sommaire des symptomes par forme de récapitulation, 71

32. *Observation sur une perte intérieure avant l'accouchement, produite par le raccourcissement du cordon, & où l'on fut obligé de tirer l'enfant avec le forceps,* 75

33. *Observation sur une perte de sang mortelle, produite par la rétention d'une portion de placenta,* 80

34. *Observation sur une perte de sang produite par un faux germe, suivie d'une agonie de trois à quatre jours, & de la mort,* 82

35. *Observation sur une perte de sang produite par la rétention d'une portion de placenta, suivie aussi d'une agonie de trois jours, & de*

la mort,   pag. 83

36. *Obſervation ſur une perte de ſang naturelle très-abondante après l'accouchement, & qui s'arrêta d'elle-même*   89

S E C O N D E   P A R T I E.

Expoſition,   93

A R T I C L E   I.

Précautions à prendre pendant l'accouchement, pour prévenir la perte de ſang,   ibid.

37. *Obſervation ſur une femme accouchée lentement dans une perte de ſang qui s'arrêta lorſque les feſſes de l'enfant furent amenées ſur l'orifice*,   99

38. *Obſervation ſur une femme attaquée de perte de ſang, produite par l'attache du placenta ſur l'orifice de la matrice, où l'on fit l'accouchement forcé avec ſuccès, mais très-lentement*,   ibid.

39. *Autre obſervation ſur le même ſujet, où l'accouchement fut terminé de la même maniere avec le même ſuccès*,   101

40. *Obſervation d'une femme morte pour avoir été accouchée trop bruſquement dans une perte de ſang, produite par l'attache du placenta ſur l'orifice de la matrice*,   105

41. *Obſervation d'un enfant dont la mort paroît avoir été produite par la rupture du cordon ombilical, que l'on fit en introduiſant la main dans la matrice*,   109

42. *Obſervation ſur un enfant ſuſpendu par un cordon trop court, qui reſpira dès que la tête fut hors de la vulve, & où la matrice parut deſcendre dans le vagin pour faciliter*

la fortie du refte du corps de l'enfant, 111

43. *Obfervation fur un cordon ombilical coupé entre les cuiffes de l'enfant venant par les pieds,*
pag. 113

ARTICLE II.

Précautions à prendre pour délivrer les femmes, afin de prévenir la perte de fang, fur-tout lorfque le placenta ne fe décolle pas naturellement, & ne peut être expulfé par les feules forces de la nature,
114

44. *Obfervation fur des cotiledons féparés de la maffe du placenta,*
120

45. *Obfervation fur une portion de placenta trop adhérente, & laiffée dans la matrice,* ibid.

46. *Obfervation fur un placenta adhérent, féparé avec trop de violence, fuivi de la mort,* 121

47. *Obfervation fur une portion de placenta reftée dans la matrice, & extraite fur-le-champ avec facilité,*
122

48. *Obfervation fur une portion de placenta reftée dans la matrice pendant quinze jours, qui produifit une perte de fang, & qui fut extraite avec fuccès,*
123

Placenta retenu pendant deux jours, d'une puanteur énorme, & extrait avec facilité,
128

49. *Obfervation fur un placenta extrait en plus de vingt morceaux,*
131

50. *Obfervation fur un placenta extrait en trente pieces, pour faire ceffer une perte de fang,* 132

51. *Obfervation fur un placenta enfractueux qui caufoit une perte de fang, & qui fut tiré à plufieurs reprifes,*
133

52. *Obfervation fur un placenta enfractueux qui*

TABLE.

causoit une perte de sang, où le cordon fut rompu, & qui fut tiré à plusieurs reprises, sans qu'il fût possible d'introduire la main dans la matrice, pag. 134

53. *Observation sur un placenta adhérent & encadré, qu'on fut obligé de percer dans le milieu pour en faire l'extraction,* 136

54. *Observation sur un placenta enkisté, qui fut expulsé par les contractions utérines,* 138

ARTICLE III.

Maniere de réduire les différens degrés de renversement de la matrice, 140

55. *Observation sur une dépression de matrice négligée, qui est devenue cancéreuse,* 141

56. *Observation sur deux renversemens incomplets de matrice, réduits avec succès,* 142

57. *Observation sur un renversement incomplet de matrice, qui a été négligé, & qu'il n'a plus été possible de réduire,* 143

58. *Autre observation sur le même sujet,* 144

59. *Observation sur un renversement complet de matrice réduit avec succès,* 147

60. *Autre observation sur le même sujet ; la femme mourut après la réduction de la matrice,* 148

ARTICLE IV.

Précautions à prendre pour prévenir le déchirement de la matrice, 150

61. *Observation sur un accouchement contre nature, accompagné de perte de sang après la rupture des membranes, & le danger de rupture du col de la matrice ; méthode qu'on a em-*

ployée pour terminer l'accouchement & éviter
  l'accident que l'on craignoit,   pag. 152
Idem , *Observation sur le menton de l'enfant accroché sur le pubis de la mere ; maniere de
  le déplacer ,*   155

ARTICLE V.

*Moyens de remédier aux syncopes par dimotion , à
  la suffocation utérine , aux syncopes produites
  par la vivacité des tranchées, & à celles qui
  dépendent de l'inertie incomplette de la matrice ,*   156
62. *Observation sur un accouchement forcé, accompagné de perte de sang, suivi d'une syncope
  par dimotion, & de la mort ,*   158
63. *Observation sur une femme attaquée de tranchées utérines violentes qui avoient supprimé
  les lochies , menaçoient d'inflammation, &
  qui furent calmées par les gouttes anodines,* 161
64. *Observation sur une perte de sang après l'accouchement , accompagnée d'érétisme & de tranchées vives ; on fit l'extraction des caillots ,
  qui ne calma pas les accidens, & l'on fut
  obligé d'en venir au sirop d'opium ,*   164
65. *Observation sur une femme attaquée de syncopes,
  produites par la vivacité des tranchées après
  l'accouchement. Il y avoit des caillots de
  sang dans la matrice & dans le vagin, dont
  on ne fit point l'extraction, & néanmoins les
  accidens furent calmés par l'usage du sirop
  de diacode ,*   ibid.
66. *Observation sur des tranchées vives & des syncopes produites par l'inertie incomplette & la
  présence des caillots de sang après l'accouchement,*

chement, qui cefferent fubitement après l'extraction des caillots,   pag. 167

ARTICLE VI.

Examen des principaux fecours que les Auteurs ont
proposés pour arrêter la perte de fang après l'accouchement,   169
67. Obfervation fur des regles rétablies par la compreffion des arteres crurales,   176
68. Obfervation fur une perte de fang par inertie
après l'accouchement, où les remedes ordinaires furent inutiles, & qui ne donna
pas le temps de préparer une potion aftringente,   177
Autres fur le danger des aftringens & des narcotiques,   178
69. Obfervations fur des pertes de fang après l'accouchement, arrêtées par les afperfions &
l'application des linges trempés à froid dans
l'eau & le vinaigre, fur le ventre, &c. 184
70. Obfervation fur une perte de fang arrêtée par
une injection aftringente,   186
71. Autre fur le même fujet, où l'injection fut pouffée
jufques dans la matrice, par le moyen d'une
fonde,   ibid.
72. Obfervation fur une perte de fang après l'accouchement, arrêtée par une injection de vinaigre, pouffée jufques dans la matrice,   187
73. Obfervation fur le mauvais fuccès des injections
dans une perte de fang produite par un faux
germe,   189

T A B L E.

T R O I S I E M E   P A R T I E.

Expoſition du moyen le plus efficace qui ſoit connu juſqu'à préſent pour arrêter les pertes de ſang ; ſa maniere d'agir ; diviſion de cette troiſieme partie, pag. 190

A R T I C L E I.

Autorités qui favoriſent l'introduction du tampon dans les pertes ſimples très-abondantes ; ſon efficacité prouvée par les faits dans celles qui ſont produites par le décollement du pédicule d'un faux germe, ou du placenta, dans les premiers mois de la groſſeſſe, 195

74. *Obſervation ſur une perte de ſang arrêtée par un peſſaire d'étoupes mouillées, & ſaupoudré d'une poudre aſtringente,* 196

75. *Obſervation ſur une perte de ſang qui duroit depuis ſeize ans, arrêtée par un peſſaire aſtringent,* ibid.

76. *Obſervation ſur des regles trop abondantes, arrêtées par un morceau d'éponge imbibé d'une ſolution d'alun,* ibid.

77. *Obſervation ſur une perte de ſang conſidérable arrêtée par une eſpece de peſſaire d'amadou,* 197

78. *Obſervation ſur une perte de ſang produite par un faux germe, arrêtée par le tampon,* 198

79. *Obſervation ſur une perte de ſang avant l'avortement, arrêtée par le tampon,* 199

80. *Obſervation ſur une perte de ſang produite par un faux germe, arrêtée par le tampon,* 201

81. *Autre obſervation ſur le même ſujet, à la même*

perſonne, arrêtée de même,   pag. 203
82. *Autre obſervation ſur le même ſujet, où l'hé-morrhagie fut arrêtée de même,*   ibid.
83. *Autres obſervations ſur le même ſujet,*   204
84. *Obſervation ſur une perte de ſang produite par le faux germe, ſuivie de la mort,* 205
85. *Autre obſervation ſur le même ſujet, qui eut le même événement,*   206
86. *Obſervation ſur une perte de ſang produite par un placenta avortif, arrêtée par le tampon,*   207

ARTICLE II.

Utilité du tampon dans les pertes de ſang qui arri-vent pendant la groſſeſſe plus avancée,   210
87. *Obſervation ſur la difficulté qu'on rencontre quelquefois à pratiquer la méthode de Puſos, pour arrêter la perte de ſang,*   214
88. *Obſervation ſur la difficulté qu'on éprouve quelquefois à faire l'accouchement forcé dans les cas de perte de ſang,*   215
89. *Autre obſervation ſur le même ſujet,*   ibid.
90. *Obſervation ſur une perte de ſang à ſept mois de groſſeſſe, arrêtée par le tampon,*   216
91. *Obſervation ſur une perte de ſang ſurvenue après la rupture des membranes, qui obligea de faire l'accouchement forcé,*   218
92. *Obſervation ſur une perte de ſang ſurvenue après la rupture des membranes, & qui fut arrêtée par le tampon,*   219
93. *Obſervation ſur une perte de ſang pendant la groſſeſſe, qui eſt devenue mortelle par l'accouchement forcé,*   222
94. *Obſervation ſur une perte de ſang produite*

T A B L E.

par l'attache du placenta sur l'orifice de la matrice, arrêtée par un caillot de sang qui se forma dans le vagin,   pag. 228

95. Observation sur une perte de sang produite par la même cause, où l'on fut obligé de couper le col de l'enfant dans le vagin,   230

96. Observation sur une perte de sang produite par la même cause, où l'orifice de la matrice étoit si serré, qu'on fut obligé d'attendre plus de deux heures avant de pouvoir y introduire l'extrémité de trois doigts,   235

97. Autre observation sur le même sujet,   236

98. Observation sur un placenta attaché sur l'orifice de la matrice, qui produisit une perte de sang qui fut arrêtée, en tenant avec les doigts la portion de placenta appliquée sur le lieu d'où elle étoit décollée,   236

A R T I C L E   III.

Succès constans du tampon dans les pertes de sang foudroyantes qui succedent à l'accouchement, 239

99. Observation sur une inertie complette de matrice après l'accouchement précipité, accompagnée d'une perte de sang prodigieuse, où les remedes ordinaires furent absolument sans succès, & qui fut arrêtée par le tampon,   241

100. Observation sur un accouchement plus long d'une femme cacochime, suivi également d'inertie, de dépression & de perte de sang qui fut arrêtée par le tampon introduit jusques dans la matrice,   244

101. Observation sur une perte de sang après l'accouchement, produite par le décollement

trop prompt du placenta , & l'inertie de matrice, accompagnée de syncopes avec ron-flement, arrêtée par le tampon, pag. 246

102. Observation sur une femme valétudinaire, hy-dropique & asthmatique pendant sa grossesse, qui eut après son accouchement une perte de sang par inertie, qui fut arrêtée par le tampon, 248

103. Observation sur une femme grosse de trois en-fans, accouchée au milieu du neuvieme mois de sa grossesse, & qui eut une perte de sang par inertie, accompagnée de syncopes, qui fut arrêtée par le tampon, 253

104. Observation sur un accouchement long & labo-rieux, terminé par le forceps, accompagné & suivi d'inertie & de perte de sang arrêtée par le tampon, 259

105. Observation sur une perte de sang après l'ac-couchement, produite par l'érétisme, accom-pagnée de tranchées vives qui cesserent par l'introduction du tampon, 261

106. Observation sur une perte de sang après l'ac-couchement, accompagnée de tranchées vives, où l'on n'employa pas le tampon, & qui fut suivie de la mort, 263

107. Observation sur une perte de sang après l'ac-couchement, produite par l'érétisme intesti-nal, arrêtée par un lavement purgatif, 264

108. Observation sur une perte de sang produite par l'érétisme intestinal & l'érétisme utérin réu-nis, qui fut arrêtée par le tampon, 265

109. Observation sur une perte de sang intérieure après l'accouchement, accompagnée d'inertie partielle, produite par le déchirement d'une

T A B L E.

crête utérine, & arrêtée par le tampon, introduit jusques dans la cavité de la matrice, pag. 269

110. *Observation sur un placenta séparé dans le milieu, & adhérent par les bords,* 271

A R T I C L E I V.

Principales objections qu'on peut faire contre l'introduction du tampon, 276

111. *Observation sur une hémorrhagie du nez, qui empêcha la poussée du lait après l'accouchement,* 278

112. *Observation sur une perte de sang produite par la rétention d'une portion de placenta, & l'application d'une serviette à la vulve, d'où suivit la dilatation de la matrice & la mort,* 281

113. *Observation sur des pertes de sang accompagnées de syncopes convulsives,* 294

114. *Observation sur un caillot de sang de la grosseur de la tête d'un enfant, retenu pendant trois jours dans la matrice, & expulsé par les contractions utérines sans accident,* 296

115. *Observation sur des vuidanges retenues pendant deux jours, & corrompues dans la matrice,* 300

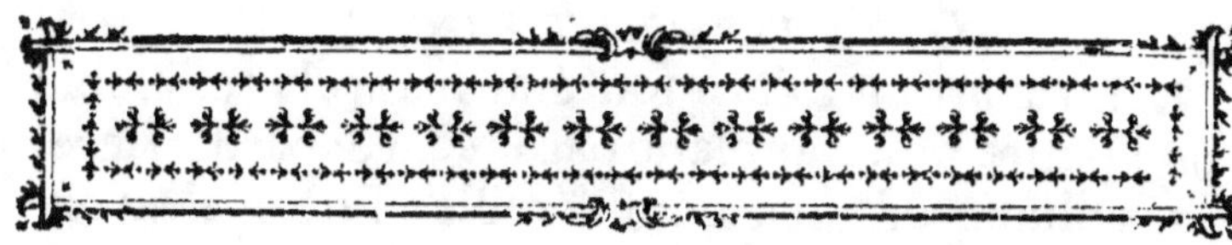

OBSERVATIONS

Sur les pertes de sang des Femmes en couches, & sur le moyen de les guérir.

PREMIERE PARTIE.

ARTICLE I.

Structure de la Matrice, nature du Placenta, méchanisme de l'Accouchement.

§. 1. TOUTES les femmes sans exception, sont exposées à une perte de sang plus ou moins grande après l'accouchement, lorsque le placenta se détache de la matrice. Cette perte n'est point un accident, si elle dure peu ; mais si elle devient considérable, elle peut menacer les jours de l'accouchée.

2. Pour concevoir comment cette perte arrive, il ne sera pas hors de propos de dire quelque chose sur la structure de la matrice, sur la nature du placenta, & sur la maniere dont ces deux corps sont attachés l'un à l'autre.

A

3. La matrice, dans son état naturel, ressemble à une petite poire applatie pardevant & parderriere. Son volume est peu considérable. Elle n'a qu'environ vingt-deux lignes de longueur, & quatorze ou quinze lignes de largeur. L'épaisseur de ses parois est de trois ou quatre lignes. On trouve dans son intérieur une cavité triangulaire & applatie, assez étendue, qui communique à trois ouvertures; deux très-petites sur les parties latérales de son fond, qui sont les embouchures des trompes de fallope, & une inférieure plus grande, & qui traverse le col de la matrice, pour s'ouvrir dans le vagin.

4. La structure de la matrice est très-difficile à développer; on n'a pu prendre une idée des différentes substances qui la composent, que dans l'état de grossesse. Elle est d'abord recouverte extérieurement d'une membrane forte, qui lui vient du péritoine, & qui est continue aux ligamens larges. Sous cette membrane on découvre une substance musculaire, dont l'existence a été contestée par quelques Auteurs (*a*). La difficulté de suivre la direction extrêmement variée par leur entrelassement des fibres qui la composent, & sa couleur dans l'état naturel, d'un rouge plus pâle que celui des autres muscles, ont vraisemblablement été la raison de ce doute. Mais le caractere principal des fibres charnues n'est point d'être rouge; cette couleur n'est qu'un masque fourni par la quantité de vaisseaux sanguins qui les entourent ou les acompagnent; cela est si vrai, qu'on peut les dépouil-

____

(*a*) Smelie, tome I, page 96.

ler de cette couleur par différentes lotions. Ce qui diftingue donc effentiellement les fibres char-nues des autres fibres, quelque difficulté que l'on ait a les appercevoir dans certaines parties, eft le mouvement de contraction dont elles font fufceptibles ; & quelles font les fibres du corps humain qui aient cette faculté à un plus haut de-gré, que celles de la matrice ? En les examinant avec une attention fcrupuleufe, on voit qu'il y en a de longitudinales, qui s'étendent de part & d'autres du fond au col, de tranfverfales, d'orbiculaires, d'obliques, qui fe coupent dans tous les fens poffibles. M^r. Levret nous a dit dans fes Leçons particulieres, en avoir vu fous la forme de tourbillons à l'orifice des trompes, qui s'étendent même fort avant fur le corps de la matrice (*b*). La fubftance mufculaire eft plus épaiffe dans le fond, un peu moins dans les pa-rois ; enfuite paroît reprendre de la confiftance dans le col.

5. La fubftance mufculaire de la matrice eft mêlangée prefque par-tout d'une autre fubftance qu'on appelle fpongieufe ou cellulaire, qui paroît compofée d'une quantité innombrable de petits efpaces allongés dans différentes directions. On apperçoit diftinctement ces petites cavités dans la coupe qu'on a faite aux parois d'une matrice en-gorgée dans le temps des regles : on ne peut mieux les repréfenter, qu'en les comparant aux petites vermoulures qui fe trouvent dans certains

---

(*b*) Il infinue quelque chofe de cette ftructure dans fon Traité de l'Art des accouchemens, §. 209, page 37.

bois , ou aux canaux fémi-circulaires ouverts de
l'oreille interne. Plufieurs Auteurs penfent que ce
n'eft que la diftribution des vaiffeaux utérins four-
nis par les hypogaftriques & les fpermatiques ,
qui font plus confidérables en proportion , & plus
contournés que ceux qui vont aux autres vifceres.
Ces deux fubftances font tapiffées d'une membrane
qui forme l'interne de la matrice. Celle-ci eft liffe
& unie dans le fond ; rugueufe ou pliffée en fillons dans les environs du col.

6. La plupart de ces parties prennent une extenfion , ou , pour mieux dire , un développement
confidérable dans la groffeffe , principalement la
fubftance fpongieufe , dont les porofités augmentent en proportion de la dilatation de la matrice ,
& deviennent fi étendues , fur-tout dans le fond
& dans le lieu où eft attaché le placenta , qu'on
peut y introduire l'extrêmité d'une plume d'oie.
La membrane interne eft percée d'une infinité de
pores , dont les uns font les embouchures des arteres fanguines , & les autres communiquent aux
cellules de la fubftance fpongieufe ; cette même
membrane fournit encore pendant la groffeffe ,
& dans un lieu donné , des efpeces de rides irré-
gulieres , plus ou moins faillantes , que l'on appelle
crêtes utérines , & qui fervent à l'union plus exacte
du placenta avec la matrice.

7. Hors le temps de la groffeffe , lorfque les
femmes n'ont point leurs regles , les embouchures
que nous avons remarquées , à la membrane interne , ne répandent qu'une lymphe ténue , qui lu-
bréfie l'intérieur de l'utérus. Dans le temps des
regles , elles répandent du fang , & pendant la
groffeffe , elles communiquent avec les vaiffeaux

du placenta & du corion, pour fournir & rece-
voir les liqueurs qui vont ou qui reviennent du
fœtus. Dans ce temps, beaucoup de ces embouchures font dilatées extraordinairement dans le
lieu qui fert d'attache au placenta ; il y en a où
l'on peut introduire l'extrêmité du doigt d'un enfant. Elles reftent quelque temps béantes après l'accouchement. Mery les a obfervées dans la matrice
d'une femme morte quatre jours après être accouchée (c). Je les ai apperçues dans la matrice déchirée, dont j'ai communiqué l'obfervation à l'A-
cadémie de Chirurgie ; j'y ai introduit une fonde
jufqu'à une certaine profondeur, & j'ai reconnu
qu'elles étoient prefque toutes obliques & dans
un fens différent ; de forte que le fang qu'elles
répandent, ne doit point couler en forme de rayons
qui viendroient aboutir à un centre commun, mais
être dirigé dans des directions oppofées.

Obf.
I.

Obf.
II.

8. Il paroît, fuivant les expériences anatomiques,
que ce font les arteres qui s'ouvrent dans la matrice, qui fourniffent le fang néceffaire à la nourriture du fœtus, & que les pores qui communiquent au tiffus fpongieux de l'utérus, reçoivent
les fluides qui reviennent du placenta, & qui font
rapportés par les arteres ombilicales de l'enfant.
C'eft au moins ce que l'on peut conjecturer de
l'ouverture qui fut faite du cadavre d'une femme
groffe de fix mois, & qui eft rapportée par Jean
Durban (d). Une liqueur colorée injectée par les
arteres, s'échappoit en abondance dans la cavité

Obf.
III.

(c) Voy. Hiftoire de l'Aacad. R. des Sciences, 1706, pag. 22.
(d) Voy. la Differtation de cet Auteur, inférée dans la grande
Collection des Thefes de M. de Haller, tome. 4, page 562.

de l'utérus par l'extrêmité de ces vaiſſeaux ; il y en avoit qui pénétroient le placenta, s'y inſinuoient & attachoient, pour ainſi dire, ce corps à la matrice. On injeĉta une autre liqueur par les veines, qui remplit très-facilement les cellules du corps ſpongieux utérin. On examina ces cellules avec le plus grand ſoin ; on en tira la cire, & on vit dans leur intérieur quantité d'orifices veineux, remplis de la matiere pouſſée par les veines. On y apperçut auſſi cependant quelques petites arteres de la ténuité d'un fil, qui étoient remplies de la matiere de la premiere injeĉtion. On trouve dans pluſieurs Auteurs des expériences qui ont du rapport avec celles-ci, & qui en confirment la vérité. Dans d'autres, & ſur-tout dans *Monro* & *Rœderer*, on en voit qui les contrediſent. Cette diverſité d'obſervations peut dépendre de la différence des ſujets, qui fourniſſent naturellement des vaiſſeaux plus ou moins dilatés, ou peut-être du temps de la groſſeſſe, où l'on a fait les injeĉtions.

9. Le placenta paroît être formé dans l'œuf humain, par le pédicule qui l'attachoit à l'ovaire, lorſqu'il y étoit contenu, & qui eſt une ſuite des vaiſſeaux qui compoſent le cordon ombilical. Ces vaiſſeaux percent les premieres lames du corion, ſe diſtribuent entr'elles ordinairement d'une maniere rayonnée en une infinité de rameaux, moins conſidérable à meſure qu'ils s'éloignent de leur origine, & qui fourniſſent des prolongemens très-fins qui s'échappent à travers la lame extérieure & cellulaire qui les recouvre, pour s'attacher à toute la ſurface interne de la matrice. Ces prolongemens ſont des tuyaux qu'on peut comparer aux racines chevelues des plantes. Ils ſont

deſtinés à tirer de la matrice les ſucs propres à la nourriture & à l'accroiſſement du fœtus.

10. Dans une étendue donnée, chaque ramification fournit extérieurement une houpe vaſculaire plus ou moins conſidérable, qui acquiert une certaine conſiſtance & une certaine épaiſſeur qui lui donnent l'apparence d'une chair mollaſſe. C'eſt la réunion de ces différentes houpes qui forme le placenta. Dans le reſte du corion, ces vaiſſeaux ne fourniſſent qu'une eſpece de duvet qui s'attache également à la matrice, & où l'on trouve ſeulement d'eſpace en eſpace, quelques ramifications ſanguïnes qui s'implantent auſſi à la matrice, mais qui ne changent point la forme membraneuſe du corion.

11. Les houpes vaſculaires que nous avons dit former le placenta, ſont ſéparées les unes des autres par des ſillons profonds, où s'inſinuent des prolongemens de la matrice en forme de crête (V. n°. 6) ; elles s'attachent aux poroſités utérines, pour ainſi dire, à la maniere des ſang-ſues. Quelques prolongemens ſemblables à des mamelons, s'y introduiſent, même quelquefois à une profondeur aſſez conſidérable. On apperçoit auſſi des vaiſſeaux dilatés du placenta, formant des ſinus qui s'abouchent avec ceux de la matrice; de maniere qu'avant de les avoir ſéparés, on croiroit que ce ſont des vaiſſeaux continus d'un corps à l'autre. Ces vaiſſeaux croiſſent en proportion des beſoins du fœtus & du terme de la groſſeſſe: on en a vu quelques-uns d'aſſez gros pour qu'on pût y introduire l'extrêmité du doigt d'un enfant. Il y en a d'autres plus petits, & enfin d'une fineſſe extrême, qui tous s'attachent à la matrice plus

ou moins folidement , & s'abouchent à des orifices fanguins qui leur font proportionnés , & dont
ils reçoivent des fluides.

12. Les vaiffeaux que nous avons dit former
le placenta , font de deux efpeces , veineux &
artériels.

13. Les veineux fe réuniffent tous au centre
du placenta , & verfent les fluides qu'ils ont pom-
pés de la matrice dans un feul vaiffeau que l'on
appelle veine ombilicale. Cette veine, après avoir
contribué à former le cordon ombilical , plonge
dans l'abdomen de l'enfant , va gagner la partie
cave du foie , & verfe le fang qu'elle contient dans
le finus de la veine porte , qui a alors un canal de
communication avec la veine cave afcendante.
C'eft cette veine qui doit établir la communication de la mere avec l'enfant , fi cette communication exifte.

14. Les arteres partent des arteres iliaques de
l'enfant , fortent par l'anneau de l'ombilic , à côté
& au deffous de la veine ombilicale , parcourent
toute l'étendue du cordon , & vont fe diftribuer
dans le placenta. Une partie de leurs ramifications
communiquent les unes avec les autres & avec
les veines ombilicales ; & d'autres , fuivant quelques Anatomiftes , vont porter le fang qu'elles
charrient , dans les finus de la matrice. Ce font
celles-ci qui établiffent la communication de l'enfant avec la mere , que l'on croit démontrée par
les injections.

15. Malgré cette communication des vaiffeaux
du placenta avec les finus de la matrice , qui n'eft
peut-être qu'apparente & bornée , il eft encore
douteux fi les racines de la veine ombilicale re-

çoivent immédiatement le fang de la mere, ou fi elles ne font que pomper un fuc blanc femblable au chyle. Cependant, lorfqu'un enfant vient mort au monde, on trouve la veine ombilicale très-engorgée & remplie de fang coagulé, ainfi que toutes fes ramifications qui font répandues dans le placenta ; les arteres au contraire font vuides & ne contiennent rien. Mais s'il y a eu auparavant une perte de fang occafionnée par le décollement du délivre, la veine ombilicale ne contient plus de fang, & le placenta lui-même eft affaiffé. On a même vu quelquefois, quoique rarement, lorfque la matrice ne s'étoit pas contractée après la fortie de l'enfant, le fang couler par le cordon ombilical coupé avant la féparation du placenta, en affez grande quantité pour affoiblir la mere dans un très-court efpace de temps.

16. On voit par le court expofé anatomique que nous venons de faire, & qui eft le fruit des obfervations des plus grands hommes, que lorfque le placenta fe fépare de la matrice, il fe trouve dans la paroi de ce vifcere dont il étoit couvert, une quantité prodigieufe d'ouvertures fanguines, qui doivent répandre du fang avec profufion, fi elles confervent le diametre qu'elles avoient avant la féparation. Ce font les caufes qui s'oppofent à la diminution de ce diametre, qui produifent le plus ordinairement la perte de fang.

17. Comme plufieurs de ces caufes tiennent en quelque maniere au méchanifme de l'accouchement, nous croyons néceffaire d'en expofer ici une partie qui y foit relative ; mais auparavant on nous permettra d'examiner fuccinctement quel eft l'agent

qui dilate la matrice, & quel changement elle éprouve par cette dilatation.

18. L'agent qui dilate la matrice, eſt ordinairement l'œuf humain. Cet œuf eſt compoſé de deux membranes, que l'on appelle corion & amnios. Dans une étendue donnée du corion, qui eſt la membrane extérieure, ſe trouve une végétation vaſculeuſe très-conſidérable ; c'eſt le placenta dont nous avons parlé, n°. 9 & ſuivans. La ſeconde membrane, qui tapiſſe exactement la premiere, renferme une certaine quantité d'eau, & un ou pluſieurs fœtus nageant dans l'eau, & ſuſpendu au placenta par le cordon ombilical.

19. L'œuf humain ne s'eſt point formé dans la matrice ; il étoit originairement dans un réſervoir que l'on appelle ovaire, qu'il ne quitte qu'après la fécondation. En le quittant, il eſt reçu dans un canal nommé trompe de fallope, & qui le conduit juſqu'à la matrice (*e*). Nous ne nous occuperons pas du méchaniſme admirable qui opere ce tranſport, il eſt tout-à-fait étranger à notre objet.

20. Lorſque l'œuf humain fécondé a parcouru le trajet de la trompe, & eſt tombé dans la matrice, il ſe trouve dans une cavité qui eſt beaucoup plus ample que le canal d'où il ſort. Son pédicule, qui doit former le placenta, & qui eſt ſorti le dernier de la trompe, reſte le plus ordi-

---

(*e*) J'ai adopté le ſyſtème des œufs comme étant le plus vraiſemblable ; mais quand même l'œuf n'exiſteroit pas dans l'ovaire, il ſuffit, pour les conſéquences que j'en tire, qu'on l'ait trouvé tout formé dans la trompe, & qu'il ſoit prouvé qu'il tombe de-là dans la matrice.

nairement fupérieur ; cependant, comme l'œuf eft encore flottant, le pédicule peut fe tourner par quelqu'accident plus ou moins inférieurement. Le petit ambrion que l'œuf contient, croît, dans ces premiers temps, par intuffufception, de même qu'une graine jetée fur la terre, fe gonfle par l'humidité qui l'environne. Le cordon ombilical qui n'aboutit point aux liqueurs de l'œuf, comme cela eft dans les œufs des animaux ovipares, mais qui eft continu aux enveloppes, comme dans les graines des plantes, & précifément dans le lieu du pédicule, s'allonge, ainfi que la radicule de ces plantes, fe divife en plufieurs petits filets très-fins, qui s'étendent & fe multiplient de préférence du côté où le fuc nourricier eft plus facile à tirer.

21. Voilà l'explication la plus naturelle que l'on puiffe donner des attaches différentes du placenta, & en même temps le moyen de rendre raifon de la figure plus ou moins réguliere de cette maffe charnue. Par exemple, fi la radicule fe trouve tournée vers le fond de la matrice, elle produit des branches en forme de rayons, qui fe diftribuent également de part & d'autre, & le placenta prend un accroiffement uniforme. Si elle regarde une des parois latérales, les rameaux qui fe portent du côté du fond, prennent plus d'extenfion, fe multiplient davantage, parce qu'ils trouvent des fources plus abondantes où ils végetent avec plus de facilité. Ceux au contraire qui s'avancent du côté du col, où la fubftance fpongieufe eft moins épaiffe, prennent racines plus difficilement ; ils font, pour fuivre la comparaifon, dans une terre plus maigre, où leur végétation eft bornée ; alors

le placenta fe trouve irrégulier, & le cordon n'eft point dans fon milieu. Enfin, lorfque la radicule fe trouve fur le col de la matrice, elle fe contourne d'un côté ou d'un autre, prend racine fur le bord qu'elle a atteint, répand fes rameaux dans la même direction & fur les parties latérales, ce qui donne au placenta la forme d'une raquette ou d'un évantail plus ou moins ouvert. Le cordon fe trouve fur le bord qui eft le plus voifin de l'orifice utérin, & celui-ci n'eft, par cette raifon, prefque jamais entiérement bouché par le placenta.

22. Je donne cette explication comme une idée vraifemblable, & qui fe déduit naturellement de l'implantation du cordon, d'autant plus près du bord inférieur du placenta, que celui-ci approche davantage de l'orifice de la matrice. Cette regle générale, reconnue par M^r. *Levret* (*f*), fouffre cependant quelques exceptions, & je me rappellois confufément d'avoir obfervé des exemples de l'infertion du cordon à la partie fupérieure du placenta, lorfque je rencontrai le fuivant.

Obf. IV.   Le 3 Décembre 1773, après avoir accouché Mlle. M. rue Poulaillerie, j'examinai le placenta qui me parut irrégulier. Toutes les membranes y étoient, fans qu'il y eût d'autres lacunes que celle qui avoit livré paffage à l'enfant, & qui fe trouvoit fur le bord du placenta, oppofé à celui de l'implantation du cordon. Le placenta avoit une forme allongée ; fa partie inférieure, voifine de

____

(*f*) Voy. Acc. laborieux de Levret, page 125 ; & fuite des Acc. lab. §. IV. pages 69, 112, 113, 117.

l'ouverture, étoit plus épaisse & charnue ; la supérieure, qui répondoit au fond du sac, étoit mince & plus étroite ; le cordon s'y implantoit & fournissoit des ramifications de vaisseaux qui alloient dans une direction très-peu divergente, gagner la grosse extrêmité. Lorsque je fis l'extraction du placenta, j'avois deux doigts dans le fond du vagin contre l'orifice de la matrice, où je trouvai la grosse extrêmité ; en tirant le cordon ombilical, j'entraînai la partie supérieure du placenta à laquelle il étoit attaché, & qui répondoit au fond de la matrice, sans sentir la moindre résiltance. Auparavant j'avois senti le sac utérin contracté au dessus du pubis, sous la forme d'un cône, ou de l'extrêmité d'un pain de sucre tronqué, dont la pointe étoit en haut, & la base en bas.

On ne peut expliquer cette singularité, suivant nos conjectures, qu'en supposant que la pointe de la radicule a été rebroussée dans les premiers temps, peut-être par son frottement contre les parois de la matrice, du côté inférieur ; ou plutôt qu'elle a rencontré dans ce lieu un obstacle particulier, qui l'a obligée à prendre la direction qu'elle a conservée & qu'elle a ensuite donnée à ses rameaux.

23. Les sucs qui sont portés au fœtus par les racines que nous venons de lui donner, développent ses parties, lui font prendre un accroissement successif ; l'œuf en totalité se gonfle de plus en plus, distend & s'adhere à la matrice dans laquelle il est contenu.

24. La matrice forcée de s'étendre, ne le fait pas également par-tout. Le fond & sa paroi postérieure, font les parties les plus extensibles ; ens

fuite les parois latérales & antérieures. Ces parties prêtent prefque feules pendant les cinq ou fix premiers mois de la groffeffe ; enfin , elles font violence fur le col , qui eft obligé de prêter à fon tour. C'eft dans ce temps où lon s'apperçoit, en touchant la femme par le vagin , que le col commence à diminuer de longueur : il s'affaiffe infenfiblement en fe ramolliffant, & difparoît entiérement fur la fin de la groffeffe (g). C'eft cette difpofition qui rend la dilatation de l'orifice plus difficile dans le commencement de la groffeffe, que fur la fin. C'eft auffi le col utérin , fondu intérieurement dans le fegment inférieur du globe , qui forme cette bride, & cette réfiftance que l'on éprouve quelquefois à trois ou quatre doigts de profondeur, lorfqu'on eft obligé d'introduire la main dans la matrice pour y faifir les pieds de l'enfant.

25. Prefque tous les Auteurs ont reconnu que le fond de la matrice fe dilatoit plus en proporton, pendant la groffeffe, que le refte des parois de cet organe. M. *Lemoine* , traducteur de *Burton* , eft prefque le feul qui nie cette vérité ; il avance même que le fond de la matrice ne s'étend point , ou ne s'étend que très-peu : la preuve qu'il en donne, eft que les ligamens font attachés,

---

Obf.
V.

(*g*) Cette portion du col de la matrice refte quelquefois trèsallongée fur la fin de la groffeffe. Dans certaines femmes, il n'y a que la levre antérieure de l'oftincæ qui fe prolonge ; dans d'autres , c'eft le col entier. Je l'ai trouvé fortant hors de la vulve, & repréfentant le col d'une bouteille avec fon bourelet à l'extrêmité. J'introduifis le doigt dans l'ouverture, & je le pouffai jufqu'à l'orifice interne , qui étoit fermé par les membranes de l'enfant. Dès que les douleurs de l'accouchement fe déclarerent, le col diminua de longueur, & s'effaça peu à peu, à mefure que l'orifice intérieur fe dilata.

dans tous les temps, à la partie supérieure de cet organe, quoiqu'ils paroissent plus bas sur la fin de la grossesse (*h*).

26. Lorsque je lus cette assertion, elle me surprit beaucoup ; j'eus peine à croire que tous les Accoucheurs se fussent trompés sur un fait de cette importance qui, à la vérité, est assez difficile à vérifier, parce que les occasions d'ouvrir des femmes mortes, à la veille de l'accouchement, sont assez rares ; cependant je ne désespérai pas de découvrir quelque chose de certain à ce sujet. Pour y parvenir, il auroit fallu pouvoir comparer des matrices de femmes non enceintes, avec celles qui étoient en gravidité. Les premieres étoient faciles à trouver, & je m'en procurai plusieurs à l'Hôpital-Général de Dijon, dont je suis le Chirurgien. Au défaut des autres, je me rappellai que M. Chauffier mon Confrere, très-habile anatomiste, avoit ouvert en ma présence, il y a quelques années, une matrice qu'il avoit enlevée du cadavre d'une femme qui s'étoit noyée à Morveaux, Hameau dépendant de Dijon, & qui contenoit un fœtus d'environ six mois. Je lui demandai les observations qu'il avoit faites sur ce sujet, il me les remit avec les planches qu'il avoit dessinées lui-même, & qui représentent différentes coupes de la matrice.

27. Il m'étoit facile de découvrir la position des ligamens dans les matrices de femmes non enceintes, que je me proposois de disséquer ; mais je ne pouvois plus m'assurer dans les planches

______

(*h*) Voy. Système nouveau & complet des Acc. par Burton, pag. 28, note II.

de M. Chauffier, où ils n'étoient pas deffinés, s'ils n'étoient *que couchés, & pour ainfi dire collés juf- qu'à une partie plus baffe*, comme M. Lemoine affure que cela eft fur la fin de la groffeffe. Je m'en tins à examiner fcrupuleufement le trajet des trompes de fallope dans l'épaiffeur de la matrice, & leur fituation précife, qui, fuivant tous les Anatomiftes, bornent de chaque côté l'efpace qu'ils regardent comme le fond de la matrice. Voici le raifonnement que je fis auparavant. S'il y a moins, ou même autant de diftance d'une des trompes à l'autre avant la groffeffe, que d'une trompe à l'orifice interne du col de la matrice ; qu'au contraire, pendant la groffeffe, il y ait plus de diftance d'une trompe à l'autre, que de la même trompe à l'orifice, il fera indubitable que le fond de la matrice fe dilate plus pendant la geftation, que le refte de cet organe.

28. Je profitai enfuite des occafions qui fe préfenterent pour avoir des matrices de femmes non enceintes ; je m'en procurai trois. La premiere, fut celle d'une femme qui avoit fait plufieurs enfans, & qui n'étoit accouchée du dernier que depuis quelques mois ; la feconde fut tirée du cadavre d'une fille d'environ trente-cinq ans, & qui étoit morte d'une perte de fang par diffolution ; & la troifieme, d'une jeune fille d'environ feize ans, morte de la poitrine. M. Chauffier a affifté à l'ouverture de ces trois matrices, où nous avons obfervé ce qui fuit. Je vais commencer par la derniere, parce qu'elle étoit abfolument dans l'état naturel, & n'avoit point encore été déformée par la groffeffe.

Obf. VI. Sa figure nous parut triangulaire à l'extérieur ;
le

lé lieu de l'infertion des trompes formoit les deux angles fupérieurs, & la naiffance du col, l'angle inférieur. Cette forme étoit plus vifible poftérieurement, moins antérieurement, à caufe de l'abondance du tiffus cellulaire. La face antérieure étoit légérement bombée, la poftérieure davantage, & on y remarquoit une ligne faillante qui paroiffoit la partager en deux parties latérales égales. Sa longueur, depuis le fond, qui étoit auffi légérement bombé jufqu'à la levre antérieure qui s'avançoit un peu plus que la poftérieure, avoit vingt-deux lignes. Poftérieurement nous ne trouvâmes que dix-neuf lignes & demie depuis le fond jufqu'à l'extrêmité du col. Les trompes qui, comme nous l'avons dit, plongeoient dans les deux angles fupérieurs, étoient écartées l'une de l'autre de quatorze lignes. Le ligament rond s'inféroit antérieurement un peu plus bas, & le ligament de l'ovaire poftérieurement auffi un peu plus bas. Le col formoit la moitié de la longueur; il étoit féparé du corps par un cercle annulaire folide, qui étoit fenfible au toucher, mais qui n'étoit pas vifible.

Nous ouvrîmes enfuite la matrice crucialement, de la même maniere que celle qui eft repréfentée dans les planches 9 & 10 de de Graaf (i), que nous avions fous les yeux. Nous apperçûmes la cavité triangulaire du corps, & la cavité de forme ovale alongé du col. Elles étoient féparées l'une de l'autre par une efpece de protubérance annulaire vifible extérieurement, & que de Graaf n'a

______

(i) *Regneri de Graaf, opera omnia, caput VIII. tab. 9 & 10.*

B

point exprimée. Nous remarquâmes aussi que la substance de la matrice étoit plus rouge & d'un tissus moins compacte ; celle du col, au contraire, étoit plus blanche & plus ferme. Comme nous avions introduits deux soies de sanglier dans les trompes, nous cherchâmes à découvrir le lieu précis où elles pénétroient ; pour cela, nous divisâmes un des angles supérieurs qui résultoient de l'incision cruciale que nous avions d'abord faite, & nous emportâmes l'autre. Alors nous apperçûmes de chaque côté un enfoncement ou espece de cul-de-sac que de Graaf n'a point rendu dans ses planches, & au fond duquel se trouve la vraie embouchure de la trompe. La mesure prise avec un compas depuis l'entrée d'un de ces culs-de-sacs jusqu'à l'autre, étoit de neuf lignes ; prise depuis l'embouchure d'une trompe à l'autre, il y avoit onze lignes moins un quart. Nous trouvâmes la même distance depuis l'orifice d'une des trompes, jusqu'à l'anneau qui sépare la cavité de la matrice de celle du col. Nous divisâmes ensuite la substance de la matrice, sur le trajet même de la trompe, & nous trouvâmes qu'elle avoit tout au plus une ligne & demie d'épaisseur, pendant que le reste des parois avoit trois lignes dans le fond & à la paroi postérieure. La trompe plongeoit un peu obliquement de haut en bas, & nous parut être une vraie continuation de la matrice.

Obs.
VII. La matrice de la femme, mere de plusieurs enfans, avoit à peu près la même forme, & ses parois la même épaisseur que celle que nous venons de décrire ; elle en différoit cependant par l'étendue. Lorsque nous eûmes ouvert la cavité triangulaire du corps, nous apperçûmes le cul-

de-fac des trompes. La mefure prife depuis l'entrée large de ces culs-de-facs, qui font peu différens de la grande cavité applatie du corps, étoit de treize lignes. Il y en avoit feize depuis l'orifice d'une des trompes à l'autre, & également feize lignes d'une trompe à l'orifice interne du col, où nous n'apperçûmes pas d'anneau circulaire, mais feulement un retréciffement. Les trompes s'inféroient auffi dans une direction un peu oblique de haut en bas, & de derriere en devant ; elles ne faifoient qu'un trajet d'environ une ligne & demie dans l'épaiffeur des parois. La paroi antérieure avoit plus d'étendue que la poftérieure ; elle paroiffoit concave, tandis que la poftérieure étoit un peu convexe & avoit auffi peu d'épaiffeur.

Nous trouvâmes la matrice de la fille de trente-cinq ans beaucoup plus volumineufe que la précédente. Lorfqu'elle fut ouverte, l'entrée d'un des culs-de-facs qui conduifoient aux trompes, étoit éloignée de l'autre de dix-huit lignes, & l'aboutiffant des trompes de vingt-une lignes trois quarts. Il y avoit auffi vingt-une lignes trois quarts de l'orifice d'une des trompes à l'orifice interne du col, où nous trouvâmes plufieurs petits prolongemens polypeux. La cavité triangulaire étoit femblable aux précédentes, quoique plus ample. Il y avoit à la paroi poftérieure du côté gauche, auprès de l'embouchure de la trompe, un polype qui pouvoit avoir trois à quatre lignes de longueur. La cavité du col étoit conique ; fa bafe avoit cinq lignes d'ouverture, elle nous parut moins longue en proportion que la cavité du corps. La paroi antérieure avoit huit lignes d'é-

Obf.
VIII.

paiffeur, la poftérieure neuf lignes, le fond fept lignes, & le lieu de l'infertion des trompes feulement trois lignes. Nous diftinguâmes parfaitement la fubftance fpongieufe, qui étoit compofée d'une quantité innombrable de petits finus fanguins vifibles à la vue fimple, dans toute l'étendue de la coupe des parois (V. n°. 5).

Obf. IX.   29. Je recourus enfuite aux planches de M. Chauffier. Je me fuis attaché fpécialement à la feconde figure qui repréfente la matrice coupée verticalement, de maniere que toute la paroi antérieure eft enlevée, & qu'il ne refte que la paroi poftérieure, où l'on remarque le trajet des trompes, les finus utérins dans l'épaiffeur de la coupe des parois, les porofités qui s'ouvrent dans l'intérieur de la matrice, & même la portion poftérieure du col de ce vifcere, qui n'avoit prefque pas encore prêté pour la dilatation, & dans lequel il y avoit une cavité de forme ovale alongé. Ces dernieres circonftances me firent préfumer que la groffeffe n'avoit été tout au plus qu'à fon fixieme mois, & que c'étoit la premiere.

30. La feule chofe dont je devois m'occuper pour remplir mon objet, étoit de m'affurer fpécialement du trajet des trompes, de leur diftance réciproque, & de celle qui les féparoit de l'orifice. J'obfervai d'abord le trajet des trompes dans l'épaiffeur des parois utérins ; il étoit oblique & dans un fens oppofé à celui qu'elles fuivent avant la groffeffe : elles plongeoient dans la matrice de bas en haut. La trompe droite faifoit fept lignes & demie de chemin, & la gauche huit lignes & demie. Je mefurai enfuite la diftance qui fe trouvoit intérieurement de l'orifice d'une trompe à

l'autre ; en fuivant la courbure du fond de la cavité utérine, je trouvai qu'elle excédoit d'un douzieme celle qui féparoit l'orifice d'une des trompes
de l'orifice interne du col de la matrice. Je pris
encore la mefure extérieurement de l'orifice d'une
trompe à l'autre, en fuivant toujours la courbure
du fond de la matrice ; celle-ci excédoit de près
d'un tiers la diftance qui féparoit l'infertion d'une
des trompes de l'orifice interne du col, & feulement d'un fixieme, celle qui féparoit la même
trompe de l'orifice externe du col de la matrice
qui s'ouvroit dans le vagin. J'ai comparé cette
planche avec la quatrieme de *Burton*, qui repréfente la matrice dilatée au terme de neuf mois, & *Obf.*
dont le col eft effacé. Je n'ai pu rendre qu'ex- *X.*
térieurement la diftance de l'incer...on d'une des
trompes à l'autre, & j'ai trouvé qu'elle excédoit
d'un quart & un tiers de quart, celle qui féparoit une des trompes de l'orifice utérin effacé.

31. Il réfulte évidemment de cette démonftration, que le fond de la matrice fe dilate plus
en proportion que le refte des parois du même
organe, & que *Deventer*, ainfi que ceux qui l'ont
fuivi, n'ont point établi une erreur, lorfqu'ils ont
avancé cette affertion. Il réfulte encore de la comparaifon que nous avons faite de la planche de M.
Chauffier, avec celle de *Burton*, que le fond s'étend
toujours plus que les parois, à mefure que la groffeffe avance. Les ligamens ronds qui s'implantent
avant la groffeffe, antérieurement & un peu plus
bas que les trompes, doivent fuivre la partie de
la matrice à laquelle ils font attachés ; fans cela,
ils éprouveroient un alongement énorme, & on
ne concevroit pas comment le fond de la ma-

trice pourroit s'étendre fans eux. Il paroît que M. *Jenty* les a repréfentés dans la vraie fituation où ils doivent être. On peut confulter fa feconde planche, qui a été deffinée fur une femme morte fubitement à la fin de fa groffeffe. Ils naiffent un peu au deffus du milieu des parties latérales de la matrice, & ce n'eft que depuis cet endroit qu'ils *paroiffent couchés alors, & pour ainfi dire collés juf- qu'à une partie plus baffe.*

32. On ne doit pas fufpecter la planche de M. *Chauffier* ; s'il y avoit erreur, elle devroit être toute au défavantage de l'opinion que nous fou- tenons, parce que la matrice en gravidité fe ref- ferre lorfqu'on la défemplit, même long-temps après la mort ; & comme le fond fe refferre tou- jours plus que les parois, nous devons avoir donné une mefure moins grande de ce fond, qui étoit même applati lorfqu'on l'a deffiné, qu'elle ne doit être naturellement. D'ailleurs, la planche en quef- tion a été deffinée avant que la traduction de *Burton* ne fût publiée ; on a exprimé fans préven- tion ce qu'on a vu, & je le rends tel qu'il a été repréfenté, fans avoir envie de critiquer perfonne, mais feulement pour rendre hommage à la vé- rité.

33. La matrice, en fe dilatant, quitte la figure pyriforme qui lui eft naturelle, elle devient à peu près ronde comme l'œuf qu'elle contient. Son extenfion ne fe fait pas par addition ou ad- jonction de fubftance, mais par l'augmentation de la quantité des liqueurs & par le changement de direction des vaiffeaux & des fibres mufculaires qui fe déplient, pour ainfi dire, comme un ref- fort en fpirale que l'on étend. Les cellules de la

fubftance fpongieufe n'augmentent pas en nombre, mais elles prennent plus d'étendue en fe remplif-fant de fluides. C'eft par-là qu'on peut expliquer comment l'utérus peut reprendre, à très-peu de chofe près, fon volume naturel quelque temps après l'accouchement.

34. La dilatation de la matrice ne lui fait pref-que rien perdre de fon épaiffeur, fa fubftance eft feulement moins compacte & plus poreufe (*k*). Toute l'étendue des parois de ce vifcere, même les lieux qui font les plus fufceptibles d'extenfion, ne prêtent cependant pas également dans tous les temps de la groffeffe. Il y a un efpace donné dont l'accroiffement eft borné : c'eft celui où s'at-tache le placenta. Ce corps eft plus ample en pro-portion dans le commencement de la groffeffe que fur la fin ; c'eft-à-dire, qu'il occupe une plus grande place de la circonférence de l'œuf humain à trois mois, eu égard au volume du total, qu'à neuf mois ; par conféquent la paroi de la matrice où il eft adhérent, doit prêter beaucoup moins

---

(*k*) L'Auteur de l'excellente Differtation fur les eaux de l'Amnios, que l'on dit être M. Piette (Voy. fecond volume de la Génération, traduit de la Phyfiologie de M. de Haller), affure que les parois de la matrice font très-minces fur la fin de la groffeffe ; il cite même une obfervation où le premier coup de fculpel fit découvrir qu'elles n'avoient qu'une ligne d'épaiffeur ; il reconnoît auffi que le lieu où s'at-tache le placenta, conferve toujours fon épaiffeur, & qu'il en acquiert même plus qu'il n'en avoit avant la groffeffe. C'eft là où il a apperçu de grandes dilatations de vaiffeaux, qui font les cellules amplifiées de la fubftance fpongieufe dont nous avons parlé n°. 6. Il nie qu'il s'en trouve de pareilles dans le refte des parois de cet organe. Ce fentiment qui me paroît prefque démontré, eft diamétralement oppofé à celui de M. Jenty, qui dit au contraire qu'il eft vifible que les parties de la matrice auxquelles le placenta eft adhérent, ont moins d'épaiffeur que les autres. Voy. Démonftration de la matrice d'une femme groffe & de fon enfant à terme, *&c.* Par Charles-Nicolas Jenty.

Obf.
XII.

à mesure que la grossesse avance (*l*). Il résulte delà, que le lieu où s'attache le délivre, doit conserver plus de force, de solidité & même d'épaisseur que le reste des parois. C'est aussi ce que l'observation démontre. Lorsque le placenta est attaché au fond de la matrice, l'orifice est très-mince à la fin de la grossesse. S'il occupe une des parties latérales, le côté opposé est plus foible; c'est même dans ce lieu où la rupture arrive presque toujours, quand cet accident est produit par les contractions utérines, & que les mouvemens trop violens de l'enfant n'y ont aucune part.

35. La matrice prête quelquefois assez pour contenir deux, trois & même quatre enfans. Elle est si extensible, qu'une partie de ses parois peut se dilater suffisamment pour contenir la grossesse jusqu'à son terme. C'est ce qui paroît prouvé par les observations de matrice affectées de tumeurs carcinomateuses, qui occupoient une étendue considérable de ce viscere, qui n'a pas laissé, malgré cela, de prêter pendant neuf mois dans la partie saine. J'en ai vu en mon particulier un exemple récent, & qui est très-extraordinaire. Les trompes de fallope, que les anciens appelloient les cornes de la matrice, & qui en font une vraie continuation, font susceptibles de la même dilatation; elles prêtent quelquefois suffisamment pour contenir un enfant pendant neuf mois. Indépendamment des observations anciennes que l'on connoissoit sur ce sujet, on en a consigné plusieurs depuis peu dans les Journaux, & j'en ai vu aussi l'année derniere un

----

(*l*) Voy. suite des Acc. lab. de M. Levret, quatrieme édition, art. 2, §. 6, pag. 108.

exemple très-remarquable, que M. Marchand, qui étoit Chirurgien ordinaire de la malade, ne manquera pas de donner au Public.

36. Si la matrice est susceptible d'une grande dilatation, elle a aussi deux actions puissantes qui tendent à rapprocher ses parois & à les rétablir dans leur état naturel. Ces deux actions sont le mouvement de ressort & celui de contraction.

37. Le mouvement de ressort est celui qui tend perpétuellement à rétablir la matrice. Il contrebalance l'effet de la cause dilatante, & n'attend pour agir que le moment où celle-ci cessera ou suspendra son action. Ce mouvement de ressort se remarque sensiblement, si on procure l'écoulement des eaux sans qu'il y ait de contraction, ou lorsque l'art termine l'accouchement dans une occasion pressante. La matrice se resserre alors en proportion qu'elle se vuide, comme les vaisseaux sanguins diminuent de diametre, à mesure que le sang s'écoule (Pusos). Cette élasticité est même si inhérente à la matrice, qu'elle la conserve quelquefois après la mort. J'ajouterai aux preuves de ce fait, que l'on trouve chez les Auteurs l'observation suivante.

Je fus appellé il y a quelques années à Gevrey, Village distant de Dijon d'environ deux lieues, pour une femme en travail d'enfant, qui mourut un quart d'heure avant mon arrivée. Je me disposois à lui faire l'opération césarienne, lorsque je m'apperçus qu'un bras de l'enfant se présentoit. On avoit attaché à ce bras une corde que deux femmes avoient tirée de toutes leurs forces, pour faire venir l'enfant. Les efforts avoient été si violens, que la mere y avoit

Obs. XIII.

succombé, & que l'enfant avoit l'humérus caffé dans fa partie fupérieure : il s'en falloit quatre doigts que les deux extrêmités de l'os ne fe touchaffent. Je fis aux affiftans les repréfentations qu'une cruauté pareille méritoit; & pour leur démontrer combien il m'auroit été facile de terminer cet accouchement fi on m'avoit attendu, je retournai l'enfant & le tirai très-promptement. Pendant l'opération, la matrice fe refferra à mefure que l'enfant fortoit, & diminua de volume, en confervant de la fermeté, comme fi la femme avoit été vivante. Ce phénomene fingulier me furprit extraordinairement ; je portai ma main dans l'utérus pour me convaincre du fait, & en trouvai la cavité retrécie uniformément, fans qu'il y eût de plis dans aucun endroit ; le col s'étoit même refferré, & oppofa un peu de réfiftance au paffage de ma main. Cette circonftance particuliere me fit douter un inftant de la mort de cette femme : je la crus en léthargie; mais après l'avoir examinée avec plus d'attention, & après avoir tenté, fans fuccès, les moyens les plus actifs pour la rappeller à la vie, je me convainquis qu'elle étoit réellement morte, & que l'effet que j'obfervois étoit abfolument dû au reffort naturel de la matrice.

38. Le mouvement de reffort eft la fuite de la tendance qu'ont les fibres mufculaires de la matrice à fe rétablir dans leur premier état. Il feroit même affez puiffant pour opérer complétement cet effet, fi aucune caufe étrangere ne s'oppofoit à fon action. Mais comme ces fibres, douées, comme l'on voit, d'une grande élafticité, font en même temps irritables, la réfiftance que le corps étranger leur oppofe, les oblige à doubler leur action par

intervalle, & c'eſt cette action augmentée qu'on appelle contraction.

39. Le mouvement de contraction eſt donc l'effort inſtantané & alternatif que font les fibres charnues de la matrice, pour expulſer les corps qui ſont contenus dans la cavité, ou qui engorgent les parois de ce viſcere, & qui ont réſiſté au mouvement de reſſort, & l'expulſion de ces corps eſt ce qu'on appelle accouchement.

40. Nous ne nous occuperons pas à rechercher quelle eſt la premiere cauſe qui produit la contraction de la matrice; c'eſt un myſtere ſur lequel l'imagination des phyſiciens s'eſt beaucoup exercée, ſans avoir pu en donner une explication ſatisfaiſante, & qui réponde à toutes les objections. Notre projet eſt d'examiner ſeulement quelques effets principaux de cette contraction, & de nous attacher ſpécialement à ceux qui peuvent avoir plus de rapport à notre objet.

41. Le travail de l'accouchement commence ſouvent long-temps avant qu'on ne s'en apperçoive. Les premieres contractions ſont foibles & ne produiſent aucune ſenſation à la femme groſſe; pour les découvrir, il faut tenir la main ſur le ventre pendant une contraction : ſi on ſent le globe utérin s'élever & ſe durcir, ce ſera une vraie contraction.

42. Ces contractions ſe renouvellent de temps en temps, augmentent de force par gradation, & enfin, excitent la douleur. Mais la douleur n'eſt point de l'eſſence de la contraction, elle dépend du tiraillement & de la compreſſion des nerfs, produite par la réſiſtance des corps ſur leſquels la matrice agit, & elle augmente de vivacité en rai-

son de cette réfiftance & du degré de la contraction.

43. Les contractions paroiffent fe faire de toutes les fibres charnues de la matrice à la fois, de celles de fon fond, comme de celles de fon col. Si on touche une femme qui accouche de fon premier enfant, & dont le travail ne foit pas encore bien avancé, on fent que l'orifice même fe contracte auffi dans la douleur. On l'éprouve encore mieux, fi on a la main dans la matrice pendant une con-traction : l'orifice ne prête que parce qu'il y eft néceffité par une force majeure qui le maîtrife.

44. Il y a cependant un efpace dans la matrice qui ne fe contracte pas dans la même proportion que le refte de fes parois, c'eft celui où eft atta-ché le délivre. Ce lieu, qui n'a pas autant prêté pendant la dilatation (V. n°. 34), a confervé plus d'épaiffeur & de folidité ; il femble avoir été réfervé par la nature, pour fervir de centre au mouvement. La contraction en part comme d'un centre commun, & fe propage de fa circonférence comme par autant de rayons qui vont aboutir à l'orifice. Ce qui fembleroit appuyer cette conjec-ture, c'eft l'état où fe trouve l'orifice, déjà dilaté avant la rupture des membranes. Si le placenta eft attaché au fond de la matrice, l'orifice s'amin-cit & fe dilate uniformément. Si au contraire il eft collé à une des parties latérales, l'orifice fe dilate inégalement, il refte plus épais & plus avancé du même côté, vraifemblablement parce que le rayon qui l'entraîne, eft plus court & moins puiffant. Chaque contraction dilate de plus en plus l'orifice, & l'oblige enfin à s'ouvrir fuffi-famment pour livrer paffage à l'enfant.

45. Dès que l'enfant est dehors, la contraction cesse pour un temps, mais le mouvement de ressort agit toujours, jusqu'à ce qu'il trouve une nouvelle résistance à vaincre. Les parois de la matrice qui avoient beaucoup d'étendue, se sont resserrées par l'action de ce ressort, & ont diminué l'immense cavité de cet organe, en acquérant beaucoup d'épaisseur. La circonférence interne de l'orifice a pris aussi beaucoup de solidité; le lieu où est attaché le délivre, est alors l'endroit le plus mince. La résistance que ce lieu oppose au resserrement, produit une nouvelle contraction, qui a pour point d'appui l'orifice, & même les parois épaissies, qui ne pouvant plus se contracter avec la même force, à cause du degré où ils sont déjà parvenus, & de l'engorgement qu'ils éprouvent en conséquence, restent un moment dans une espece d'inaction. Tout l'effort se fait donc alors dans le fond; c'est un accouchement particulier de ce lieu qui se resserre en se contractant, & dégage par cette action les houpes mamelonnées du placenta, qui étoient introduites & collées à sa propre substance, & qui n'ont pas, comme lui, la faculté de se resserrer. Dès que le placenta est décollé, le fond de la matrice se trouve au même degré que les parois; il se resserre ensuite de concert avec elles, & pousse le corps étranger sur l'orifice. S'il est trop volumineux pour passer à travers cet orifice, déjà beaucoup retréci, il faudra une nouvelle contraction, & cette contraction aura pour centre le point du fond de la matrice diamétralement opposé à l'orifice, & elle obligera celui-ci à s'ouvrir par le même méchanisme qui l'a ouvert pour la sortie de l'enfant.

46. Après l'expulsion du délivre, les contractions, plus ou moins douloureuses, continuent à
peu près dans le même ordre, soit pour expulser
le sang contenu dans la matrice, soit pour expri-
mer celui qui engorge ses parois, & qui l'empêche
de reprendre sa forme primitive. Ce sont ces
contractions, qui durent environ trois jours, que
les femmes appellent tranchées. Les phénomenes
qu'on observe ici, paroissent encore prouver
que le corps & le col de la matrice se contractent
toujours de concert, & qu'il n'y a point d'opposition dans leurs mouvemens, comme on l'a
avancé. Dans le temps de la contraction, il ne
sort, pour l'ordinaire, aucun fluide par l'orifice,
ce n'est que dans le temps du calme que le sang
des lochies s'écoule, & alors le col est relâché
comme le reste du globe utérin. Si on a un doigt
dans l'orifice pendant une contraction, on sent
distinctement le resserrement du col dans le même
moment ; celui-ci ne se dilatera de nouveau que
dans le relâchement, excepté qu'il n'y soit forcé
auparavant par la quantité du sang accumulé, ou
par un calliot solide poussé par la contraction plus
puissante du reste de l'organe. Je sais qu'on observe quelquefois que le col de la matrice se
trouve resserré, tandis que le corps de ce viscere
est dilaté, & prête à l'abord du sang ; mais c'est ici
un cas contre nature, qui peut, à la vérité, en
avoir imposé, & qui dépend d'une inertie particuliere du globe utérin, tandis que le col conserve son ressort.

47. Il faut bien distinguer du col de la matrice
contractible, l'espece d'alongement semblable à
une portion restante d'un gros intestin tronqué

(*m*), qu'on rencontre quelquefois après l'accouchement dans le vagin. Cet alongement eſt la partie inférieure du col qui formoit avant la groſſeſſe la ſaillie que l'on ſentoit dans le vagin, & que l'on appelle muſeau de la matrice. Il entre très-peu de fibres charnues dans la compoſition de cette partie ; elle eſt formée principalement de membranes, de petites glandes, & d'une ſubſtance ſemblable à celle du gland de la verge dans les hommes. Elle eſt moins ſuſceptible de contraction, mais elle a un reſſort naturel qui la rétablit par degrés dans ſon premier état. C'eſt cette partie qui forme le vrai orifice de la matrice dans les femmes qui accouchent à terme, & qui s'amincit beaucoup dans le premier accouchement. C'eſt elle que l'on trouve quelquefois très-lâche & plus ou moins épaiſſe dans les couches ſuivantes, immédiatement après l'écoulement des eaux, lorſque la tête de l'enfant eſt encore trop élevée pour appuyer deſſus, même pendant une contraction vive & douloureuſe qui durcit le corps de la matrice. Il faut alors chercher plus haut la partie ſupérieure du col (V. nº. 24), celle qui eſt ſuſceptible d'une contraction puiſſante. Immédiatement après l'accouchement, ce n'eſt plus la même choſe ; cette partie ſupérieure du col eſt celle qui ſe reſſerre & qui forme le vrai orifice utérin ; l'autre au contraire paroît flottante.

48. Le reſſort naturel de la matrice (V. nº. 37), & ſon action augmentée par la réſiſtance,

---

(*m*) Voy. Méthode de délivrer les femmes après l'acc. par M. *Levret* , Mémoire de l'Acad. de Chirurgie, in-12, tome 8, page 146, note (*b*).

que l'on appelle contraction (V. n°. 38 & 39), font donc les principales forces qui operent l'expulfion des corps contenus dans la cavité de cet organe (*n*). Ils produifent aufli , en refferrant la matrice fur elle-même , l'oblitération des bouches béantes de vaiffeaux très-multipliées , qui fournif-foient le fang au placenta. Mais ces contractions n'atteignent pas toujours complétement le but de la nature , indépendamment des vices de l'organe, & qui peuvent en diminuer l'effet ; les corps fur lefquels elles agiffent, leur oppofent une réfif-tance plus ou moins difficile à vaincre. Cette ré-fiftance eft de trois efpeces , ou elle eft invin-cible , ou elle cede par degrés , ou elle s'évanouit fubitement. Ces trois différences conftituent trois genres de contractions.

49. Celles du premier genre font affez vives, mais courtes. La nature les continue jufqu'à ce que la puiffance qu'elle emploie fe rompe, ou qu'é-puifée elle-même par la multitude des efforts im-puiffans qu'elle a faits , elle abandonne fon ouvrage par laffitude. Ce genre de contractions a été ob-fervé dans les cas d'obftacles abfolus à l'accouche-ment , foit de la part de la matrice elle-même , foit de celle des os du baffin ou de celle de l'enfant.

50. Lorfque l'obftacle cede par degrés , les contractions font vives & longues , & la matrice acquiert des foces à chaque alternative : c'eft le cas des accouchemens naturels.

(*n*) Je dis les principaux agens, car on ne doit regarder l'action des mufcles du bas-ventre, que comme des forces auxiliaires defti-nées feulement à aider la matrice, lorfque la réfiftance devient fupérieure à fes forces.

51. Si la réfiftance eft fi légere qu'elle cede fubitement au commencement d'une contraction, la
puiffance active n'y trouvant pas un point d'appui
fuffifant, refte fans effet marqué : c'eft comme un
homme qui veut attirer un fardeau pefant, il fait
un effort proportionné au poids & au volume
qu'il juge que ce corps peut avoir, mais la portion qu'il a faifie lui échappe ou lui refte à la main,
& il tombe en arriere.

52. Ce troifieme genre de contractions s'obferve
dans plufieurs occafions; par exemple, dans le
cas où les membranes ovoïdes fe percent avant
que l'orifice de la matrice ne foit dilaté fuffifamment pour permettre à la tête de l'enfant de s'engager dans les détroits des os du baffin. S'il y a
beaucoup d'eau dans la matrice, ce ne fera point
l'enfant qui formera la réfiftance, ce fera le volume d'eau : mais fi la tête de l'enfant appuie fur
l'orifice, elle empêchera ce volume d'eau de s'é-
vacuer tout à la fois ; la nature qui s'attend à
une réfiftance proportionnée au volume, excite
une contraction vive. Cette contraction qui fe fait
fentir dans le voifinage du col, comprime latéralement la tête de l'enfant qui s'y trouve fituée,
mais le fond de la matrice n'appuyant point immédiatement fur le derriere de l'enfant, & fe trouvant entre deux un intervalle occupé par l'eau,
l'enfant, dont la tête feule eft comprimée, trouve
plus de facilité à reculer qu'à avancer ; fa tête
s'éloigne un peu & il coule un flot d'eau. Ce flot,
qui étoit la réfiftance, venant à manquer fubitement, l'effort de la matrice eft interrompu, &
la tête reprend fa place par fon propre poids. Ces
contractions courtes, & pour ainfi dire coupées,

continuent alternativement jusqu'à ce que l'eau soit totalement écoulée ; & alors l'enfant devenant le corps résistant, il s'établit des contractions du second genre (*o*). On remarque la même chose, lorsqu'il y a une perte de sang produite par le décolement du pédicule d'un faux germe, ou du placenta pendant la grossesse. Le sang qui s'accumule dans le calme entre l'œuf humain & la matrice, forme la résistance ; ce sang s'écoule avec facilité par l'effet de la contraction, & l'interrompt. Il ne faut pas être étonné si dans ces cas les douleurs sont foibles & à peine sensibles ; la résistance n'est pas assez forte pour que les nerfs soient affectés jusqu'à un certain point. C'est par cette raison aussi que l'hémorrhagie subsiste quelquefois jusqu'à la mort. Nous aurons occasion d'appliquer ce troisieme genre de contractions à plusieurs autres cas de perte de sang.

(*o*) Si on touche la femme avant ce temps, on trouve l'orifice de la matrice & la tête de l'enfant dans la même situation ; les douleurs ne font rien avancer, on sent seulement dans le commencement de chaque douleur, que la tête recule tant soit peu. Si on la tenoit suspendue dans cet endroit, on faciliteroit l'écoulement de l'eau, & on hâteroit par ce moyen les douleurs du second genre. Ce conseil est de *Pusos.*

ARTICLE II.

Caufes qui s'oppofent au refferrement de la Matrice.

§. 53. NOUS avons fait voir que lorfque le placenta fe décolloit, il découvroit à la paroi de la matrice où il étoit attaché, une quantité confidérable de bouches béantes de vaiffeaux, d'où les liqueurs pouvoient couler à plein canal (V. n°. 16). Nous avons dit auffi que la matrice, en fe refferrant fur elle-même, oblitéroit par degrés ces embouchures (V. n°. 48), & que les caufes qui s'oppofoient à cet effet, étoient les plus ordinaires de la perte de fang (n°. 16). La premiere de ces caufes eft en général le produit de la conception, à quelque terme de la groffeffe que ce foit; mais pour qu'elle puiffe produire la perte de fang, il faut toujours que ce qu'on appelle le placenta, foit féparé de l'utérus en partie ou totalement, fans quoi il n'y auroit point d'hémorrhagie, puifqu'il n'y auroit point de vaiffeaux confidérables d'ouverts.

54. Le placenta ne peut être décollé en partie ou totalement, & produire la perte de fang, que lorfqu'il eft décollé prématurément; c'eft-à-dire, avant que la matrice ait acquis affez de force pour l'expulfer & refferrer fes vaiffeaux. Ce décollement prématuré reconnoît lui-même des caufes, dont les unes dépendent du placenta même; les

autres de la matrice ; & enfin, il y en a qui dépendent des manœuvres indiſcrettes de la Sage-Femme ou de l'Accoucheur.

55. Celles qui dépendent du placenta, ſont ſes adhérences ſuperficielles, ſes adhérences inégales, ſa ſtructure plus ou moins enfractueuſe, & le raccourciſſement du cordon.

56. Lorſque le placenta a des adhérences ſuperficielles, il peut ſe décoller par l'effet de la contraction qui expulſe l'enfant, ou par celles qui ſuccedent peu de temps après ; alors, ſi la matrice manque de reſſort, il y a lieu de craindre une perte de ſang.

57. Si le placenta a des adhérences inégales dans la matrice, il y aura néceſſairement perte de ſang, parce que lors de la contraction de l'utérus après la ſortie de l'enfant, les points les moins adhérens du délivre ſe décolleront ; ceux qui le ſont davantage, réſiſteront & tiendront ouverts les vaiſſeaux qui fourniſſoient à la portion décollée, à peu près comme deux mains tiennent ouvertes l'embouchure d'un ſac.

58. L'adhérence inégale du placenta dépend ſouvent de ſa ſtructure & du lieu où il s'attache à la matrice.

59. Quant à ſa ſtructure, ſi le placenta n'eſt point variqueux, s'il eſt aſſez épais, qu'il ait de la conſiſtance, il ne s'affaiſſera pas ſous l'effort de la contraction, en proportion que la paroi de la matrice qui lui correſpond, ſe reſſerrera ; il lui réſiſtera & ſe décollera d'autant plutôt: alors, pour peu que les conſtractions aient d'énergie, & que la matrice ait de reſſort, il ſera bientôt expulſé, ſans qu'il y ait lieu de craindre la perte de ſang.

Si au contraire il eſt enfractueux, il aura en même temps plus de molleſſe, & des adhérences plus fortes ; dans ce cas, la matrice envoie des productions en forme de crêtes (V. nº. 6), plus conſidérables qu'à l'ordinaire, qui s'inſinuent aſſez profondément dans les enfractuoſités du placenta, & qui tiennent les houpes mamelonnées de ce corps, comme enchaſſées entre elles. Ces houpes, qui ont peu de ſolidité, au lieu de ſe décoller par l'effort de la contraction, ſe laiſſent comprimer, s'affaiſſent, pour ainſi dire ; & lorſque la contraction eſt finie, ſi peu que la matrice manque de reſſort, le placenta qui réagit toujours plus ou moins à ſon tour, la remet au même état où elle étoit avant la contraction.

60. C'eſt par-là qu'on peut expliquer pourquoi certains placenta reſtent quelquefois ſi long-temps dans la matrice, malgré les contractions alternatives dont on ſent l'exiſtence en touchant le ventre au deſſus du pubis. Comme ces placenta ſont ſouvent irréguliers, tant dans leur ſtructure & leur forme, que dans leur conſiſtance, les houpes mamelonnées, les moins molles & les moins adhérentes, ſe décolleront les premieres ; les vaiſſeaux de communication qui y ſont toujours plus dilatés que dans les placenta ſolides, découvriront à la matrice des ſinus d'un même diametre qui reſteront ouverts, & qui répandront ſouvent une quantité de ſang très-conſidérable.

61. Le lieu où s'attache le placenta peut encore contribuer à ſes adhérences inégales, & même à ſon décollement inégal. La matrice ſuit dans ſon reſſerrement à peu près les mêmes proportions qu'elle a ſuivies dans ſa dilatation ; ainſi,

comme le fond & la partie poſtérieure de cet organe ont prêté davantage dans la dilatation (V. n°. 25 & ſuivans) (*a*), ils ſe reſſerrent auſſi davantage dans la contraction. Il ſuit delà, que ſi le placenta s'attache immédiatement dans le fond de la matrice, ou à la partie poſtérieure, il ſe décollera beaucoup plutôt que s'il s'attachoit dans les parois latérales ou antérieures ; que ſi une portion eſt attachée dans le fond, & l'autre dans la partie latérale, la portion du fond ſe décollera la premiere, parce que la matrice ſe reſſerrera dans cet endroit comme 2, au lieu que la portion attachée à la partie latérale, reſtera adhérente encore quelque temps, la matrice ne ſe reſſerrant dans ce lieu que comme 1. Tous les Accoucheurs ont été à portée de reconnoître ces vérités ; mais pour les rendre encore plus ſenſibles, il faut examiner ce qui ſe paſſe dans les deux cas.

62. Lorſque le placenta eſt attaché dans le fond de la matrice, il anticipe preſque toujours beaucoup plus ſur la partie poſtérieure, que ſur l'antérieure ; quelquefois un peu ſur une des parties latérales, en recouvrant l'orifice d'une des trompes ; mais quand cet écart n'eſt pas conſidérable, il eſt toujours cenſé attaché au fond qu'il n'occupe même jamais entiérement. La nature ſe ſert d'un artifice très-admirable pour le décoller. Les contractions s'établiſſent pour cet effet dans le fond, qui eſt reſté preſqu'auſſi mince qu'il étoit

---

(*a*) Voy. ſuite des Obſervations de M. Levret, page 94.

avant l'accouchement. Le milieu de ce fond, qui répond à peu près au milieu du placenta, se reflerre plus que la circonférence (V. n°. 45), le délivre fe détache dans cet endroit ; le fang qui s'accumule entre les deux, poulfe le délivre en devant, le renverfe & l'applique fur l'orifice. Si on touche l'accouchée dans ce temps, on trouve le lieu du placenta où s'attache le cordon, dans l'orifice où il fait le cul-de-lampe. Le délivre placé fur l'orifice, ne permet plus au fang de s'évacuer en affez grande quantité pour interrompre la contraction ; celle-ci, qui eft du fecond genre, agit avec toute la force qu'elle a reçue, & qui eft proportionnée à la réfiftance ; expulfe le délivre & refferre les vaiffeaux utérins.

63. Si au contraire le placenta s'attache fur une des parties latérales, ou fur l'antérieure de la matrice, les contractions qui s'établiffent pour le décoller, font un effet beaucoup plus fenfible fur la portion de fon difque, qui répond au fond du fac utérin, que fur celle qui eft voifine de l'orifice (V. n°. 61), excepté que la premiere n'ait des adhérences beaucoup plus fortes & plus difficiles à rompre que la feconde ; ce qui arrive quelquefois. Le difque décollé fe replie & eft poulfé vers l'orifice. Si on introduit la main dans la matrice, pour achever le décollement, & extraire le délivre, on fent que la partie de la matrice d'où il s'eft décollé, s'eft rapprochée de l'orifice, & que la portion du placenta qui refte adhérente, eft dans une efpece d'enfoncement que l'on prendroit alors pour le vrai fond de la matrice, tourné antérieurement ou latérale-

ment (*b*). Dans ce cas, la femme la plus forte, & qui a la matrice la plus faine, perd toujours plus que dans le cas précédent ; & fi elle n'a pas une hémorrhagie dangereufe, on doit l'attribuer à l'élafticité des fibres de l'utérus, qui maintiennent cet organe dans le degré de refferrement où elle a été portée par la contraction, fans lui permettre de fe relâcher.

64. Mais fi la femme eft délicate, & que la matrice ait peu de refort, il y aura une perte de fang qui fe foutiendra de la maniere fuivante. Les contractions qui s'établiffent dans ce cas, font toujours du troifieme genre (V. n°. 51, 52). Le fang qui coule fans interruption, & qui fe coagule, devient la réfiftance. La contraction qui fe proportionne au volume, ceffe fur-le-champ par l'évacuation des caillots qui n'oppofent qu'une réfiftance des plus légeres : la matrice tombe dans le relâchement, & fa contraction eft infuffifante pour opérer fon refferrement. Ces contractions fe renouvellent de temps en temps, en s'éloignant de plus en plus les unes des autres, & en s'affoibliffant par degrés ; chacune évacue une quantité de fang plus ou moins confidérable, & la perte continue de cette maniere, jufqu'à ce qu'on y remédie convenablement, ou que la femme fuccombe épuifée. C'eft ainfi, fans doute, que périt celle qui fait le fujet de la 394ᵉ. obfervation de La Motte (*c*). Cette malheureufe, affiftée par un

Obf. XIV.

(*b*) M. Levret a fait la même remarque pour le placenta enkifté. Voyez fuite des Obfervations, art. 2, §. 7, page 127.

(*c*) Voy. la Motte, page 150, & nouvelle édition, tome 2, Obf. 388, page. 1173.

Chirurgien fans expérience, eut après la fortie de l'enfant, une hémorrhagie qui venoit du décollement partiel du placenta ; le fang coula affez long-temps, en préfence du même Chirurgien qui s'étoit rebuté aux premieres tentatives qu'il avoit faites pour extraire le délivre, & qui abandonna fa malade à une mort certaine.

65. Entre les deux cas que nous venons de rapporter, il y en a beaucoup d'intermédiaires qui occafionnent des variations à l'infini dans le méchanifme.

66. Lorfque le cordon ombilical eft plus court qu'il ne doit être, ou, ce qui revient au même, s'il eft affez long, & qu'il foit entortillé autour du col de l'enfant, outre le retard que cette circonftance apporte à l'accouchement, elle peut encore occafionner l'hémorrhagie même pendant l'accouchement. La Motte fut obligé, dans un cas où l'enfant avoit trois tours du cordon autour du col, qui retenoient la tête dans le vagin depuis long-temps, malgré des douleurs vives, de couper avec fes cifeaux, une des circonvolutions du cordon, pour hâter l'accouchement, qui fe termina fur-le-champ après cette opération (*d*). *Obf. XV.*

(*d*) La Motte, obferv. 116, page 221, & nouv. édit. tom. 1, obf. 174. p. 478. Il y a des Auteurs qui ne fe font pas fait un fcrupule d'imaginer des obfervations pour appuyer leurs opinions particulieres, ou pour fe faire valoir. Je n'ofe accufer La Motte de cette petite fupercherie ; cependant l'opération qu'il dit avoir faite, & que je viens de rapporter, me paroît bien difficile ; il n'y avoit pas de place, dit l'Auteur, à paffer le doigt ni même l'ongle entre la tête de l'enfant & l'extrêmité du vagin, fi ce n'eft vers la fourchette, où il fit tant, qu'il introduifit fon doigt bien trempé dans l'huile, & qu'il coula jufques fous le menton de l'enfant, qu'il fit avancer peu à peu, & enfuite la tête ; il parvint enfin à pénétrer jufqu'au col de l'enfant qu'il trouva embarraffé de trois circonvolutions du cor-

67. Un tiraillement produit par cette cauſe, peut rompre le cordon ombilical, ou au moins ouvrir un de ſes vaiſſeaux, nouvelle ſource de perte de ſang, peut-être auſſi dangereuſe pour l'enfant que pour la mere. Le premier cas eſt arrivé à M. Levret, en accouchant avec le forceps, une femme dont l'enfant avoit la tête enclavée, & pluſieurs tours du cordon autour du col (*e*). Le ſecond a été obſervé par La Motte. Dans ce dernier cas, la mere & l'enfant furent très-affoiblis par l'effuſion du ſang, qui ceſſa cependant immédiatement après l'accouchement (*f*).

Obſ.
XVI.

Obſ.
XVII.

68. Le délivre peut ſe décoller en partie ou totalement par la même cauſe. Ce fait ſe rencontre aſſez ſouvent dans la pratique, & je ſuis perſuadé que la plupart des pertes de ſang qui ſe déclarent pendant l'accouchement, après que les eaux ſont écoulées, & dans le temps que la tête de l'enfant plonge dans le petit baſſin, ne reconnoiſſent point

---

don, dont il en coupa une avec les ciſeaux. Pour qu'il ait pu faire cette opération, il falloit que la tête fût tout-à-fait développée dans le vagin, & qu'elle fît ſaillie au dehors, en pouſſant le périné. Il n'auroit pas pu réuſſir auparavant, parce que le menton eſt encore trop élevé, & au deſſus de la courbure de l'os ſacrum, qui alors ſe trouve remplie par le front ou un pariétal de l'enfant. Dans la poſition que nous avons ſuppoſée, il y avoit poſſibilité, mais il a fallu uſer de beaucoup de violence, pour dilater la fourchette, au haſard de la meurtrir & de la déchirer, ſur-tout dans une femme qui accouchoit de ſon premier enfant ; il y a même lieu de préſumer que la tenſion & la roideur du périnée formoit la plus grande partie de l'obſtacle. Nous ne conſeillons point, dans ce cas-là, la pratique de La Motte ; nous indiquerons ſous le nº. 165 & ſuivans, une méthode plus douce pour terminer l'accouchement.

(*e*) V. ſuite des Obſ. de M. Levret, page 187, & l'extrait de cette obſ. ci-après, numéro 99.

(*f*) La Motte, anc. édit. obſ. 207, page 362, & nouvelle édit. obſ. 249, page 727, tom. 2.

d'autres fources. Si le délivre étoit fort adhérent, & qu'on tirât l'enfant fans précaution, ou même que la femme accouchât feule & debout, il pourroit arriver dépreffion ou renverfement de la matrice, relativement au degré de l'effort qu'on emploieroit, au poids de l'enfant & à la foibleffe de la matrice; d'où il réfulteroit une perte de fang qui fubfifteroit après l'accouchement, & pourroit devenir très-fâcheufe.

69. La matrice occafionnera la perte de fang, fi elle fe contracte inégalement, parce qu'elle produira le même effet que l'adhérence inégale du placenta; c'eft-à-dire, qu'elle décollera ce corps dans un point, & le laiffera adhérent dans d'autres. Cette contraction inégale renferme auffi quelquefois le placenta dans le lieu où il eft attaché, comme dans un efpece de fac; c'eft ce qu'on appelle le placenta enkifté. M. Levret prétend (*g*) que cet enkiftement ne peut avoir lieu que lorfque le placenta s'attache latéralement au deffous du niveau d'une des trompes, & qu'il eft produit par la contraction violente du refte des parois de la matrice, pendant que le lieu où s'attache le délivre, & où celui-ci fe trouve très-adhérent, refte dans l'inertie, étant deftitué des fibres charnues qu'a remarquées Ruifck dans le fond de cet organe (*h*). Sans nous occuper fi les parties latérales de la matrice font réellement deftituées de fibres charnues, nous adopterons d'ailleurs l'explication que donne M. Levret; elle paroît

____

(*g*) Suite des Obf. de Levret, art. du placenta enkifté, page **127** & fuiv.
(*h*) *Ibid.*

affez vraifemblable, & vient à l'appui de ce que nous avons dit ci-devant touchant le décollement inégal du placenta attaché latéralement.

70. Indépendamment de la contraction inégale dont nous venons de parler, la matrice peut encore fe contracter irréguliérement par un mouvement fpafmodique qui n'attaquera qu'une partie de fes parois, & qui dépendra d'une irritation particuliere produite par la divulfion de quelques fibriles nerveufes, ou par un engorgement humoral. La divulfion des fibres nerveufes, eft très-poffible dans l'accouchement, puifque le déchirement d'une grande étendue de la matrice, eft poffible. Ainfi, lorfqu'une branche ou un rameau de nerfs fera déchiré lui-même en partie, l'irritation qui en réfultera, occafionnera un mouvement convulfif dans la paroi de la matrice où il fe diftribue, ce qui pourra décoller le placenta prématurément en tout on en partie. L'engorgement humoral, s'il n'eft que partiel, en diftendant contre nature, les fibres nerveufes dans le lieu où il s'eft formé, peut les irriter & produire précifément le même effet; mais s'il eft général, il occafionnera la perte de fang d'une autre maniere.

71. L'engorgement humoral a toujours lieu après l'accouchement, & voici comme il fe forme. A mefure que la matrice fe dilate dans la groffeffe, les vaiffeaux qui fe répandent dans fa fubftance, fe développent, augmentent de longueur & de diametre, & contiennent une plus grande quantité d'humeur. La fubftance fpongieufe fe dilate auffi, fes porofités grandiffent & fe rempliffent de beaucoup de fang (V. n°. 6, 8). Jufques-là il n'y a point d'engorgement, parce que tout fe trouve

proportionné ; mais après l'accouchement, la matrice se resserre sur elle-même, diminue l'immense étendue de ses parois ; ses vaisseaux & ses porosités ne diminuent point dans le même degré, il y reste une grande quantité de fluides qui les tient dans la dilatation : & c'est cette grande quantité de fluides qui forme dans ce temps l'épaisseur extraordinaire des parois de cet organe. La matrice se trouve pour-lors engorgée, & elle l'est d'autant plus, qu'elle a été plus dilatée. Cet engorgement doit nécessairement gêner jusqu'à un certain point la contraction des fibres charnues, diminuer leur ressort & les jeter dans une espece d'inertie.

72. C'est peut-être là la seule cause de la paresse de l'utérus que l'on remarque quelquefois après l'accouchement. Ce défaut de puissance est bien démontré dans certaines occasions par le temps qui se passe avant qu'il ne s'établisse des contractions ou des douleurs assez vives pour expulser, par exemple, la tête d'un enfant restée dans la matrice ou un placenta adhérent ; il y en a où il faut vingt-quatre, quarante-huit heures ou même plus. Pendant ce temps l'engorgement se dissipe, se résout & laisse libre les fibres charnues, qui, jouissant de tout leur ressort, se contractent avec toute la force dont elles sont capables.

73. Mais si le délivre reste seul dans la matrice engorgée suffisamment pour gêner son ressort, qu'il soit décollé en partie ou totalement par une cause quelconque, il pourra en résulter une perte de sang dangereuse. La matrice peut être dans une inertie incomplette, sa cavité peut en même

temps s'être conservée très-ample. Le sang qui y coule continuellement, la remplit, la distend, excite par ce moyen des contractions que l'on peut regarder aussi comme du troisieme genre, parce qu'elles sont assez fortes pour expulser le sang, mais insuffisantes pour chasser le délivre & resserrer les vaisseaux utérins. Cependant la perte sera plus ou moins abondante, relativement à la dilatation plus ou moins grande des sinus & des vaisseaux utérins qui reçoivent les houpes du placenta, ou qui communiquent aux vaisseaux dilatés du même corps. Supposons deux matrices dont la force contractive soit égale, celle où ces sinus seront plus dilatés, fournira plus de sang & plus long-temps que celle où ils le seront moins, la même contraction ne resserrant pas autant les uns que les autres.

74. Les manœuvres indiscrettes de la Sage-Femme ou de l'Accoucheur, décollent le placenta prématurément lorsqu'ils font des tentatives sur ce corps avant que la matrice n'ait travaillé à son décollement par ses contractions.

75. La matrice fatiguée & engorgée, est quelquefois assez long-temps sans se contracter après la sortie de l'enfant. Une Sage-Femme impatiente tiraille le cordon, oblige l'accouchée à retenir son haleine & à pousser ; le délivre se décolle dans un point, ne se décolle pas dans d'autres, & il arrive perte de sang. Si cette perte est abondante, elle effraie la Sage-Femme, qui demande du secours, lorsqu'elle est raisonnable ; mais il s'en trouve qui ont assez d'amour-propre pour croire n'avoir besoin de personne. Si le cordon a de la force, elles continuent leur tiraillement & entrai-

nent le placenta avec violence, au hasard de renverser la matrice ; s'il se rompt, elles introduisent dans l'uterus une main tremblante & mal assurée, avec laquelle elles saisissent la portion de placenta qu'elles rencontrent & qu'elles arrachent sans ménagement. Dans ces deux cas, le placenta peut se déchirer, & il peut en rester une portion dans la matrice : alors la perte subsiste le plus ordinairement, & l'accouchée est dans le plus grand danger.

76. Je dis que la perte subsiste le plus ordinairement, car il y a aussi des cas où il reste une portion de placenta dans la matrice, sans qu'il en résulte de perte de sang. J'ai vu des femmes qui en ont rendu des lambeaux plus de quinze jours après l'accouchement, sans avoir eu, en suites de couches, d'hémorrhagie plus abondante que celle qui est ordinaire. Ces lambeaux, lorsqu'ils restent ce temps dans la matrice, changent de figure ; ils deviennent ronds ou ovales, & peuvent en imposer pour un faux germe. Cependant ils ne sortent jamais, même à ce terme, qu'ils ne soient précédés d'une perte de sang plus ou moins grande & de contractions utérines, excepté qu'ils ne tombent en putréfaction ; ce qui arrive quelquefois.

77. Mais pourquoi, dans certains cas, ces lambeaux de placenta occasionnent-ils sur-le-champ une perte de sang, & dans d'autres non ? Je crois que, dans le premier cas, on peut l'attribuer à leur attache dans les parois latérales de la matrice, où il y a moins de ressort (n°. 69), & par conséquent toujours un peu d'inertie, & où la portion attachée empêche le resserrement des em-

bouchures de vaiſſeaux qui ſont dans le voiſinage (n°. 57) ; que dans le ſecond, au contraire, le lambeau ſe trouve peut-être dans le fond de la matrice, où le reſſort étant beaucoup plus conſidérable, oblitere les vaiſſeaux & ſerre le fond autour du lambeau de placenta. Si par la ſuite il ſurvient une nouvelle perte, lorſque la nature travaille à l'expulſion de la portion reſtante, elle dépend du décollement qui s'en fait alors, & elle eſt ſemblable à celle qui arrive par le décollement du pédicule d'un faux germe. (V. n°. 52).

Lorſque le placenta contenu dans la matrice, eſt complétement décollé, & qu'il y a en même temps perte de ſang, cet accident dépend preſque toujours de l'inertie de la matrice qui va faire le ſujet de l'article ſuivant (i).

(i) Il y a encore d'autres cauſes que celles que nous avons expoſées dans cet article, qui s'oppoſent au reſſerrement de la matrice, comme les corps étrangers différens du produit d'une conception, les engorgemens ſquirreux, polypeux, &c. Nous nous propoſons d'en parler dans un autre Ouvrage, où nous traiterons des vices de la matrice & des groſſeſſes déplacées.

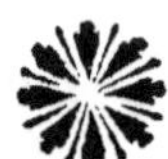

ARTICLE

ARTICLE III.

Inertie de Matrice, cause de Perte de sang.

§. 78. NOUS avons reconnu que la matrice avoit deux actions puissantes qui s'aidoient mutuellement dans l'accouchement (V. n°. 36). Ces deux actions peuvent être, par des causes que nous détaillerons, considérablement diminuées, & alors il y aura inertie.

79. L'inertie de la matrice est donc un état d'inaction de ce viscere, dans lequel ses parois restent dans le degré de dilatation où elles étoient lorsque cet état les a saisis ; de maniere que si dans ce temps le placenta est décollé en partie ou totalement, qu'il soit encore contenu dans la matrice, ou qu'il en soit expulsé, les embouchures de vaisseaux restent béantes & laissent couler le sang à plein canal.

80. On a vu dans le second article, que cet état entroit toujours pour quelque chose dans les causes de pertes de sang qui y sont détaillées ; mais ce n'est que lorsqu'il est porté à un certain degré, qu'on lui donne cette qualification. Il ne faut cependant pas entendre par le mot d'inertie, une perte totale du ressort de la matrice, parce que si elle existoit réellement, il ne seroit jamais possible de la rétablir. Ce mot exprime donc plutôt la paresse de cet organe, ou une espece de syncope, dans laquelle il tombe après l'accouchement, qui est plus ou moins

grande, qui doit durer plus ou moins de temps, & qu'on peut faire cesser par les secours de l'Art.

81. Il suit de ce que nous venons de dire, que l'inertie ou la syncope de la matrice, a différens degrés. Il y a des cas où elle ne dépend que de la diminution de la faculté contractive, sans que l'action de ressort soit lésée, d'autres où elle est une suite du défaut de ressort & de contraction en même temps, & celle-ci peut être légere ou considérable, partielle ou générale.

82. L'inertie que j'appelle par défaut de contraction, n'a pas encore été qualifiée de ce nom; cependant elle existe réellement. Quelquefois elle dépend de la foiblesse des fibres qui ont été trop distendues; d'autre fois elle est produite par l'engorgement trop considérable des vaisseaux utérins (V. n°. 71 , 72): dans ce dernier cas, que le placenta soit décollé en partie ou totalement, il n'y a presque jamais de perte de sang. La matrice se resserre par son action de ressort, & fronce les embouchures vasculaires qui communiquoient au placenta; l'orifice se fronce aussi dans sa partie intérieure, & on n'y trouve qu'une ouverture ronde ou ovale, dans laquelle on peut à peine introduire un ou deux doigts sans le forcer. Quelquefois il y a de foibles contractions très-éloignées les unes des autres; d'autre fois il n'y en a point du tout; cependant le placenta reste enfermé dans la matrice, où il est serré & comprimé de toutes parts. J'ai rencontré plusieurs fois cette espece d'inertie, & particuliérement dans Mme. P . . . . . Marchande, le placenta n'a été expulsé chez cette femme, par les contractions utérines, que lors de son pre-

mier accouchement; dans ceux qui ont fuivi depuis ce temps, ou les contractions ont ceffé
après la fortie de l'enfant, ou elles ont été fi
foibles, qu'elles n'ont point été fenfibles; j'ai
attendu quelquefois plufieurs heures avant d'en
faire l'extraction, l'abfence de la perte m'en
donnant la liberté; & lorfque, las d'attendre, j'ai
voulu y travailler, encouragé par la fermeté du
globe utérin, je n'ai eu d'autre peine que de
forcer la réfiftance de l'orifice, & j'ai faifi le délivre, quelquefois encore un peu adhérent, d'autre fois replié & qui ne tenoit à rien.

83. Si on abandonnoit l'expulfion du placenta
à la nature, il pourroit fe faire que les contractions utérines fe renouvellaffent lorfque l'engorgement des parois de la matrice feroit diffipé
(V. n°. 71, 72), & qu'elles devinffent affez
fortes pour furmonter la réfiftance de l'orifice;
mais le plus ordinairement on attendroit trop long-
temps, le placenta décollé fe putréfieroit, & il en
naîtroit des accidens dangereux.

84. C'eft cette raifon qui a fait prendre à La
Motte le parti d'aller chercher le délivre jufques
dans la matrice, toutes les fois que les contractions utérines réunies à la traction du cordon,
n'étoient pas fuffifantes pour l'expulfer. Il rapporte à ce fujet quatre obfervations de femmes *Obf.*
qu'il n'avoit point accouchées, mais qu'il délivra dans *XIX.*
des intervalles de temps différens après l'accouchement. Ces femmes étoient certainement attaquées de l'efpece d'inertie dont nous parlons; elles
ont donné à La Motte l'occafion de faire une
remarque affez intéreffante, & qui doit encou-
rager dans des cas femblables; c'eft que lorfqu'on

a laiſſé paſſer un certain temps, comme cinq ou ſix heures après l'accouchement, ſans aller chercher le délivre, l'orifice de la matrice ſe reſſerre, & on a plus de peine à le dilater dans ce moment, que ſi on attendoit encore quelque temps. Il rencontra beaucoup plus de difficulté à ouvrir l'orifice, & à détacher le délivre de la femme qui fait le ſujet de la premiere de ces obſervations, quoiqu'il n'y eût que dix heures qu'elle fût accouchée, qu'à la quatrieme, qui l'étoit depuis deux jours (*a*).

85. L'inertie qui dépend du défaut de reſſort & du défaut de contractions en même temps, eſt beaucoup plus dangereuſe que la précédente, & elle devient plus grave relativement au degré où elle eſt portée. Lorſqu'elle n'eſt que légere, il y a toujours perte de ſang, pour peu que le placenta ſoit décollé. C'eſt alors qu'on peut dire que le délivre, par ſa préſence, s'oppoſe réellement au reſſerrement de la matrice, & qu'il eſt néceſſaire d'en faire l'extraction pour favoriſer le froncement des vaiſſeaux utérins, ſans lequel la perte ne peut s'arrêter.

86. L'inertie partielle peut être placée immédiatement après la précédente. Elle n'occupe qu'une partie de l'utérus, & cette partie eſt toujours le lieu où s'attache le placenta. Dans celle-ci, le col, qui jouit de tout ſon reſſort, ſe reſſerre & ferme toute iſſue au ſang ; ce fluide coule continuellement dans la cavité de la matrice, la dilate de nouveau en s'y accumulant, & conſtitue

____

(*a*) Voy. ancienne édition de La Motte, obſervations 385, 86, 87 & 88, & nouvelle obſ. 379, 80, 81 & 82, page 1157 & ſuiv.

ce que l'on appelle la perte intérieure. Cette perte peut exister lorsque le placenta est encore contenu dans la matrice, mais le plus ordinairement elle n'a lieu qu'après son expulsion totale ou partielle. Dans les deux cas, elle est également fâcheuse; on ne peut la faire cesser qu'en rétablissant l'équilibre des forces; & pour les mettre dans le cas d'exercer librement leur action, il faut au préalable, autant qu'il est possible, vuider la matrice du placenta & des caillots de sang qu'elle contient. Souvent cette opération suffit seule, parce qu'en forçant & en dilatant le col, on réveille le ressort utérin, & on donne lieu aux contractions de s'établir.

87. L'inertie considérable que l'on pourroit appeller complette, est presque toujours générale. C'est un bonheur quand le placenta n'est pas encore décollé, parce qu'il n'y a point de perte de sang. Il faut bien se garder d'y toucher avant que la syncope utérine soit passée, & que le ressort de la matrice soit rétabli. Mais s'il est décollé en partie ou totalement par une cause quelconque, il en résulte une hémorrhagie foudroyante qui fait périr l'accouchée très-promptement. Cette espece d'inertie se déclare ordinairement immédiatement après l'accouchement : le délivre peu adhérent se détache par l'effet de la derniere contraction qui a expulsé l'enfant, est poussé sur l'orifice, & on en fait l'extraction sans prévoir ce qui va arriver. Quelquefois le placenta un peu plus adhérent, a besoin de plusieurs contractions; il se détache à la fin, & il y a des cas où elles sont assez fortes pour l'expulser ; l'effort se soutient après cela pendant quelques instans, & quand

il ceffe, il lui fuccede un relâchement complet. D'autre fois le relâchement arrive avant que le placenta ne foit expulfé, ou même décollé totalement. La perte abondante qui fe déclare, oblige de porter la main dans la matrice pour achever le décollement du délivre & en faire l'extraction ; mais en l'entraînant, on ne fent point que la matrice fe refferre en proportion, comme dans les cas où il n'y a qu'une inertie légere ou partielle ; la main & le délivre ne caufent dans leur paffage, malgré leur volume, aucune irritation à l'orifice qui eft lui-même dans le relâchement, & la perte fubfifte. On trouvera dans le cours de cet Ouvrage, plufieurs exemples de cette efpece d'inertie.

88. Les caufes prédifpofantes de l'inertie peuvent dépendre de la conftitution de la malade, du volume de la groffeffe, de la nature de l'accouchement & du renverfement de la matrice.

89. Les femmes d'un tempérament pituiteux, qui ont la fibre lâche & molle ; celles qui, pendant leur groffeffe, ont effuyé de longues maladies qui ont affoibli le ton des parties folides ; celles qui ont les détroits du baffin vaftes & l'orifice de la matrice mol, &c. font expofées à l'inertie.

90. Il en eft de même de celles qui ont une groffeffe très-volumineufe, foit à caufe de la multiplicité des enfans que la matrice contient, foit relativement à la grande quantité d'eau qui remplit les membranes, ou au volume de l'enfant & du placenta. Ces caufes, en dilatant la matrice outre mefure, lui font perdre une partie de fon reffort.

91. Les femmes qui ont les détroits du bassin vastes & l'orifice de la matrice mol, sont exposées à avoir des accouchemens précipités, & les accouchemens précipités sont suivis d'inertie. La matrice s'étant désemplie trop rapidement par une contraction du troisieme genre (V. nº. 51, 52), n'a pas eu le temps de resserrer ses parois, de leur donner, par les contractions alternatives & souvent répétées, assez de solidité ; l'engorgement des vaisseaux n'a pu se dissiper & se résoudre en partie pour laisser aux fibres charnues la liberté de se contracter (V. nº. 71) ; la matrice reste donc dans le relâchement, le sang coule sans interruption par les embouchures béantes de vaisseaux qui fournissoient au placenta, & coule d'autant plus abondamment, que le placenta a été plus considérable & plus étendu, parce qu'alors il se trouve plus de bouches de vaisseaux ouvertes. Cette hémorrhagie, en épuisant la masse des humeurs, épuise les forces, & les forces épuisées rendent la matrice moins propre à la contraction.

92. Si les accouchemens précipités produisent l'inertie, elle peut aussi quelquefois, quoique plus rarement, être la suite des accouchemens longs, pénibles & laborieux. La matrice fatiguée par la multitude des contractions, reste sans action, le sang qui est dans une agitation extraordinaire, se porte à l'utérus avec rapidité, & s'échappe de même.

ARTICLE IV.

Renverfement de la Matrice, caufe de perte de fang.

§. 93. LE renverfement de la matrice eft un accident qui arrive plus fouvent qu'on ne penfe. Il eft quelquefois la fuite de l'inertie, & l'entretient; d'autre fois il eft produit par les mauvaifes manœuvres de l'Accoucheur ou de la Sage-Femme.

94. Lorfqu'on fe repréfente la forme de la matrice, & qu'on fe rappelle fon organifation, il paroît difficile de croire qu'elle puiffe fe renverfer d'elle-même. Sa figure qui approche d'un fphéroïde un peu applati en devant & en arriere, lui donne la force d'une voûte dont tous les points fe foutiennent mutuellement. Son organifation la difpofe au rapprochement proportionnel de toutes fes parties, lorfqu'il n'y a point de caufes étrangeres qui s'y oppofent. Ces difpofitions font douter, avec raifon, de la poffibilité du renverfement produit par l'action propre de ce vifcere; quand il arrive, il y a lieu de préfumer qu'il dépend de caufes étrangeres, & que la matrice n'y contribue que par le peu de réfiftance que fa foibleffe leur oppofe dans certaines circonftances.

95. Suppofons, par exemple, un accouchement précipité, où la derniere douleur qui expulfe

l'enfant, soit du troisieme genre ; dans ce temps, la matrice qui n'a éprouvé que peu de contractions, n'a pas eu le temps de raffermir affez fes fes parois, pour qu'ils puiffent réfifter à l'action continuée des mufcles du bas-ventre & à l'abaiffement du diaphragme. Ces puiffances, lorfque l'enfant eft forti, agiffent encore pendant quelque temps ; elles pouffent violemment les inteftins fur le fond de la matrice qui, à caufe de fon peu d'épaiffeur & de fon étendue, n'oppofe que peu de réfiftance : il cede à l'effort des parties qui le compriment, & s'enfonce comme la forme d'un chapeau qu'on pouffe avec le poing. L'effort continué des mufcles du bas-ventre & du diaphragme, lorfque celui de la matrice a ceffé, eft donc une caufe évidente du renverfement de ce vifcere, fans qu'il foit néceffaire de recourir à fa contraction convulfive, comme l'a fait M. Aftruc (*a*).

96. Si l'effort eft très-confidérable, il pourra renverfer totalement la matrice, & la pouffer dans le vagin avec le placenta. M. Levret, dans le temps que j'étudiois chez lui les accouchemens, nous raconta qu'il avoit vu un cas de cette efpece. Il fut appellé pour aller fecourir une jeune Dame qui étoit en travail. Tout fe difpofoit parfaitement pour l'accouchement, les douleurs étoient expulfives & très-fortes. Peu de temps après fon arrivée, la femme accoucha dans une violente douleur. Après avoir fait la ligature du cordon, il porta la main pour délivrer la femme, mais il fut très-furpris de trouver hors de la vulve

Obf.
XX.

(*a*) Voy. Traité des maladies des femmes, tome 4, pag. 21, & l'Art. d'accoucher, pag. 276.

une maſſe énorme qui lui parut d'abord être un placenta d'une groſſeur extraordinaire ; il l'examina avec plus d'attention, & reconnut que c'étoit la matrice renverſée. Le placenta s'en détacha facilement, après quoi il repouſſa la matrice dans ſa ſituation naturelle. Cet accident n'a eu aucune ſuite fâcheuſe (*b*).

Obſ. XXI.

97. Si la compreſſion des muſcles du bas-ventre eſt moindre, & qu'elle finiſſe peu de temps après la ſortie de l'enfant, il pourra n'y avoir qu'une dépreſſion dans le fond de la matrice, ſemblable à celle que Mauriceau a obſervée. Il aſſiſta au premier accouchement d'une femme qui étoit en travail depuis deux jours ; elle eut pendant trois heures des douleurs vives qui enfin expulſerent ſon enfant. Mauriceau la délivra enſuite avec la plus grande facilité, mais il ſurvint une perte de ſang qui la fit périr au bout d'une demi-heure dans des mouvemens convulſifs. A l'ouverture du cadavre, on trouva que le fond de la matrice étoit un peu déprimé en dedans, *comme le cul d'une fiole de verre* (*c*). On ne peut pas ſoupçonner Mauriceau d'avoir occaſionné cette dépreſſion, en faiſant de force l'extraction du délivre, puiſqu'il vint avec facilité ; il y a donc tout lieu de préſumer qu'il fut produit par la cauſe que je lui aſſigne, & que cet Auteur ne connoiſſoit pas. Cette obſervation prouve encore

---

(*b*) Quoique cette obſervation ne ſoit pas imprimée , & qu'on en trouve de ſemblables chez les Obſervateurs , je la cite cependant de préférence , parce que tout ce qui vient de M. Levret eſt intéreſſant & vrai ; d'ailleurs il l'a rendue publique , en permettant à ſes Eleves d'en faire un extrait.

(*c*) Mauriceau , tom. 2 , obſ. 230 , pag. 186.

que les accouchemens précipités ne font pas les feuls où le renverfement puiffe arriver, & qu'il fuffit que la derniere douleur foit du troifieme genre, & que la contraction de la matrice ceffe avant celle des mufcles du bas-ventre, comme il y a lieu de croire que cela arriva dans l'obfer-vation que je viens de citer.

98. Si le délivre eft adhérent, qu'il foit atta-ché dans le fond de la matrice, & que ce vifcere conferve beaucoup d'ampleur, on pourra, fi on fait des tentatives précoces fur le cordon pour extraire le placenta, produire ou la dépreffion ou le renverfement incomplet, ou le renverfe-ment total, fuivant la violence de la traction & la foibleffe des parois de l'utérus. Ces trois degrés de renverfement font également dangereux, & peuvent faire périr très-promptement les femmes par l'hémorrhagie qui les accompagne.

99. La fimple dépreffion produite par le tirail-lement du cordon, arrive quelquefois fans qu'on puiffe l'attribuer à l'Accoucheur. On en a un exem-ple dans la 37ᵉ. obfervation de M. Levret (*d*). *Obf.* Cet homme célebre termina avec le forceps l'ac- *XXII.* couchement d'une femme dont l'enfant avoit la tête enclavée. Le cordon ombilical qui faifoit deux tours autour du col de l'enfant, fe rompit en partie dans l'opération, fans qu'on s'en apper-çût, au point que quand M. Levret voulut faire l'extraction du délivre, il lui refta à la main. Comme il y avoit perte de fang, il introduifit fur-le-champ la main dans la matrice, pour cher-

______

(*d*) Voy. fuite des Obfervations de M. Levret, page 187 & fuivantes.

cher le placenta qu'il eut peine à diftinguer, à caufe de la grande quantité de caillots de fang qui rempliffoit cet organe. Lorfque le délivre fut tiré, il porta de nouveau la main dans la matrice, tant pour la vuider des caillots de fang, que pour reconnoître fon état ; alors il découvrit que fon fond s'étoit renverfé en partie vers fon orifice : il le replaça, & la matrice fe contraéta fur-le-champ.

Obf. XXIII 100. J'ai eu occafion d'obferver le fecond degré de renverfement, qui jeta la malade dans un état déplorable. Voici le fait : en 1769 je fus appellé pour fecourir Madame R . . . . . qui, accouchée depuis plus d'une heure, n'étoit point encore délivrée. Elle éprouvoit un état d'angoiffe inexprimable avec une grande foibleffe. La perte de fang n'étoit pas exceffive, mais elle étoit continuelle, & fubfiftoit depuis plus d'une demi-heure. La matrice formoit au deffus du pubis une tumeur peu faillante & comme tranchante d'un côté à l'autre. La partie du placenta, où étoit attaché le cordon, étoit près du bord du vagin, & je crus dans le premier moment que fon volume feul s'oppofoit à fa fortie ; cependant en l'examinant avec attention, je lui trouvai plus de circonférence & plus de folidité qu'il ne devoit en avoir naturellement ; on ne pouvoit le plier ni l'affaiffer d'aucun côté. Ne voulant pas faire de tentatives nouvelles fur le cordon dont les vaiffeaux étoient difféqués contre le placenta, & entre lefquels on avoit introduit les doigts, je portai ma main retournée à plat fur la paroi poftérieure du vagin ; ce fut alors que je reconnus le renverfement. Le bord du placenta étoit décollé en arriere dans une grande étendue, & c'étoit cet endroit qui fournissoit la perte. J'achevai le décollement avec la plus grande facilité, & repoussai sur-le-champ, dans sa place naturelle, le fond de la matrice qui avoit été entraîné avec le placenta dans le vagin. Mon autre main que j'avois appuyée légérement au dessus du pubis, me donna la facilité de sentir le développement de la tumeur tranchante que j'avois d'abord trouvée; elle s'éleva jusques sous l'ombilic, en formant une espece de gaîne; dès qu'elle fut dans cet état, elle se contracta & chassa, pour ainsi dire, hors de sa cavité, la main qui m'avoit servi à la réduction.

101. Lorsque nous avons avancé que les trois degrés de renversement étoient également dangereux, nous avons prétendu faire entendre que chacun pouvoit, dans certaines circonstances, faire périr les femmes en très-peu de temps, comme, par exemple, lorsqu'ils sont accompagnés d'inertie, & par conséquent d'hémorrhagie : cependant, dans ce cas même, le danger augmente en proportion du degré de renversement. Amand (*e*) a vu une jeune femme de dix-huit ans, expirante *Obf.* *XXIV* & sans ressource, qui venoit d'accoucher de son premier enfant. Sa matrice étoit totalement renversée & pendante entre ses cuisses; le placenta y étoit encore adhérent, & malgré cela, il y avoit une perte de sang terrible, accompagnée de douleurs très-aigues, de syncopes & de convulsions. Cet accident malheureux fut produit

____

(*e*) Amand, observ. 62, page 214.

par l'imprudence de la Sage-Femme, qui tira le cordon avec trop de violence pour faire l'extraction du placenta.

102. Nous avons dit que le renverſement de la matrice entretenoit l'inertie ; c'eſt ce qu'il n'eſt pas difficile de concevoir. Les fibres de ce viſcere n'ont plus leur direction naturelle, elles ſont pliées, pour ainſi dire, à angle aigu. Cette diſpoſition entretient l'inertie, en empêchant une nouvelle contraction de s'établir dans toute l'étendue des parois. Le mouvement des eſprits animaux eſt interrompu ou très-gêné dans l'angle, & ce fluide ne peut porter auſſi facilement l'action dont il eſt le principe, à la portion de fibre qui eſt au-delà. Cette aſſertion eſt fondée ſur l'expérience. Tous les Auteurs qui ont obſervé le renverſement de la matrice, ſe ſont apperçus que la portion déprimée étoit ſouvent ſans reſſort ; le placenta y étoit preſque toujours adhérent, par conſéquent elle s'étoit très-peu reſſerrée. Le reſte des parois de la matrice, attenant l'orifice, avoit conſervé ſon reſſort dans tous les cas ; dans pluſieurs, il avoit étranglé la portion renverſée, au point qu'il étoit impoſſible d'en faire la réduction, & les malades ſont mortes d'hémorrhagie ou de gangrene (*f*). Dans d'autres, où le renverſement avoit été moins violent, on a eu la facilité de repouſſer la matrice, qui ne ſe feroit point rétablie ſans cela, quoiqu'on en eût ſéparé le placenta ; & lorſque le renverſement a été complet, il a fallu du travail pour dilater

---

(*f*) Mauriceau, tom. 2, obſ. 377, page 294, & obſ. 637, page 558. Portal, obſ. 76, page 322. Smelie, tom. 3, page 534.

l'orifice, afin qu'il livrât paſſage à la poche qui s'eſt même quelquefois trouvée flaſque & molle *comme un morceau de tripe* (*g*). Dans l'obſervation de renverſement incomplet, que j'ai rapportée plus haut, les parois latérales de la matrice, qui s'étendoient depuis l'orifice juſqu'au plis formé par le renverſement, avoient acquis de l'épaiſſeur & de la ſolidité; & lorſque je repouſſai la dépreſſion, elle s'allongea comme une gaîne qui ne reprit la faculté de ſe contracter que ſucceſſivement, & lorſqu'elle fut complétement rétablie dans ſa ſituation naturelle. Ces obſervations paroiſſent prouver encore ce que j'ai avancé dans ma diſſertation ſur le déchirement de la matrice, que le lieu où s'attache le délivre, eſt celui qui acquiert le moins d'épaiſſeur dans les contractions utérines : c'eſt le lieu le plus foible après la ſortie de l'enfant (V. n°. 45); celui qui eſt le plus diſpoſé à ſe renverſer dans une douleur du troiſieme genre, ou par la traction prématurée du placenta, & c'eſt effectivement celui qui ſe renverſe toujours. Si le lieu où s'attache le délivre, s'épaiſſiſſoit dans la même proportion que le reſte des parois de la matrice, il n'y auroit jamais de placenta enkiſté, parce que les forces ſeroient toujours en équilibre ; il n'y auroit jamais non plus de renverſement ni de perte, par la même raiſon, excepté peut-être dans ces cas de violence outrée, où l'effort, ſoit de la part de l'accouchée, ſoit de celle de la Sage-Femme, eſt capable de vaincre toute réſiſ-

---

(*g*) Voy. l'obſ. communiquée par M. Lucas. Smelie, tom. 3 , pag. 335 , & rapportée ci-après, n°. 219.

tance. Cet effort, de quelque part qu'il vienne, peut déterminer les visceres du bas-ventre à se loger dans l'enfoncement qui résulte de l'affaisse-ment du fond de la matrice, où ils forment par leur poids un obstacle à la réduction, en favorisant de plus en plus le renversement & l'inertie.

103. Lorsque le renversement n'a point été suivi de perte de sang, il y a lieu de présumer qu'il est arrivé dans le temps où la matrice n'é-toit point dans l'inertie, & qu'il a été occasionné par l'adhérence du placenta, qu'on a tiré avec trop de violence. Il y a plusieurs exemples de renversement complet, qui n'ont point été suivis d'accidens mortels, & qui n'ont produit qu'une incommodité très-désagréable. La simple dépres-sion peut être arrivée dans la même circonstance, par la même cause, sans qu'on s'en soit apperçu. Cette dépression s'est quelquefois augmentée peu à peu, par l'impulsion des visceres du bas-ventre, au point de produire, avec le temps, le renver-sement complet. Ce font vraisemblablement des cas de cette derniere espece, qui en ont imposé à un Auteur célebre, & lui ont fait avancer que le renversement pouvoit arriver sans que la gros-sesse eût précédé.

ARTICLE

ARTICLE V.

Déchirement de la Matrice, cause de Perte de sang.

§. 104. IL n'est pas difficile de concevoir que le déchirement de la matrice, soit une cause de perte de sang après l'accouchement. Les vaisseaux sont dilacérés, les arteres peuvent être ouvertes dans leurs troncs mêmes; & dans ce cas, quoique la matrice conserve son ressort & se contracte, le sang, poussé par la pulsation des arteres, surmonte cet obstacle & s'échappe toujours; mais quand même il n'y auroit point d'arteres ouvertes, si la matrice déchirée est en même temps dans l'inertie, il pourra en résulter une hémorrhagie funeste. Nous n'entendons pas ici parler du déchirement énorme de la matrice qui traverse ses parois, pénetre dans l'abdomen & qui fait périr certainement, si on ne le prévient par l'opération césarienne; mais de la simple dilacération de ses substances internes & de son orifice, qui produit une perte de sang que l'on peut confondre avec celle qui est la suite de l'inertie.

105. La dilacération incomplette du fond de la matrice, peut être produite par la traction trop violente d'un placenta adhérent, ou par les doigts de l'Accoucheur, lorsqu'il décolle le délivre. On en a un exemple dans Rœderer (a). *Obs. XXV.*

***

(a) Voy. Elémens de l'Art des accouchemens de Rœderer, page 454.

E

Il fut appellé pour une femme qui mourut en sa présence par une perte de sang qui lui étoit survenue à la suite d'un accouchement naturel. Il fit l'ouverture du cadavre, & trouva la surface interne de l'utérus déchirée : la plaie avoit quatre pouces de long & quatre de large. « Toute la » substance spongieuse & vasculeuse de la matrice, » étoit tellement lacérée jusqu'au dessous de la » trompe de fallope du côté droit, que les fibres » musculaires étoient à nud. On y voyoit de toutes » parts de gros vaisseaux ouverts avec leurs ra- » mifications qui avoient fourni le sang de cette » hémorrhagie ». Il attribue ce déchirement à l'imprudence de la Sage-Femme, qui fit l'extraction du placenta, en tirant avec trop de violence le cordon ombilical. Ne pourroit-on pas présumer, d'après l'exposé qu'il fait de l'état de la matrice & de celui du placenta, qui étoit aussi dilacéré, que la Sage-Femme avoit introduit la main dans la matrice, & qu'en voulant détruire l'adhérence du placenta, elle avoit enfoncé ses doigts indistinctement dans ce corps & dans la paroi de la matrice, qui lui correspondoit?

106. Ce n'est pas cependant que je veuille nier que le déchirement de la matrice ne puisse arriver par le tiraillement trop violent du placenta; ces deux corps ont quelquefois des adhérences si intimes (V. n°. 203), qu'il est difficile de les séparer sans les altérer l'un ou l'autre ; mais alors je crois que l'on produiroit plutôt le renversement de la matrice, que son déchirement, & que si ce dernier accident avoit lieu, il ne seroit pas aussi profond ni aussi étendu qu'il l'étoit dans le cas présent. Quoi qu'il en soit, cette plaie de la

matrice n'eſt mortelle ſur-le-champ, que par l'hémorrhagie qui en eſt la ſuite ; ſi on avoit pu trouver le moyen de l'arrêter, il y a lieu de croire
qu'on auroit ſauvé les jours de la malade. On a
des exemples de matrices déchirées avec les ongles,
qui ſe ſont enſuite cicatriſées. On trouve dans les
Mémoires de l'Académie de Chirurgie, une obſervation communiquée par M. Hoin, où la matrice
à demi renverſée, fut dilacérée par un Chirurgien
qui la prenoit pour une molle, & qui en enleva
même quelques lambeaux. M. Hoin, après avoir
calmé les accidens, & particuliérement l'inflammation, réduiſit la matrice, & la malade guérit
(*b*). Quoique dans ce dernier cas il n'y eût point
de perte de ſang, ce qu'on peut attribuer au
reſſerrement de la matrice avant ſon renverſement, & à l'inflammation qui s'y établit : cette obſervation prouve toujours que les plaies du fond de
la matrice ne ſont pas mortelles, & qu'on peut
eſpérer de les guérir par les ſecours de l'Art. Lorſque l'hémorrhagie s'y rencontre, c'eſt un accident de plus qu'il n'eſt pas impoſſible d'arrêter,
comme on en verra un exemple dans le cours de
ce Mémoire.

107. L'orifice de la matrice peut ſe déchirer
pendant l'accouchement & après l'accouchement,
ſoit par la tête de l'enfant, ſoit par les manœuvres de l'Accoucheur, & ce déchirement occaſionner la perte de ſang.

(*b*) Voy. Mémoire de M. Sabatier, Accadémie de Chirurgie, in-12.
tom. 8, pag. 415. On trouve une obſ. abſolument ſemblable dans
l'Ouvrage de Ruleau, ſur l'opération céſarienne & les acc. difficiles,
chap. VII. pag. 63.

108. La tête de l'enfant déchire l'orifice, lorsqu'elle est poussée par des contractions vives sur un orifice qui se dilate pour la premiere fois, & qui conserve de la roideur. Cet accident arrive quelquefois dans le premier accouchement des femmes nerveuses, qui ont les détroits du bassin vastes & qui accouchent précipitamment. L'orifice, dans ce cas, est entraîné dans le vagin par la tête de l'enfant qui le comprime plus haut contre le détroit supérieur du petit bassin. Cette compression arrête le sang, gonfle l'orifice, le rend sec & cassant : il se fend alors d'un côté dans une douleur violente qui fait avancer la tête précipitamment. Je l'ai vu arriver ainsi, sans qu'il en résultât aucun inconvénient. La femme a fait ensuite d'autres enfans dont je l'ai accouchée, & j'ai trouvé, du côté où s'étoit fait le déchirement, une dépression comme une rainure, qui avoit deux bords, dont l'antérieur étoit terminé par un mamelon charnu.

Obf.
XXVII

109. L'orifice peut aussi être fendu & déchiré par les efforts que fait le Chirurgien pour le dilater, & pour introduire la main dans la matrice. On en trouve deux exemples dans Smelie (*c*). Le premier, est celui d'une femme qui accoucha le septieme mois de sa grossesse. Elle fut attaquée d'une perte de sang qui la réduisit dans un état de foiblesse accompagné de sueurs froides, qui obligerent l'Auteur à dilater l'orifice de la matrice, pour aller chercher les pieds de l'enfant : la violence qu'il employa déchira l'orifice. Cet accident

Obf.
XXVIII.

____

(*c*) Smelie, tom. 3, rec. 33, n°. 2, obf. 2, pag. 143, & obf. 9, pag. 169.

l'intrigua, parce qu'il avoit vu précédemment une femme dans le même cas, qui étoit morte aussi-tôt par l'hémorrhagie : cependant celle-ci se rétablit, contre son espérance.

Le second, est celui d'une femme de trente ans qui étoit à terme & qui avoit déjà eu plusieurs enfans. La perte de sang violente qui se déclara avant l'accouchement, l'obligea à avoir recours au même moyen. Quand il commença à dilater l'orifice, il n'étoit ouvert que de la largeur d'une *couronne* fort mince, & rigide comme un morceau de parchemin. En introduisant sa main, la femme fit un mouvement qui fit fendre l'orifice sur le côté. Après l'accouchement, l'hémorrhagie diminua, à l'aide de quinze gouttes de teinture thébaïque. Elle revint deux heures après, & se calma par le même remede ; enfin l'hémorrhagie de vagin reparut le lendemain avec plus de violence, & fut arrêtée cette fois *solidement, en introduisant dans ce canal une éponge imbibée d'une solution d'alun.*

110. Il y a encore des cas où l'orifice de la matrice a été dilacéré en plusieurs endroits, dont on a même emporté des lambeaux, sans qu'il en ait résulté des accidens mortels. Portal rapporte deux observations de cette espece. La premiere, est celle d'une femme qui étoit accouchée naturellement, mais qui n'étoit point délivrée : la Sage-Femme prit l'orifice de la matrice pour le bord du placenta ; elle fit ses efforts pour en faire l'extraction, mais ne pouvant réussir, on envoya chercher Portal, qui, en introduisant sa main dans la matrice, sentit *l'orifice interne déchiré & rongé par les ongles de cette Sage-Femme.*

Obs. XXIX.

Obs. XXX.

Obſ.
XXI   La ſeconde, eſt celle d'une femme dont il termina l'accouchement avec le crochet. Une portion des os du crâne, *auſſi aigue que le tranchant d'un couteau, & dont les aſpérités étoient auſſi piquantes que des aiguilles, déchira une portion de l'orifice interne de la matrice, ce qui faiſoit un lambeau de membrane auſſi épais qu'une portion qu'on auroit enlevée d'un muſcle, ou qui auroit été déchirée de l'épaiſſeur de deux lignes.* Craignant que cette portion déchirée ne produiſît des accidens, il acheva de la ſéparer. Les ſuites n'ont point été fâcheuſes (*d*).

III. Je ne rapporterai pas les obſervations où les Accoucheurs ont fendu l'orifice de la matrice en différens ſens avec l'inſtrument tranchant. On en trouve pluſieurs dans Smelie, qui toutes ont été malheureuſes, ſans qu'on puiſſe cependant attribuer abſolument ces mauvais ſuccès à l'opération. Celles que j'ai citées ſuffiſent pour raſſurer les jeunes Chirurgiens que le déchirement incomplet de la matrice pourroit effrayer. Il ne produit pas toujours une hémorrhagie dangereuſe ; & quand cet accident arrive, on peut, comme je l'ai dit, le réprimer par les ſecours de l'Art.

(*d*) Portal, obſ. 16, pag. 93, & obſ. 75, pag. 315. Cette portion de l'orifice de la matrice, qui fut enlevée par Portal, n'étoit vraiſemblablement qu'un lambeau de la partie du col utérin, qui fait ſaillie dans le vagin avant la groſſeſſe, & que nous avons diſtingué de la portion du col qui ferme la matrice intérieurement. V. le n°. 47.

ARTICLE VI.

Sommaire des Symptomes, par forme de récapitulation.

§. 112. IL eſt aſſez difficile de reconnoître, avant que le placenta ne ſoit décollé en tout où en partie, s'il a des adhérences ſuperficielles, s'il en a d'inégales, ou s'il eſt enfractueux ; mais lorſque le décollement commence, & que la perte ſe déclare, il eſt facile de s'en aſſurer.

113. Dans le premier cas, ſi le décollement n'a pas lieu par l'effet de la derniere contraction qui a expulſé l'enfant, il s'opere enſuite très-promptement par l'action de la plus foible contraction qui ſurvient après, & il cede au plus léger tiraillement du cordon ombilical ; alors ſi la matrice eſt dans l'inertie, la perte ſe déclare ſur-le-champ (V. le nº. 54 & ſuiv.)

114. On ne peut être certain de l'exiſtence d'un placenta enfractueux, que lorſqu'on eſt obligé de porter la main dans la matrice ; cependant on peut le ſoupçonner avant ce temps, en fixant ſon attention ſur la tumeur utérine touchée ſous l'ombilic. Cette tumeur, après la ſortie de l'enfant ſeulement, eſt plus conſidérable qu'à l'ordinaire ; en la ſaiſiſſant avec la main, pendant la contraction, on ſent qu'elle ſe raffermit & qu'elle diminue de volume. Enſuite, après la contraction, elle ſe rétablit dans ſon premier état, par la réaction du placenta (V. nº. 59), beaucoup plus

promptement & plus complétement que dans les autres cas. J'ai cru appercevoir fenfiblement cette différence chez Mlle. V..... qui a toujours des placenta enfractueux, & qui, par cette raifon, eft très-difficile à délivrer. Mais lorfque le placenta commence à fe décoller dans quelques points, & que la perte devient affez abondante pour engager à porter la main dans la matrice, alors il n'y a plus de doute ; on trouve un placenta mou, quelquefois mince, d'autre fois épais, qui fe déchire au moindre effort, & on a beaucoup de peine à dégager les houpes mamelonnées, des inégalités en forme de crête, de la matrice (V. n°. 11 & encore 54), entre lefquelles elles font attachées & implantées profondément. Ces placenta ont toujours des adhérences inégales.

115. On s'appercevra de l'attache latérale du placenta pendant la groffeffe, dans le temps de l'accouchement, & après l'accouchement.

116. Pendant la groffeffe, fi le placenta eft attaché latéralement, le ventre n'eft point en boule ni en pointe, mais comme féparé en deux. On trouve du côté où le délivre eft implanté, une tumeur un peu douloureufe, que l'on prendroit pour la tête de l'enfant. La matrice fe dilate moins de ce côté, mais elle prête davantage du côté oppofé, ce qui oblige l'enfant à s'y porter, & détermine l'inclinaifon du fond de la matrice du côté oppofé (*a*). Pendant l'accouchement, l'orifice fe dilate moins facilement du côté où eft attaché le délivre (V. n°. 44); il refte plus épais, & la

---

(*a*) Voy. fuite des Obf. fur les accouchemens laborieux de M. Levret, art. 2 , §. vi. pag. 105 , 129 , &c.

tête de l'enfant qui se présente obliquement, vient appuyer le pariétal sur la tubérosité de l'ischion gauche de la mere, si le placenta est attaché du côté droit (*b*). J'ai souvent eu occasion de vérifier ces remarques intéressantes de M. Levret, & je les ai presque toujours trouvées conformes à la vérité.

117. Après l'accouchement, on ne touchera pas une tumeur ronde dans le milieu de la région hypogastrique, comme dans le cas où le placenta est attaché dans le fond de la matrice ; on en sentira au contraire une inégale, qui paroîtra quelquefois formée comme de deux portions de globes de différens diametres jointes ensemble, dont la plus grande sera le lieu où est attaché le placenta, & où on le trouvera sûrement. Cette grande portion de globe diminue par le sommet, à mesure que le placenta se décolle ; elle se confond peu à peu avec la petite portion, & ne forme enfin qu'un même globe avec elle, lorsque le délivre est totalement détaché. Si on porte la main dans la matrice avant que le décollement ne soit complet, on trouve le placenta sur le côté, & on s'apperçoit que c'est la portion du disque supérieur du placenta qui s'est détachée la premiere (V. n°. 61.) M. Buzan a observé ce fait sans en dire la raison (*c*). Le cordon ombilical est ordinairement attaché sur le bord inférieur du placenta ; je l'ai cependant trouvé quelquefois implanté dans le milieu de ce corps, & d'autre fois sur le bord supérieur (V. n°. 22).

(*b*) Accouchemens laborieux de M. Levret, page 123.
(*c*) Suite des Obs. de M. Levret, art. 2, §. 4, obs. 20, pag. 80.

118. Le placenta ne s'enkiſte que lorſqu'il eſt ſitué latéralement (V. nº. 69) , qu'il eſt très-adhérent, & que la matrice ſe contracte inégalement. La tumeur utérine touchée au deſſus du pubis, doit préſenter deux portions de globes beaucoup plus inégales & plus faciles à diſtinguer que dans le cas précédent. Si on touche la femme par le vagin pour chercher à la délivrer, on ſuit le cordon ombilical juſques dans la matrice, dont on trouve la cavité peu étendue ; il conduit ſur le côté dans une ouverture plus ou moins ronde, où il paroît ſe perdre : c'eſt là le ſac où ſe trouve le placenta , & il répond à la portion de globe la plus élevée, la plus étendue & la plus ſaillante de celles qu'on a trouvée en touchant le ventre ſous l'ombilic.

119. Lorſque le cordon ombilical eſt plus court qu'il ne doit être (V. nº. 66), ſoit naturellement ou parce qu'il entoure quelque partie de l'enfant, on peut s'en appercevoir pendant l'accouchement. Après l'écoulement des eaux, la tête de l'enfant ne s'engage que lentement dans les détroits des os du baſſin ; elle y parvient enfin, mais les douleurs les plus vives ne la font avancer que médiocrement, & à la fin de chaque douleur, on s'apperçoit qu'elle remonte ſenſiblement. Dans les efforts que la nature fait pour ſe débarraſſer de ſon fardeau, ou dans ceux de l'Art pour la ſeconder, le cordon peut ſe rompre, ou le placenta ſe décoller. Dans l'un & l'autre cas, ſi la tête ne bouche pas abſolument le paſſage, le ſang coule plus ou moins abondamment avant & après la douleur. Si la tête eſt enclavée & qu'elle occupe tout le petit baſſin, il n'y a point

de perte extérieure, mais il y en a une intérieure qui dilate un peu la matrice par le fond, & qui donne lieu d'y sentir, dans l'intervalle des contractions, une espece de fluctuation sourde. Ce signe me détermina, le 12 Juin 1764, à finir avec le forceps, l'accouchement d'une fille, dont la tête de l'enfant étoit un peu enclavée : malgré la quantité de caillots de sang qui suivit l'enfant, j'en trouvai encore en abondance dans la matrice, où j'introduisis la main sur-le-champ pour extraire le délivre qui étoit à moitié décollé ; mais le cordon n'étoit point rompu, quoique très-court. M. Levret a rencontré à peu près les mêmes symptomes dans la femme qui fait le sujet de l'observation dont nous avons donné l'extrait n°. 99 ; ce fut même une des raisons qui le déterminerent à se servir du forceps.

Obs.
XXXII

120. Après la sortie de l'enfant, si le ressort de la matrice est tant soit peu diminué, & que le placenta se décolle, soit naturellement, ou par des manœuvres prématurées, il y aura une perte de sang qui pourra n'être pas continuelle à l'extérieur ; le sang s'accumulera dans la matrice, & il s'établira des contractions du troisieme genre (V. n°. 51, 52, 64, 73), dont chacune expulsera une quantité plus ou moins grande de caillots ; la femme s'affoiblira en proportion de l'abondance du sang qu'elle perdra, & les douleurs diminueront de force & de fréquence, dans le même degré où la perte augmentera.

121. Si le placenta est expulsé, & qu'il succede une perte de sang par la contraction inégale de la matrice, par son érétisme, suite des engorgemens partiels de ce viscere, ou de la divulsion

des fibres nerveuses (V. n°. 70), il survient des contractions vives & douloureuses, pendant lesquelles la tumeur que forme la matrice au dessus du pubis, diminue de volume, se durcit jusqu'à un certain point, & devient ensuite un peu plus molle. Le sang coule quelquefois continuellement, mais en plus grande quantité, après la contraction; l'hémorrhagie n'est cependant pas excessive, & il faut qu'elle subsiste plusieurs heures pour faire périr les femmes (V. ci-après n°. 320). Ceux qui ont fait l'ouverture des cadavres de femmes mortes de cette espece de perte de sang, ont trouvé la matrice resserrée, & qui n'étoit quelquefois pas plus grosse que le poing. D'autre fois ils l'ont trouvée assez ample & engorgée inégalement.

122. On peut prévoir l'inertie par la connoissance des causes prédisposantes dont nous avons fait mention n°. 88 & suivans. Après l'accouchement, on distingue ses différentes especes par les symptomes dont nous avons déjà parlé dans cet article, & par ceux que nous allons détailler.

123. L'inertie, par défaut de contraction, existe quelquefois avant l'accouchement. Les contractions utérines sont lentes & ne produisent que très-peu d'effet; elles continuent cependant tant que la tête de l'enfant appuie sur l'orifice utérin; mais lorsque celle-ci a passé le couronnement, & a plongé dans le petit bassin, les contractions diminuent encore, s'éloignent davantage & cessent quelquefois totalement. Si la femme accouche, elle le doit aux épreintes que la tête de l'enfant excite par la compression qu'elle fait sur le rectum, & qui oblige à des efforts, comme pour aller à la garde-robe. D'autre fois les épreintes

font infuffifantes, & on eſt obligé de faire l'extraction de l'enfant avec le forceps, quoiqu'il n'y
ait point d'enclavement. J'ai rencontré trois fois
ce dernier cas. Il y a lieu de craindre que l'inertie dont nous venons de parler, ne ſubſiſte après
l'accouchement, & qu'elle ne ſe trouve réunie à
celle qui eſt avec défaut de reſſort. Lorſque l'inertie, par défaut de contraction, exiſte ſeule après
la ſortie de l'enfent (V. nº. 71) ; elle eſt peu
dangereuſe & facile à découvrir. La matrice conſerve un certain volume qui indique le degré d'engorgement où elle eſt parvenue, & une molleſſe
égale qui montre ſa foibleſſe. Elle reſte dans cet
état très-long-temps, parce qu'il n'y a ni perte
de ſang ni contractions utérines capables de la
dégorger (V. nº. 71, 82). Souvent le placenta
reſte adhérent ; d'autre fois il eſt décollé & pour-
riroit dans la matrice, ſi on n'en faiſoit pas l'extraction par art. Quelquefois cependant les fluides
ſtagnans rentrent par réſolution dans les voies de
la circulation ; alors les fibres charnues de la matrice recouvrent la faculté de ſe contracter ; il s'é-
tablit des douleurs qui décollent le délivre & l'ex-
pulſent (V. nº. 72, 83).

124. Quelquefois l'inertie de la matrice n'eſt
pas générale, le fond ſeul eſt dans le relâchement,
l'orifice conſerve une partie de ſon reſſort, ſe
reſſerre & arrête le premier caillot de ſang qui
ſe préſente (V. nº. 86). Alors il n'y a point
d'hémorrhagie extérieure, mais il y en a une
intérieure & cachée qui ne tarde pas à jeter la
malade dans des foibleſſes extrêmes. Cet accident
eſt très-dangereux, outre la ſyncope qui l'annonce ;
on le reconnoît encore en portant la main ſur

la région hypogaftrique , où l'on trouve la matrice molle & très-volumineufe (*d*).

125. L'inertie incomplette ne s'annonce pas toujours avec ces fymptomes funeftes ; elle a différens degrés. Il s'en trouve où le corps de la matrice conferve encore la faculté de fe contracter, mais n'a pas affez de force pour furmonter la réfiftance de l'orifice, & évacuer les caillots qui s'accumulent. Dans ce cas, qui eft affez fréquent, les contractions deviennent plus ou moins douloureufes, relativement au degré de force que la matrice a confervé, & à la réfiftance qu'oppofe l'orifice. Le fang coule fluide à l'extérieur, plus ou moins abondamment après la contraction ; mais comme il en refte toujours de celui qui s'échappe des vaiffeaux utérins, le coagulum intérieur groffit infenfiblement, & diftend de plus en plus la matrice. On s'en apperçoit également en touchant le ventre de l'accouchée, où l'on trouve ce vifcere plus ample qu'il ne doit être. Sa forme n'eft pas toujours la même ; quelquefois elle eft fphérique, mais fouvent elle eft allongée, & s'étend bien au deffus de l'ombilic, ou s'incline d'un côté ou d'un autre dans les régions lombaires. Si on laiffe l'accouchée fans fecours, le corps de la matrice pourra fe relâcher de plus en plus ; il admettra une très-grande quantité de fang, & il furviendra enfin des fyncopes dangereufes. Si ces accidens n'arrivent pas, la femme fera long-temps tourmentée par des tranchées fatigantes qui pourront attirer l'inflammation. Souvent cependant le

____

(*d*) V. Art des accouchemens de M. Levret, troifieme édit. §. 585 , pag. 145.

corps de la matrice reprend son ressort, il acquiert à la fin assez de force pour vaincre la résistance de son col : les tranchées redoublent & expulsent un caillot plus ou moins gros, après quoi le calme renaît.

126. Lorsque le placenta est hors de la matrice, que celle-ci est dans l'inertie complette (V. n°. 87), il survient une perte de sang des plus dangereuse. La femme, dans cette circonstance, ne s'en apperçoit pas d'abord, elle a quelques instans de tranquillité qui en imposent ; mais bientôt ses yeux s'obscurcissent, sa vue devient incertaine, ses oreilles tintent, elle sent une difficulté ou une paresse à remuer ses membres & à parler : elle est dans un mal-être universel, & pourroit périr dans cet état, sans qu'on s'en apperçût, si on l'abandonnoit à elle-même. Si vous interrogez la malade, elle vous répond d'une voix foible & éteinte, qu'elle perd tout son sang & qu'elle se meurt. En l'examinant, on la trouve inondée de sang ; son ventre est mou, on ne sent point de tumeur au dessus du pubis, ou, si on en trouve une, elle est flasque, & n'oppose aucune résistance. Le visage de l'accouchée pâlit peu à peu, & dans un intervalle de temps plus ou moins court, relativement à la vélocité de l'hémorrhagie ; enfin, il devient retiré & effacé comme celui d'un mourant. Les extrêmités se réfroidissent, tout le corps est couvert d'une sueur gluante. Certaines femmes ont des vomissemens fréquens, & ressentent une douleur brûlante au creux de l'estomac. Le pouls diminue par degrés, & devient plus fréquent à mesure qu'il s'effile ; il cesse totalement dans la syncope qui dure plus ou moins de temps, & qui

eſt ſuivie de mouvemens convulſifs, après leſquels la malade renaît ou expire. Si la femme y ſuccombe, on trouve, à l'ouverture du cadavre, la matrice relâchée & très-ample.

127. S'il reſte une portion de placenta dans la matrice, on pourra avoir les mêmes ſymptomes que dans l'inertie incomplette ou complette ; cependant il y a ſouvent des différences que nous allons expoſer.

128. Quelquefois l'hémorrhagie ſe déclare ſur-le-champ, elle continue avec plus ou moins de violence, ſans être accompagnée d'aucune douleur ſenſible, juſqu'à ce que la malade tombe en ſyncope & périſſe. La Motte en rapporte un exemple. Il fut appellé au ſecours d'une femme accouchée de la veille, & qui depuis ce temps perdoit beaucoup. Quand il arriva, la femme expiroit, & rendit encore du ſang en ſa préſence après la mort. Il fit l'ouverture du cadavre ; la matrice étoit groſſe comme le poing d'un homme, & il y avoit dans ſa cavité une portion de placenta, du volume d'un gros œuf de poule, attaché foiblement dans le voiſinage de l'orifice (*e*). D'autre fois cependant il y a des douleurs plus ou moins vives, & les ſymptomes ſont preſque les mêmes que ceux qui ſont produits par l'érétiſme & les engorgemens partiels de la matrice (V. n°. 70, 121).

129. Cela ne ſe paſſe pas toujours ainſi. Il y a des cas où la matrice, jouiſſant de tout ſon reſſort, ſe reſſerre autour de la portion de pla-

Obſ.
XXXIII.

(*e*) La Motte, ancienne édit. obſ. 393, pag. 749, & nouvelle obſ. 387, pag. 1171.

centa

centa reſtante (V. n°. 77), & ſuſpend l'hémorrhagie, qui renaîtra ſûrement, lorſque l'engorgement des vaiſſeaux utérins étant diſſipé, donnera lieu à la matrice de ſe contracter de nouveau. Alors, dès qu'il y aura une portion du
lambeau de placenta de décollée, l'hémorrhagie
reparoîtra comme ci-devant, & pourra avoir
les mêmes ſuites, ou s'arrêtera encore dans une
ſyncope qui donnera lieu au ſang de ſe coaguler
dans la matrice, & de boucher les vaiſſeaux utérins.

130. Si le lambeau de placenta étoit totalement détaché dès la premiere fois, l'hémorrhagie ne renaîtroit plus; il ſeroit expulſé par des
contractions utérines, ou tomberoit en putréfaction ; mais s'il reſte encore quelques points d'adhérences, la perte ſe renouvellera au bout de
quelques jours, & continuera ainſi alternativement juſqu'à ce que l'adhérence ſoit totalement
détruite, ou que la femme ſuccombe. En général, toutes les fois que l'on voit, en ſuites de
couches, la perte ſe renouveller d'intervalle à
autre, avec une certaine violence, il y a lieu de
ſoupçonner la préſence d'un corps étranger dans
la matrice.

131. Ces hémorrhagies affoibliſſent les femmes
exceſſivement. Celles qui en réchappent, ſont
très-longues à ſe rétablir ; elles ont pendant long-
temps le pouls petit & fréquent, comme ſi elles
avoient de la fievre, avec une douleur de tête
vive qui augmente au moindre bruit, & qui ſubſiſte juſqu'à ce que le ſang ſoit en partie réparé.
Celles qui ont en même temps une fievre humorale développée, ou qui ſont affoiblies par l'âge

ou par la multiplicité des couches, qui rendent la sanguification moins facile, tombent quelquefois dans un anéantissement surprenant; elles ne peuvent remuer aucun de leurs membres, le sang ne se réparant point; elles perdent à la fin la connoissance, & restent dans un état qu'on pourroit appeller d'otomatie, plusieurs jours avant de mourir (*f*). J'ai vu périr deux femmes de cette maniere.

Obs.
XXXIV.

La premiere, étoit une Dame d'environ trente-six ans, qui avoit fait beaucoup d'enfans. Elle eut une perte considérable à la suite d'une suppression de plus de trois mois. L'hémorrhagie subsista dans la même violence pendant trois jours, & jeta la malade le quatrieme dans l'état dont nous venons de parler. Elle y resta pendant trois jours, sans aucune perception apparente, & mourut sur la fin du quatrieme jour. Dans cet intervalle on apperçut un phénomene assez singulier. C'étoit un battement convulsif de l'artere aorte, que l'on sentoit distinctement, en appuyant la main sur le ventre. A l'ouverture du cadavre, on ne trouva point de sang dans les plus gros vaisseaux; le Chirurgien même se tacha à peine les doigts. Dans le cerveau, le pléxus choroïde, qui est ordinairement rouge, étoit pâle, & paroissoit formé de vaisseaux lymphatiques. La cavité de la matrice étoit assez dilatée pour contenir un œuf de poule d'Inde, & on appercevoit

---

(*f*) Je n'ai point trouvé décrite, dans M. de Sauvages, cette affection telle que je l'ai apperçue dans les malades que je vais citer. Je crois qu'on pourroit la ranger dans l'ordre quatre de la sixieme classe, & la regarder comme une espece d'asthénie par inanition.

dans son fond, les vestiges de l'attache du pédicule d'un faux germe.

La seconde, étoit une mere de famille âgée d'environ quarante-cinq ans, & qui avoit fait quinze ou seize enfans. Son dernier accouchement, qui se fit à terme, fut assez long; le délivre eut aussi beaucoup de peine à se détacher: tout marquoit le défaut de ressort de la matrice; enfin, il sortit de lui-même sans aucune violence. Quelques minutes après, il se déclara une perte abondante qui entraîna une syncope. L'hémorrhagie se calma, & la malade reprit son état naturel. Elle se trouva bien pendant six jours, mais le soir du septieme il s'éleva une fievre bilieuse, précédée d'un frisson, & qui continua jusqu'au dernier moment. La perte, depuis cette époque, se renouvella d'intervalle à autre, comme tous les trois ou quatre jours : celle du dix-neuvieme jour des couches, fut accompagnée de caillots, & jeta la malade dans une syncope dont on eut peine à la faire revenir. L'orifice de la matrice étoit assez dilaté pour y introduire deux doigts, & on ne put sentir distinctement, dans sa cavité, aucun corps étranger. Comme le sang continuoit de couler, on se crut dans l'obligation de lui opposer une digue. Le frisson revint le soir à la même heure, comme à l'ordinaire ; il fut plus long & accompagné d'angoisses plus considérables. La connoissance se soutint pendant encore vingt-quatre heures ; enfin, la malade perdit la parole le soir du vingt-unieme jour, & ne mourut que la nuit du vingt-quatre au vingt-cinquieme jour de ses couches. Son état, pendant cette espece d'agonie, fut le même que celui de la femme

OBS.
XXXV.

qui fait le fujet de la précédente obfervation, à l'exception du mouvement convulfif de l'aorte qu'on n'apperçut pas. Quoiqu'on n'ait point trouvé de corps étranger dans la matrice, il y a lieu de préfumer qu'il y en avoit un, qui peut-être fortit, fans qu'on s'en foit apperçu, dans la derniere perte, mafqué d'un caillot de fang ; car l'hémorrhagie ne reparut plus ; &, je le répete, les pertes fucceffives font prefqu'un figne infaillible de cet accident. L'intégrité du placenta reconnue après fa fortie, n'eft pas une preuve qu'on puiffe oppofer à cette affertion, comme on le verra fous le n°. 180 & fuivans.

132. On fera peut-être étonné que je range les deux obfervations précédentes dans la même claffe, quoiqu'elles paroiffent préfenter deux efpeces différentes ; mais c'eft abfolument la même chofe, quant au fond. On apperçoit les mêmes accidens, les mêmes phénomenes & le même méchanifme pour l'expulfion d'une portion de placenta reftée dans la matrice après l'accouchement à terme, comme pour celle d'un faux germe, d'une molle & d'un placenta avortif ; ainfi, ce que l'on dit de l'un, peut également s'entendre des autres ; on n'y rencontre, pour l'ordinaire, d'autres différences que celles qu'y apporte la difpofition particuliere des fujets.

133. Lorfque la matrice eft entraînée renverfée avec le placenta (V. art. 4, n°. 95 & fuivans), on touche l'un & l'autre hors de la vulve ou dans le vagin, relativement au degré du renverfement. S'il eft incomplet, on fent une tumeur tranchante d'un côté à l'autre au deffus du pubis (V. n°. 100); il y a une perte de

fang plus ou moins grande, & qui eft relative à l'étendue de la portion de délivre qui fe trouve décollée.

134. Si le placenta étoit féparé de la matrice renverfée, on pourroit confondre la tumeur qu'elle forme, avec un polype. On a des exemples de polypes confidérables qui font fortis de la matrice immédiatement après l'accouchement ; ce font même des cas de cette efpece qui en ont impofé à des Auteurs célebres, & leur ont fait croire qu'ils avoient amputé la matrice. Pour ne point tomber dans cet inconvénient, il faut examiner fcrupuleufement la tumeur.

135. Si c'eft la matrice, & qu'elle foit hors de la vulve, le renverfement fera complet, on la reconnoîtra à fes inégalités, & au fang qui s'écoulera plus ou moins abondamment de tous les points de fa furface interne, qui eft alors externe, & où étoit attaché le placenta. En portant le doigt dans la circonférence de la tumeur, on trouvera qu'elle aura une bafe plus large, qui fera contiguë avec le vagin ; au lieu que fi c'eft un polype, fa furface fera plus unie, fon pédicule plus étroit ; & autour de ce pédicule, on trouvera un cercle charnu qui fera l'orifice de la matrice. Outre cela, dans le premier cas, en portant la main fur le ventre de l'accouchée, on ne trouvera point de tumeur au deffus du pubis, & dans le fecond, on en fentira une plus ou moins profondément, formée par la matrice plus ou moins entraînée dans le petit baffin.

136. Si le renverfement eft incomplet, & que le délivre y foit encore attaché, on trouve dans le vagin une tumeur très-confidérable, que l'on

prendroit d'abord pour un gros placenta, mais qui a beaucoup plus de fermeté, & qu'on ne peut plier d'aucun côté (V. encore n°. 100). Lorſque le délivre en eſt ſéparé, on ſent ſur la circonférence de la tumeur, l'orifice de la matrice qui l'étrangle plus ou moins, & en portant le doigt au-delà de cet orifice, on trouve que la tumeur s'évaſe au lieu de ſe retrécir, & qu'elle eſt continue dans cet évaſement avec ce qui reſte des parois de la matrice qui ne ſont point renverſés. De plus, il arrive quelquefois que le fond de la matrice eſt trop comprimé par l'orifice, ce qui occaſionne des douleurs violentes, des convulſions, &c. Si c'étoit un polype, il n'y auroit aucun de ces accidens, & en pouſſant le doigt juſqu'au pédicule, on le ſent plus étroit que le reſte de la tumeur (*g*).

137. S'il n'y a qu'une ſimple dépreſſion à la matrice, il ne ſera pas difficile de la diſtinguer; on la trouvera, en portant la main dans la cavité utérine, comme le milieu d'une voûte en cul-de-lampe.

138. La matrice peut être affeſtée de déchirement, ſoit à ſon orifice, ſoit à ſon fond (*h*).

139. On peut prévoir le déchirement de

____

(*g*) Voyez le Traité des Polypes de M. Levret, troiſieme édition, ſeſt. 3, pages 136, 137 : conſultez auſſi le Mémoire de M. Sabatier, ſur les déplacemens de la matrice & du vagin, ſeſt. 2, Mém. de l'Acad. de Chirurg. in-12, tom. 8, page 412 & ſuiv.

(*h*) Nous avons déjà averti, n°. 104, que nous n'entendions parler dans cet Ouvrage, que de la ſimple dilacération de l'orifice & de la ſubſtance interne du fond de la matrice. Nous renvoyons, pour le déchirement énorme, à la diſſertation de M. Crantz, inſérée à la ſuite des accouchemens de Puſos, Ouvrage intéreſſant, & qu'on ne doit lire cependant qu'avec précaution.

l'orifice , en examinant l'état de cette partie pendant l'accouchement. S'il eſt dur, épais ou caleux, s'il eſt mince & tendu, que les détroits du baſſin ſoient vaſtes, & qu'en même temps il y ait des douleurs fréquentes & d'une vivacité extrême, il y a lieu de craindre que la tête de l'enfant, qui pouſſe quelquefois cet orifice devant elle juſqu'à la vulve, ne le traverſe avec violence dans une douleur expulſive, & ne le fende ſur le côté (V. n°. 108). Mais que l'orifice de la matrice ſoit déchiré par cette cauſe, ou par celles que nous avons rapportées n°. 109, l'hémorrhagie qui en réſulte, eſt plus ou moins violente, ſuivant la nature & la quantité de vaiſſeaux ouverts. Le ſang coule continuellement comme d'une plaie récente , & n'éprouve de changement dans ſa vélocité, par les contractions utérines qui ſuccedent à l'accouchement, que lorſque celles-ci ſont aſſez puiſſantes pour reſſerrer les vaiſſeaux. En touchant la malade avec attention par le vagin, on ſent le déchirement, & on juge de ſon étendue. Le globe utérin ſe comporte d'ailleurs relativement au degré de force & de contractibilité qu'il conſerve, & qu'il perd promptement ſi l'hémorrhagie ſubſiſte.

140. Lorſque la matrice eſt déchirée dans ſon fond ou dans ſes parois latérales , ſoit par un placenta adhérent qu'on aura tiré avec trop de violence , ſoit par une autre cauſe, pourvu que les parois ne ſoient pas percées de part en part, le cas ne ſera pas abſolument déſeſpéré , quoique très-dangereux. La perte qui ſe déclare en conſéquence , n'éprouve d'autre différence que celle qu'y apporte l'état de la matrice. Si ce viſcere

eſt dans une inertie incomplette, on aura les ſymptomes de la perte intérieure dont nous avons fait mention n°. 124. S'il eſt dans une inertie complette, on aura ceux que nous avons détaillés n°. 126. Mais, dans l'un & l'autre cas, ils auront plus d'intenſité, & s'accumuleront plus rapidement.

141. Il faut prendre garde de confondre avec la perte de ſang, l'évacuation abondante qui s'en fait quelquefois après l'accouchement & qui eſt naturelle. Le ſang que les femmes rendent ordinairement après être délivrées, eſt évalué par Smelie, depuis environ une demi-livre, juſqu'à une livre, & quelquefois juſqu'à deux (*i*). Mais dans certaines circonſtances, c'eſt-à-dire, lorſque la femme eſt exceſſivement ſanguine, & que les vaiſſeaux de la matrice ſont engorgés d'une grande quantité de ſang, la perte peut aller beaucoup plus loin ſans produire des accidens & ſans être à craindre. Guillemeau (*k*) recommande au jeune Chirurgien de ne point s'étonner, *pour avoir vu des femmes jeter, en moins d'une heure, plus de ſix ou ſept livres de ſang clair, pur & vermeil, même tomber en ſyncope, comme ſi elles étoient prêtes à mourir.* Je ſuis bien éloigné de recommander une pareille ſécurité, & je ne penſe pas qu'il faille attendre une ſyncope, ni qu'une femme puiſſe perdre une ſi grande quantité de ſang, ſans être dans un danger éminent.

142. Mais comme il pourroit être dangereux

(*i*) V. Smelie, tom. 1, pag. 424.
(*k*) Œuvres de Guillemeau, heureux accouchemens, liv. 3, chap. 4, pag. 351.

d'arrêter une perte naturelle & nécessaire, il faut que le Chirurgien sache la distinguer; pour cela il faut qu'il fasse attention à l'état du pouls, c'est la boussole qu'il doit toujours consulter & qui doit le diriger. Tant que ses pulsations sont égales, qu'elles conservent la même force, c'est une marque que le sang qui s'écoule est fourni seulement par l'engorgement des vaisseaux de la matrice qui l'expulse, en se resserrant continuellement, & non par la masse générale. Indépendamment du pouls, il y a d'autres signes qui doivent rassurer ; tels sont le bon état de la malade, l'existence de ses forces naturelles & la tumeur que l'on trouve au dessus du pubis : ce dernier signe indique incontestablement la contraction de la matrice, lorsque la fermeté de la tumeur est constante, & démontre qu'elle n'est point dans l'inertie (*l*). Voici un exemple de cette espece de perte de sang.

Le 4 Octobre 1763, j'assistai au troisieme accouchement de la femme du nommé C........ Bourrelier, rue du petit Champ-de-Mars. Cette femme, d'un tempérament sanguin, forte & robuste, fut attaquée, après être délivrée naturellement, d'une perte considérable qui m'effraya d'abord. J'avois cependant eu la précaution de porter la main au dessus du pubis, où j'avois senti à la tumeur utérine le degré de fermeté qui indique qu'on peut procéder sans danger à

Obf.
XXXVI.

(*l*) Si la perte de sang continuoit assez long-temps pour faire craindre pour les jours de la malade, malgré l'existence de la tumeur au dessus du pubis, il y auroit lieu de soupçonner un déchirement de quelque point de la matrice, une dépression, la rétention d'une portion de placenta, ou l'érétisme utérin.

l'extraction du délivre. Je touchai de nouveau
l'accouchée, après cette opération, qui se fit,
pour ainsi dire, d'elle-même, & trouvai la matrice
diminuée & solide, malgré l'existence de la perte.
La femme se transporta seule du lieu où elle avoit
été accouchée, jusqu'à son lit, avec autant de
facilité & de force, que si elle avoit été dans la
meilleure santé. La perte continua dans la même
violence pendant environ une demi-heure, ensuite elle diminua par degrés & s'arrêta d'elle-
même. J'ai évalué la quantité de sang qu'elle rendit, à environ trois ou quatre livres.

143. L'accouchée peut encore être attaquée
de syncopes qui ne dépendent point de la perte
de sang, & qui sont produites par des causes
différentes.

144. 1°. Il peut en survenir à la suite d'un
accouchement précipité, où la matrice se sera
vuidée subitement. Les vaisseaux du bas-ventre
qui étoient soutenus auparavant par le volume
de la matrice, ne le font plus après l'accouchement ; ils cedent facilement à l'effort du sang
qui s'y porte en plus grande quantité, parce
qu'il y trouve moins de résistance. Le volume du
sang ne peut être augmenté dans le bas-ventre
qu'aux dépens de celui qui devoit aller aux parties supérieures, & principalement à la tête. S'il
s'en distribue moins à la tête, la secrétion des
esprits animaux sera interrompue, d'où suivra nécessairement une syncope par dimotion, de la
même nature que celle qui arrive aux hydropi-
ques, après l'opération de la paracenthese. La
médiocre quantité de sang qui s'écoule par le
vagin, & la tumeur ferme que l'on touche au

deſſus du pubis, la diſtinguent de celle qui eſt la ſuite de l'hémorrhagie & de l'inertie de la matrice.

145. 2°. La ſeconde cauſe qui produit des ſyncopes, eſt la ſuffocation utérine. Il eſt plus facile de diſtinguer cette cauſe que la précédente, quand elle exiſte ſeule, parce que la malade a tous les accidens qui accompagnent le paroxiſme hyſtérique : l'orifice de la matrice eſt intimément clos, & il n'y a point de perte de ſang. Si elle eſt compliquée d'inertie, on aura de plus les ſymptomes de cet accident (V. n°. 124, 125). Nous traiterons encore ce ſujet dans l'article IV. de la troiſieme partie.

146. 3°. Enfin, il peut encore ſurvenir à la ſuite de l'accouchement un mal-être ſingulier, quelquefois ſuivi de ſyncopes bien caractériſées, qui pourroit en impoſer au premier abord, pour la ſuite d'une perte de ſang, ou pour une ſuffocation utérine. Cet état s'annonce quelquefois après la premiere contraction qui ſuccede à l'expulſion du délivre ; d'autre fois ce n'eſt qu'au bout d'un quart d'heure ou d'une demi-heure, lorſque les contractions utérines ſont parvenues dans toute leur force. Alors, immédiatement après une tranchée vive, qui n'aura procuré qu'une évacuation de ſang quelquefois très-médiocre , la femme ſe plaint d'anxiétés, de maux de cœur, ſuivis ſouvent de vomiſſemens. Son viſage pâlit, ſon pouls eſt petit, ſerré, fréquent & irrégulier ; il s'éclipſe quelquefois tout-à-fait, & la malade perd la connoiſſance. Cependant il ne coule rien par la vulve, ou très-peu de choſe ; le corps de la matrice reſte reſſerré, & ſon orifice ouvert. Ces accidens

fe foutiennent jufqu'à ce qu'il s'éleve une nouvelle tranchée, qui ne les fufpend un moment,
que pour les faire renaître enfuite. J'ai vu ces
alternatives, plus ou moins violentes, durer une
heure ou deux, & même plus. Prévenu de l'idée
de la fuffocation utérine que l'abfence de la perte
m'avoit fait naître, j'ai porté la main dans la matrice, mais j'ai toujours trouvé fon orifice affez
ouvert pour pouvoir y introduire au moins deux
doigts. Les caillots de fang qui fe rencontroient
quelquefois dans fa cavité, étoient peu confidérables, & leur expulfion, ainfi que l'irritation
occafionnée par ma main, ne produifoient d'autre effet que d'accélérer la contraction, après
laquelle la malade retomboit dans le même état
où elle étoit auparavant. Je n'avois point obfervé
cette récidive dans la fuffocation utérine, où
d'ailleurs l'orifice eft toujours exactement fermé
par un fpafme qui, tant qu'il fubfifte, fufpend
les contractions. J'ai cherché une autre caufe,
& j'ai cru la trouver dans l'action même de la
matrice, qui s'étoit confervée trop forte malgré l'engorgement. J'ai penfé que cette action,
en produifant des contractions violentes qui ne
dégorgeoient que médiocrement les finus & les
vaiffeaux utérins, occafionnoit, par cette raifon,
une irritation nerveufe, fuffifante pour diminuer
ou fufpendre les fecrétions & les mouvemens
des organes vitaux. Ce qui fembleroit confirmer
cette idée, c'eft que la foibleffe n'eft point réelle,
elle n'eft qu'apparente : le pouls fe releve, les
forces renaiffent, lorfqu'on a favorifé le dégorgement de la matrice, en diminuant fon action
par le fecours des anodins.

SECONDE PARTIE.

EXPOSITION.

§. 147. ON a vu dans la premiere partie de cet Ouvrage, les différentes caufes de perte de fang qui arrivent après l'accouchement; les fymptomes qui les accompagnent ou qui les fuivent, que nous avons auffi détaillés n°. 112 & fuivans, ont mis à même de juger du danger où elles expofent les femmes qui en font attaquées. L'objet de cette feconde partie fera d'examiner les moyens qui ont été propofés, tant pour les prévenir, que pour y remédier.

ARTICLE Ier.

Précautions qu'on doit prendre pendant l'accouchement, pour prévenir la Perte de fang.

§. 148. AVANT de parler des remedes que l'on a employés pour arrêter les pertes de fang, il eft effentiel d'expofer les précautions qu'on doit prendre pour les prévenir, fur-tout cette perte foudroyante, qui eft la fuite de l'inertie de la matrice, & qui eft accompagnée du plus grand danger dans un très-court efpace de temps. Quoiqu'il foit quelquefois poffible de la prévoir par les fignes que j'ai rapportés n°. 88, *&c.* & par ceux qu'indique M. Levret (*a*), il n'eft cependant pas toujours au pouvoir du Chirurgien de la parer abfolument; il peut fe rencontrer des circonftances inatten-dues qui mettent fa prudence en défaut. Mais comme les moyens préfervatifs, recommandés par M. Levret, font diƈtés par la faine prati-que, qu'ils peuvent être très-utiles dans beau-coup de cas, & qu'ils ont un rapport immédiat à mon objet, il ne fera pas hors de propos de les rappeller ici: je vais copier l'Auteur (*b*).

149. « Toutes les fois que l'on verra une femme » extrêmement groffe, il faut fe tenir en garde » contre un accouchement précipité.

» 1°. En défendant à la malade, auffi-tôt que » les douleurs de l'enfantement fe déclareront, » de fe tenir levée, afin d'en éviter l'accéléra-» tion.

» 2°. En perçant de bonne heure les mem-» branes qui renferment les eaux, c'eft-à-dire, » avant que l'orifice de la matrice foit fuffifam-» ment dilaté, pour permettre à l'enfant de paffer » tout de fuite; & par cette méthode réfléchie, » on fera le maître de procurer par degrés leur » écoulement, & conféquemment de donner à » la matrice le temps de fe contraƈter peu à peu. » On peut favorifer cette contraƈtion par quel-» ques cuillerées de vin d'Alicante & de bon » bouillon, que l'on fera prendre à la malade de » temps à autre & alternativement, dans la vue

---

(*a*) V. fuite des Obfervations, art. X, page 261,
(*b*) *Ibidem*, pag. 265.

» de ranimer les efprits, & d'exciter l'action or-
» ganique des folides ».

150. J'ajouterai qu'il faut défendre à la femme
de pouffer de toutes fes forces, lorfque la tête
de l'enfant fera dans les détroits des os du baffin ;
qu'il faudra effayer de retenir la tête dans cet
endroit, pendant une ou deux douleurs & même
plus, s'il eft poffible ; & lorfque la tête fera
dehors, il ne faudra pas fe preffer de tirer les
épaules, fi elles reftent en arriere ; il vaudra
mieux attendre qu'elles foient expulfées par de
nouvelles douleurs, en défendant toujours très-
exactement de pouffer dans ce dernier temps,
afin que la contraction des mufcles du bas-ventre
ne fubfifte pas lorfque l'enfant fera tout-à-fait
forti, & après que celle de la matrice aura ceffé.

151. Ces préceptes doivent être fuivis avec
encore plus d'exactitude, lorfqu'une hémorrhagie
a précédé ou accompagne l'accouchement, parce
que l'effufion du fang réunie aux autres caufes,
rend encore la matrice plus fufceptible de relâchement (V. n°. 120). Dans ce dernier cas, fi
l'on croit être obligé d'en venir à l'accouchement
forcé, il y a auffi des précautions à prendre, qui
tiennent à l'opération, & qui font abfolument
néceffaires pour la rendre la moins malheureufe
qu'il eft poffible. Ceci eft affez intéreffant pour
mériter un détail un peu étendu.

152. L'accouchement forcé, dans le cas de
perte de fang, qui paroît indifpenfable, fur-tout
quand l'enfant préfente une autre partie que la
tête, a toujours été regardé comme très-dangereux. Mais ce danger ne tiendroit-il pas en partie à la maniere d'accoucher la femme ? Lorfqu'il

y a une hémorrhagie utérine pendant la groſſeſſe, elle dépend, comme l'on ſait, de l'ouverture des vaiſſeaux & des orifices ſanguins de la matrice, qui communiquoient à ceux du placenta. La plûpart des Accoucheurs penſent qu'il eſt impoſſible d'arrêter cette hémorrhagie, lorſqu'elle eſt parvenue à un certain degré, ſans procurer l'accouchement, qu'ils regardent comme le ſeul moyen qui, en déſempliſſant la matrice, puiſſe favoriſer ſon reſſerrement, & en même temps celui de ſes vaiſſeaux. Cette aſſertion, qui eſt vraie juſqu'à un certain point, leur a fait établir comme un axiome, que plûtôt la matrice ſera déſemplie, & plûtôt la perte ſera arrêtée. En conſéquence ils ſe hâtent de faire le plus promptement & le plus rapidement poſſible, l'extraction du fœtus, du placenta & de tous les caillots qui peuvent ſe trouver dans la matrice. C'eſt là l'opinion de Mauriceau, de La Motte, de Deventer, &c. & même de Puſos (*c*); & elle eſt d'autant plus ſurprenante dans ce dernier, qu'il connoiſſoit les ménagemens que la nature demande dans pareille circonſtance, & le danger qui ſuit une trop grande précipitation : en voici la preuve.

153. Puſos recommande, dans ſon Mémoire ſur les pertes de ſang, de percer les eaux de bonne heure, afin de favoriſer le reſſerrement graduel de la matrice & la ceſſation de l'hémorrhagie ; mais ſon principal motif étoit d'éviter l'accouchement forcé, ſelon lui toujours trop prompt, & ſujet à laiſſer la matrice dans l'iner-

____

(*c*) Voyez ſur-tout ce dernier, chap. 16, art. 1, page 167 & ſuiv.

tie ;

tie ; de lui fubftituer au contraire l'accouchement naturel, qui eft plus long, & qui donne le temps à l'utérus de reprendre les forces qui lui font néceffaires. Quand l'hémorrhagie ne s'arrêtoit point par l'écoulement des eaux, ou que l'enfant fe préfentoit dans une fituation contre nature, alors il avoit recours à l'accouchement forcé ; mais oubliant les ménagemens qu'il avoit recommandés dans fon Mémoire, & dont il avoit fait fentir la néceffité, il le terminoit avec toute la promptitude qu'il pouvoit y mettre. Il ne faut donc pas être étonné de lui entendre dire, dans l'endroit où il recommande cette derniere pratique, « que la mort fuit quelquefois de très-près un » accouchement de cette efpece, quoiqu'il foit » fait avec toute la diligence & toute la dexté- » rité poffible (*d*). » Les Ouvrages de M. Pufos, tout intéreffants qu'ils font, laiffent encore beaucoup de chofes à defirer. Dans fon Mémoire fur les pertes de fang, il ne traite qu'un point de la queftion ; ce fera, je penfe, en traiter un autre, que d'expofer les précautions qu'on doit prendre pour éviter l'inertie de la matrice, lorfqu'on eft néceffité, par la continuité de la perte, après la rupture des membranes, & par la mauvaife fituation de l'enfant, à en venir à l'accouchement forcé.

154. Ces précautions découlent cependant toujours des principes de M. Pufos, mais dont il n'avoit pas fait l'application au cas que nous traitons. Elles confiftent fimplement à imiter la len-

---

(*d*) V. Pufos, chap. 16, art. 1, pag. 168.

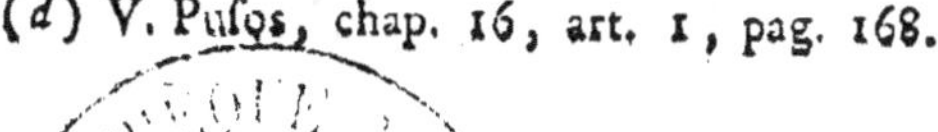

G

teur de l'accouchement naturel, en mettant la matrice à même d'expulser l'enfant par l'effet de ses propres contractions. Pour cela, il ne faut pas se hâter de tirer l'enfant après l'avoir retourné ; il faut seulement, lorsqu'on a saisi un ou les deux pieds , s'en servir pour amener les fesses sur l'orifice utérin ; & lorsqu'elles y seront parvenues , abandonner le reste de l'accouchement à la nature, ou ne l'aider que très-foiblement (e). La présence des fesses de l'enfant, sur l'orifice de la matrice, fera l'office de tampon, le bouchera hermétiquement, & s'opposera par ce moyen à l'écoulement du sang ; leur volume, en distendant le même orifice , excitera des contractions ; la matrice, par leur moyen, poussera l'enfant par degrés , acquérera des forces nouvelles à chaque instant, qui diminueront sa disposition à l'inertie. La malade elle-même se ranimera , reprendra courage ; tous ses muscles se contracteront, son ventre se resserrera lentement, les vaisseaux de cette capacité s'accoutumeront, pour ainsi dire, à se passer de la pression de la grossesse, & ne se trouveront point relâchés après l'accouchement.

155. Cette pratique étoit presque celle de Smelie. Dans les derniers temps, il l'avoit embrassée après plusieurs événemens fâcheux. On

---

(e) M. Deleurye fils a reconnu la nécessité de cette pratique, lorsque le placenta est attaché sur l'orifice de la matrice. Dans l'excellent Compendium qu'il a donné en 1770, pour servir de base à ses leçons sur les accouchemens, il recommande, n°. 807, de tirer l'enfant jusqu'à la poitrine, & de le laisser dans cette position jusqu'à ce que le fond de la matrice se soit contracté. Cette méthode est, comme l'on voit, peu différente de celle que nous avons employée, & elle peut produire les mêmes effets à l'égard de la mere ; mais je la crois moins sûre pour la conservation de l'enfant. On en verra les raisons, n°. 156 & suivans.

trouve dans les Ouvrages de cet Auteur, des observations de femmes mortes peu de temps après avoir été accouchées trop promptement. Il se rectifia par la suite, & il eut lieu de s'en applaudir. On peut consulter à ce sujet l'obs. 5, n°. 2, recueil 33, tom. 3, pag. 177 ; mais principalement l'obs. 6 du même recueil, pag. 178. La femme qui en fait le sujet, étoit excessivement affoiblie par une perte de sang. Lorsqu'il eut amené les pieds de l'enfant à l'orifice, il ne permit aux eaux de sortir que par degrés ; s'appercevant alors que la perte étoit arrêtée, il se reposa plus d'une demi-heure avant de finir l'accouchement. Il sera encore mieux d'attendre, comme nous l'avons dit, les contractions utérines, & de les laisser agir : je dois peut-être à cette précaution, l'avantage de n'avoir jamais vu périr de femmes attaquées de perte de sang, & où cet accident m'avoit obligé de retourner l'enfant. Parmi les exemples nombreux de ce cas que je pourrois citer, je me contenterai d'en rapporter deux des plus épineux, & où le placenta étoit attaché sur l'orifice de la matrice ; on en trouvera un troisieme sous le n°. 226.

Dans l'automne de 1767, je fus appellé pour la femme du nommé B...... Tailleur de pierre, demeurant rue des Crets, & qui étoit en travail de son premier enfant. M. H...... obligé d'aller à la campagne, avoit laissé à un Eleve le soin de cette malheureuse, qui avoit perdu prodigieusement de sang pendant la nuit précédente : elle étoit d'une foiblesse extrême lorsque j'arrivai, avec le pouls fréquent & de la ténuité d'un fil. La crainte que j'eus qu'elle ne pérît dans

Obs.
XXXVII.

Obs.
XXXVIII

l'opération, m'engagea à la faire confeffer. Après ce préliminaire, je procédai à l'accouchement. L'orifice, quoique peu dilaté, étoit mollet, comme c'eft affez l'ordinaire dans ce cas. Je cherchai dans la circonférence le lieu où le décollement étoit le plus étendu; ce fut là où j'introduifis ma main & perçai les membranes. L'enfant préfentoit la face. Comme les eaux n'étoient point écoulées, j'eus beaucoup de facilité à aller chercher les pieds & à retourner l'enfant. Je les amenai à l'orifice, & tirai l'enfant jufqu'aux feffes. Alors je laiffai refpirer la femme, & attendis tranquillement les contractions utérines. L'hémorrhagie s'arrêta prefque fur-le-champ, & elle s'arrête pour l'ordinaire dans ce temps, parce que le corps de l'enfant comprime circulairement le placenta, l'applique fur les embouchures des vaiffeaux, & oppofe, par ce moyen, au fang une digue infurmontable. Je mis la main pendant ce temps fur le ventre de la malade, pour obferver l'ordre des contractions, & l'état du globe utérin. Ce vifcere s'étoit refferré en proportion de l'écoulement des eaux & de la quantité du corps de l'enfant forti ; cependant il étoit flexible, & n'avoit pas encore le degré de folidité qu'il acquiert ordinairement lorfqu'il eft au même point dans un accouchement où il n'y a pas de perte de fang. Les contractions utérines s'établirent peu à peu, elles fe répéterent alternativement, augmenterent de force par gradation, & donnerent enfin à la matrice le degré de fermeté que je defirois ; alors elles agirent plus efficacement fur l'enfant, le firent defcendre ; j'aidai feulement au développement des bras, & l'accouchement fe termina. L'enfant étoit mort. La mere se rétablit, devint enceinte l'année suivante, & accoucha à terme sans accident.

Le second exemple est celui de la nommée T.....Plâtriere, rue Maison rouge, que j'accouchai le 19 Décembre 1772. Cette femme, mere de six enfans, & naturellement délicate, étoit encore plus affoiblie que la précédente, par une perte de sang qui duroit depuis quinze jours, & qui étoit devenue effrayante depuis la veille. J'introduisis ma main dans le vagin à travers un caillot de sang, je perçai les membranes à côté du placenta qui se présentoit, rangeai la tête de côté, & allai saisir un pied que j'amenai seul dans le vagin, & avec lequel je fis tomber les fesses sur l'orifice. Dès qu'elles y furent parvenues, la perte cessa totalement, & il s'établit de petites douleurs qui augmenterent par degrés, & qui terminerent l'accouchement dans l'espace de trois quarts d'heure, sans que je fisse autre chose que soutenir l'enfant. Je crus que le placenta, qui étoit décollé pour la plus grande partie, alloit venir sans difficulté, mais je me trompai. Après l'avoir attendu assez long-temps, il restoit toujours malgré les contractions utérines qui se renouvelloient d'intervalle à autre, & qui donnoient beaucoup de fermeté au corps de la matrice retréci. Je le tirai avec le cordon à différentes reprises, mais je sentis une résistance très-considérable qui me détermina à porter la main dans le vagin. Le placenta y étoit tombé pour la plus grande partie, la résistance venoit du resserrement de l'orifice utérin d'une part autour d'une portion de placenta, & de l'adhérence des membranes au fond de la matrice; en

Obs. XXXIX.

les preffant en différens fens avec la main que j'avois dans le vagin, j'en eus bientôt fait l'extraction complette. Je fis alors remettre l'accouchée dans fon lit : elle étoit prête à tomber en fyncope ; cependant il ne couloit rien de la matrice, & cet organe s'étoit refferré, de maniere qu'en le touchant fur la région hypogaftrique, on ne le trouvoit que de la groffeur d'un coing médiocre. Je fis prendre à l'accouchée deux cuillerées de vin dans un gobelet de bouillon, qui ranima un peu les forces. Le pouls, que l'on fentoit à peine, fe réveilla ; il devint fréquent, & les tranchées utérines commencerent à fe faire fentir.

J'examinai alors le placenta, & le fis examiner à M. Ravachat, Chirurgien ordinaire de l'accouchée, qui venoit d'arriver : il avoit la forme d'un éventail ouvert, prefque circulairement, & qui ne laifferoit que deux doigts d'intervalle. L'attache du cordon étoit dans le centre, & formoit comme le nœud de l'éventail. C'étoit à côté de ce nœud, dans la portion membraneufe de l'œuf, qui auroit rendu le placenta régulier, fi elle avoit été remplie, & qui étoit près du bord gauche de l'orifice utérin avant l'accouchement ; c'étoit là, dis-je, où j'avois déchiré les membranes, & où fe trouvoit l'ouverture qui avoit livré paffage à l'enfant.

L'enfant étoit mort ; je l'avois baptifé fous condition avant l'accouchement, fur le pied que j'avois tiré. Il étoit alors vivant, quoique je n'aie fenti aucun de fes mouvemens ; ce qui me l'a fait préfumer, c'eft que le pied changea de couleur, lorfque les feffes furent au paffage, & devint un peu violet.

156. Mais pourquoi les enfans périſſent-ils communément dans les cas de pertes de ſang, ſur-tout lorſqu'on eſt obligé de les tirer par les pieds? Ce ne ſera pas, je penſe, nous écarter beaucoup de notre objet, que d'examiner ici un peu cette queſtion.

157. Il eſt certain que les pertes de ſang affoibliſſent les enfans dans la même proportion qu'elles affoibliſſent les meres, ſur-tout ſi le placenta eſt décollé dans une grande étendue. Je ne ſais pas s'ils fourniſſent eux-mêmes à l'hémorrhagie, comme quelques-uns l'ont prétendu, par les ramifications capillaires des arteres ombilicales qui ſe terminent à l'extrêmité des houpes du placenta, & qui verſoient le ſang dans les ſinus utérins avant le décollement ; mais ce qu'il y a d'aſſuré, c'eſt que l'enfant reçoit d'autant moins de ſang, que le placenta eſt plus décollé : beaucoup de ſources ſont taries pour lui ; il envoie cependant la même quantité de fluide qu'auparavant dans le placenta, la proportion n'eſt plus égale, il perd plus qu'il ne reçoit, & doit néceſſairement s'affoiblir.

158. Tous les enfans qu'on eſt obligé de tirer par les pieds, ſont en ſyncope lorſqu'ils viennent au monde, le tiers même y périt quoi qu'on faſſe ; mais il en meurt près de la moitié de ceux qui viennent dans la même ſituation, & dont la mere a une perte de ſang. Ceux-ci ſont pâles & plus affaiſſés que les autres, ils paroiſſent comme privés de ſang. Ceux qui en réchappent, ont la voix foible pendant long-temps, & ne reprennent leurs forces qu'après pluſieurs jours, ou même pluſieurs ſemaines, lorſque le lait qu'ils ont ſuccé a réparé le ſang qu'ils ont perdu. Pour ſauver ces enfans, il faudroit terminer l'ac-

couchement très-promptement, & éviter la compreſſion longue du cordon, à laquelle ils ne peuvent pas réſiſter, à cauſe de leur foibleſſe & de celle des vaiſſeaux ombilicaux qui ont perdu plus de la moitié de leur reſſort par vacuité. Dans ce cas la compreſſion que le corps de l'enfant fait ſur le cordon dans les détroits des os du baſſin, ſuffit pour les affaiſſer & pour y arrêter le mouvement du ſang; ſi elle dure tant ſoit peu, l'enfant meurt, même avant que la tête ne ſoit parvenue à l'orifice de la matrice.

159. Il n'en eſt pas de même lorſque le placenta n'eſt pas décollé, & que l'hémorrhagie n'a pas précédé. Si on eſt obligé de tirer l'enfant par les pieds, comme il n'a rien perdu de ſes fluides, il conſerve ſa fermeté naturelle : le cordon eſt élaſtique, le ſang y paſſe toujours malgré la compreſſion, plus lentement à la vérité, mais ſuffiſamment pour ſoutenir la vie pendant un certain temps ; & lorſque l'enfant eſt né & qu'on l'a fait revenir de ſa ſyncope, ſa voix eſt forte & il ne paroît pas qu'il ait éprouvé d'accidens. On peut donc laiſſer ces enfans au paſſage beaucoup plus long-temps, ſans qu'il y ait à craindre pour leur vie. Ils ne ſont véritablement en danger que lorſque la tête plonge dans le petit baſſin; comme elle eſt ſolide & ſphérique, le cordon ne peut ſe loger dans aucune inégalité, il ſe trouve comprimé fortement entre deux corps durs qui y interceptent abſolument le paſſage du ſang. Ce n'eſt que dans ce moment où il faut ici aider l'accouchement, pour conſerver l'enfant, & on l'aidera efficacement, ſi on a laiſſé juſques-là tout faire à la nature.

160. Il réfulteroit de ce que nous venons de dire, que dans tous les cas de perte de fang, où l'on eft obligé de tirer l'enfant par les pieds, il faudroit fe hâter de finir l'accouchement ; & fouvent on n'auroit pas beaucoup de peine à faire cette opération. Toutes les parties de la mere font dans le relâchement, & n'oppofent que très-peu de réfiftance ; l'enfant lui-même déjà affoibli, fe laifferoit comprimer & pafferoit aifément dans les détroits. C'eft le parti qu'il faudroit toujours prendre, fi l'on n'avoit en vue que de conferver la vie à l'enfant ; mais il y en a une autre bien plus importante à ménager, c'eft celle de la mere : déjà affoiblie par l'effufion de fon fang, fa matrice eft lâche & ne fe contracte plus ; fi on la vuide fubitement, elle refte dans l'inertie, le fang coule de nouveau après la fortie de l'enfant, & entraine une fyncope mortelle. C'eft dans une circonftance pareille que périt une *Obf.* Dame de cette Ville. Elle avoit une perte de *XL.* fang qui duroit depuis deux jours, le placenta étoit attaché fur l'orifice de la matrice. Son Chirurgien, très-habile d'ailleurs, après l'avoir laiffé affoiblir par une longue effufion de fon fang, l'accoucha enfuite trop brufquement. Il tira l'enfant vivant, mais la mere mourut l'inftant après.

161. On aura lieu de craindre ce malheur toutes les fois qu'on laiffera trop affoiblir la mere & l'enfant. Le danger fera moins grand pour l'un & pour l'autre, fi on fe décide plutôt ; mais pour cela, il ne faut pas être appellé à l'extrêmité ; il faut être auprès de la malade affez tôt pour faifir le moment convenable. Cependant on n'entrepren-

dra pas l'accouchement dès le premier inftant de la perte ; tant qu'elle fera médiocre , il faudra refter tranquille , & attendre que les contractions utérines aient aminci l'orifice , & l'aient en partie dilaté ; l'hémorrhagie ne deviendra confidérable que dans ce temps, qui fera celui où il y aura beaucoup de houpes du placenta de décollées, & par conféquent beaucoup d'orifices de vaiffeaux ouverts. Si avant ce temps, il couloit une trop grande quantité de fang, on pourroit effayer d'en fufpendre le cours par la méthode que nous indiquerons à l'article fecond de la troifieme partie. Lorfque l'orifice fera au point où on le defire, on profitera du moment pour aller chercher les pieds de l'enfant ; & alors, en fuivant ce que nous avons indiqué, on pourra efpérer de fauver , non-feulement la mere, mais encore fon fruit, qui confervera encore affez de force pour réfifter à la compreffion. C'eft en me conformant à ces préceptes , que j'ai reçu vivant l'enfant de la femme qui fait le fujet de l'obf. fous le n°. 311 , troifieme partie.

162. Mais quoique l'enfant fe préfente d'abord dans la meilleure fituation poffible, qu'il n'y ait point encore d'hémorrhagie, ni aucune apparence qu'elle puiffe furvenir ; cependant on n'en eft pas encore à l'abri. Le travail fe rallentit quelquefois après que les eaux font écoulées, la tête ne plonge que lentement dans le petit baffin, & après beaucoup de douleurs prefqu'inutiles, il fe déclare une perte de fang. Cet accident dépend prefque toujours alors du raccourciffement du cordon (V. n°. 66, 67) ; & quoiqu'il ne foit pas pour l'ordinaire auffi confidérable , ni auffi dangereux que quand il arrive dans les circonf-

tances que nous avons détaillées précédemment, néanmoins il peut donner des inquiétudes; & s'il n'intéreſſe pas la vie de la mere, il peut quelquefois influer ſur celle de l'enfant. Pour parer plus promptement à ces inconvéniens & accélérer le travail, un Auteur Anglois traduit nouvellement (*f*), a propoſé d'aller rompre le cordon ombilical juſques dans la matrice. Comme ce conſeil, qui me paroît un peu tranchant, eſt d'une exécution difficile, qu'il peut être quelquefois d'une dangereuſe conſéquence, & que je ne vois pas la néceſſité urgente, ni le moment précis où il ſoit poſſible de l'employer, on me permettra quelques réflexions à ce ſujet.

163. Tant que l'enfant eſt encore contenu en entier dans la matrice, il ne paroît pas que le raccourciſſement du cordon doive produire des accidens. Le point de raccourciſſement eſt encore auſſi près du centre du placenta, qu'il l'étoit avant l'établiſſement du travail. Ce n'eſt donc que dans le temps où la tête de l'enfant commence à traverſer l'orifice utérin, & à plonger dans le petit baſſin, qu'on peut ſoupçonner ce défaut, par le rallentiſſement du travail, & par les autres ſignes que nous avons rapportés n°. 119. Mais qui eſt-ce qui ſe haſardera dans ce moment à introduire la main dans la matrice pour aller rompre le cordon? Il y a tant d'autres cauſes qui peuvent retarder l'accouchement, qu'il eſt encore bien difficile d'avoir une certitude complette de

---

(*f*) Syſtême nouveau & complet de l'Art des accouchemens, &c. traduit de l'Anglois de J. Burton, par M. Lemoine D. R. &c. Paris 1771. V. la page 231.

celle en queſtion; d'ailleurs, le danger n'eſt pas auſſi éminent qu'on le fait paroître: j'ai reçu beaucoup d'enfans dans cette circonſtance, qui n'ont pas laiſſé que de venir vivant, quoiqu'il y en eût dont le cordon n'avoit pas ſix pouces de longueur. Ce n'eſt donc que dans le cas où le placenta ſe décolleroit & produiroit une perte de ſang dangereuſe, qu'on pourroit avoir recours à cette extrêmité; & alors même, ne ſeroit-il pas plus expédient d'aller chercher les pieds de l'enfant? Si on ſe bornoit à la rupture du cordon, on riſqueroit de produire un accident de plus, au lieu d'un ſecours qu'on vouloit donner; l'accouchement pourra être retardé enſuite, ſoit par le défaut des douleurs, ſuite de la perte, ou par l'obliquité de la tête; alors l'enfant périra néceſſairement de l'effuſion de ſon ſang, & le ſort de la mere ne ſera pas plus en ſûreté. M. Le Moine, traducteur de Burton, a ſenti cette difficulté. Pour y parer, il recommande, note 74, de tirer l'enfant par les pieds, après avoir rompu le cordon. Mais le danger n'en ſera pas moins grand pour l'enfant; le ſang ſortira rapidement par les arteres ombilicales ouvertes, & il s'en écoulera une grande quantité avant qu'on n'ait trouvé les deux pieds, qu'on ne pourra même amener, le plus ſouvent, que l'un après l'autre. Ne vaudroit-il pas infiniment mieux ſaiſir d'abord les pieds, & faire ſortir l'enfant juſqu'à la poitrine? On en aura la facilité, parce que la matrice ſe reſſerre à meſure qu'elle ſe vuide, & rapproche le placenta de l'orifice; alors, ſi le cas l'exigeoit, on ſeroit à portée de couper le cordon, & même d'y faire une ligature avec beaucoup moins de risques. Dans cette derniere méthode que je propose, il y a encore un danger extrême pour l'enfant, qui périra sûrement si sa tête reste ensuite long-temps à sortir ; ce retardement arrive même quelquefois chez les femmes qui ont fait plusieurs enfans.

164. Lorsqu'on n'entreprendra la rupture du cordon que quand la tête aura franchi l'orifice de la matrice, comme Burton assure l'avoir fait (*g*), si l'opération n'est pas impossible, elle sera au moins très-difficile. La tête de l'enfant remplit dans ce temps la courbure de l'os sacrum ; & pour que la main de l'Accoucheur, & ensuite son bras puisse s'y loger, il faut que cette tête soit extrêmement petite. Mais dans ce cas, ne sera-t-il pas plus avantageux de favoriser la descente de la tête par des manœuvres plus simples & plus naturelles, que de faire souffrir la femme mal-à-propos, en introduisant la main dans une matrice, d'autant plus resserrée, que les eaux doivent être écoulées depuis long-temps ? La compression que l'on fera éprouver à la tête de l'enfant, ne lui fera-t-elle pas nuisible ? Un de ceux *Obs.* à qui Burton rompit le cordon, qui n'étoit plus *XLI.* court qu'il ne falloit, que parce qu'il étoit entortillé autour du col, vint mort au monde : il pouvoit être affoibli auparavant ; mais la compression étrangere qu'il éprouva & l'écoulement de son sang, dans l'intervalle de temps le plus court qu'on puisse le supposer, peuvent avoir décidé sa mort.

(*g*) V. Burton, §. 58, obs. 12, pag. 233.

165. Ce n'étoit pas ainsi que procédoit Smelie, dont la pratique me paroît plus sage. Il attendoit une douleur, qui fait toujours avancer la tête momentanément dans cette circonstance; & elle avance d'autant plus, qu'elle est plus petite: il en profitoit pour introduire un ou deux doigts dans le rectum, avec lesquels il pressoit sur le front de l'enfant à la racine du nez, en observant sur-tout de ne pas appuyer sur les yeux. « Par » cette compression, dit-il, on assujettit la tête jus- » qu'à ce qu'il revienne une autre douleur qui » la chasse plus loin en avant ; pendant ce temps » on pousse doucement & par degrés avec les » doigts, & on fait faire au front un demi-tour » en dehors & un demi-tour en haut. Par ce » moyen, & à l'aide des douleurs, si elles sont » un peu fortes, l'enfant se trouve enfin expulsé, » quoiqu'il ait le col embarrassé de son cordon ; » parce qu'à mesure que l'enfant avance, la ma- » trice se contracte & se resserre davantage, & » par conséquent le placenta descend plus bas; » d'un autre côté, le cordon ombilical s'allonge » aussi un peu, sans que pour cela la circulation » en soit interceptée (*h*) ». Il donne des exemples de cette pratique dans son second volume (*i*); & lorsqu'elle ne réussissoit pas, il avoit recours au forceps (*k*).

166. Quand par l'une de ces méthodes, auxquelles il n'est pas toujours nécessaire d'avoir

---

(*h*) Smelie, tom. 1, section 3, pag. 221.

(*i*) *Ibid.* tom. 2, Recueil 19, art. 1, pag. 387.

(*k*) *Ibid.* tom. 2, Recueil 26, art. 2, pag. 704 & suiv.

recours, la tête de l'enfant a franchi la vulve &
est parvenue au dehors, elle reste quelquefois dans
ce lieu pendant un certain temps. Si c'est le raccourcissement du cordon qui en soit la seule cause,
on s'en appercevra aisément. Le col se trouve
libre, & les épaules ne forment aucun obstacle.
L'enfant ne risque presque rien, sa tête a frayé
une route assez vaste pour empêcher que le cordon ne soit comprimé, il respire même quelquefois dans cette situation, avant de faire plus de
progrès. Il est inutile, dans ce cas, de se presser
de terminer l'accouchement, il faut attendre les
contractions utérines, & en profiter toujours avec
beaucoup de ménagement, afin de ne point renverser la matrice. Ce viscere se resserrera peu à
peu sur les parties de l'enfant qu'il contient encore, & lorsqu'il sera parvenu à un certain degré, il descendra lui-même jusques dans le vagin,
poussé par les efforts de la femme. Je crois avoir
une preuve de ce méchanisme admirable dans
l'observation suivante.

La femme du nommé R.... Raffineur de sucre, *Obs.*
accoucha, pour la premiere fois, le 12 Janvier 1770. *XLII.*
Le travail fut long & fatiguant : la tête de l'enfant, après avoir passé le couronnement, resta
plus de six heures à descendre & remonter alternativement ; elle ne franchit la vulve qu'à l'aide
de la méthode de Smelie, que je fus obligé d'employer. Presqu'aussi-tôt l'enfant respira & cria : je
crus l'accouchement termé ; mais il fallut attendre
encore de nouvelles douleurs. Les épaules n'é-
toient point enclavées, & la résistance étoit plus
profonde. Enfin, après quelques contractions uté-

rines, que la femme feconda par fes efforts, le refte de l'enfant fortit. Dans ce dernier moment, la femme porta machinalement les mains fur fon ventre, comme pour l'enfoncer dans le baffin ; & ce qui me fit préfumer que la matrice avoit fuivi cette impulfion, & étoit defcendue effectivement, c'eft que dès que l'enfant fut dehors & que l'effort de la mere eut ceffé, l'ombilic de l'enfant fut entraîné contre la vulve, & s'en trouva fi près, qu'il ne me refta point d'efpace pour faire la ligature du cordon ombilical, qui étoit très-gros & très-court ; je fus obligé d'attendre que le délivre fe décollât, ce qui ne tarda que quelques inftans.

167. Le cas eft beaucoup plus dangereux pour l'enfant lorfque la tête eft dehors, & que le cordon la foutient dans ce lieu par plufieurs circonvolutions autour du col ; non-feulement il ne peut pas refpirer comme dans le cas précédent, mais encore les veines jugulaires peuvent être preffées au point d'y intercepter la circulation. Ce n'eft que dans ce temps que Deventer (*l*) & Smelie (*m*) ordonnent de faire paffer les circonvolutions du cordon pardeffus la tête de l'enfant, lorfqu'il s'en trouve d'affez libre pour cela ; mais fi elles font toutes très-ferrées, au lieu de rompre le cordon, ce qui feroit plus difficile & pas plus utile, il fera plus fimple de couper une des circonvolutions avec les cifeaux, comme La

---

(*l*) Deventer, fur la fin du chap. 38, page 222.
(*m*) Smelie, tom. 2, recueil 21, art. 3, obf. 1, pag. 438.

Motte

(*n*) & Smelie (*o*) l'ont fait avec fuccès dans cette circonftance.

168. Lorfque l'enfant vient par les pieds, & que le cordon entoure une de fes jambes, il n'eft pas difficile de le développer ; mais fi après avoir tiré l'enfant jufqu'aux feffes, on trouve le cordon entre les cuiffes, & qu'il y foit fi ferré, qu'il ny ait pas de poffibilité à le faire paffer pardeffus une jambe pliée, il faudra auffi le couper avec les cifeaux, plutôt que de le rompre. C'eft le parti que je pris pour éviter le décollement prématuré du placenta, chez Mme. E...... Marchande, rue de Condé, qui fit un enfant prodigieux, qui fe préfentoit dans une fituation contre nature, & que je fus obligé de retourner, le 6 Juin 1771. Cet enfant, qui étoit mort depuis long-temps, & dont l'épiderme fe féparoit, n'auroit point perdu la vie s'il l'avoit eue, car il fortit par l'effet de la premiere douleur qui fuivit la fection du cordon.

Obf. XLIII.

169. Si malgré toutes les précautions que nous venons d'indiquer, la matrice fe trouvoit renverfée après l'accouchement, & qu'il y eût perte de fang, ce qui arrivera très-rarement, on aura recours aux moyens que nous indiquerons ci-après pour ces deux accidens.

170. L'objet effentiel dans les accouchemens poffibles, eft de laiffer agir la nature tant qu'on a lieu d'en efpérer quelque chofe, de n'en venir à l'Art que lorfque l'on voit qu'il n'eft pas poffible de s'en difpenfer, & d'employer toujours de

---

(*n*) Ancienne édition, obfervation 344, pag. 641, & nouvelle édition, obfervation 354, pag. 1046.

(*o*) Smelie, tom. 2, recueil 21, art. 3, obf. 2 & 3, pages 439 & 440.

H

préférence les moyens les plus simples & les moins dangereux. C'eſt pour ramener à ces principes, que nous nous ſommes un peu étendus ſur le cas dont il vient d'être queſtion ; nous avons cru utile de combattre une pratique nouvelle qui nous a paru moins ſûre que celle qui étoit établie. Cette diſcuſſion nous a un peu éloignés de notre objet; nous allons y revenir, & rapporter encore un précepte de M. Levret, que nous ne tranſcrirons jamais aſſez ſouvent.

ARTICLE II.

Précautions à prendre pour délivrer les femmes, afin de prévenir la perte de ſang, ſur-tout lorſque le placenta ne ſe décolle pas naturellement, & ne peut être expulſé par les ſeules forces de la nature.

§. 171. **A** La ſuite des préceptes de M. Levret, que nous avons rapportés dans l'article précédent, on en trouve un troiſieme qui n'eſt pas moins eſſentiel, & qui preſcrit en peu de mots la prudence dont on doit uſer pour délivrer les femmes, afin de prévenir les pertes de ſang. Nous allons tranſcrire ce précepte, & le commenter « 3°. En ne ſe preſſant pas d'extraire » le placenta, ſuppoſé qu'il ſoit encore adhérent » à la matrice (*a*) ».

______

(*a*) Suite des obſ. ſur les accouchemens laborieux de M. Levret, art. X, pag. 266.

172. L'extraction du placenta a toujours été le point le plus délicat de l'accouchement. Le conseil que donne M. Levret, de ne se pas presser de l'extraire, est très-salutaire, mais il demande un peu plus d'explication. Nous ne nous occuperons pas de la maniere de faire cette opération, lorsque le délivre est totalement décollé, & que la matrice jouit de tout son ressort ; la nature se suffit ici le plus ordinairement à elle-même, & les secours de l'Art sont presqu'inutiles.

173. Le placenta peut être adhérent plus ou moins ; il peut s'être détaché dans un point, & être très-adhérent dans les autres. Il est indubitable que tant que le placenta est adhérent complétement dans une matrice menacée d'inertie, il faut bien se garder d'en faire l'extraction, & même de tirer tant soit peu le cordon. Si les adhérences du délivre étoient fortes, on risqueroit de renverser la matrice ; si elles étoient superficielles, on décolleroit très-aisément ce corps, & on ôteroit, en découvrant les sinus utérins, la seule digue qui s'opposoit à l'écoulement du sang. Il faut donc attendre que la matrice revienne de l'espece de syncope où elle est tombée, & qu'elle ait acquis un degré de fermeté constant. On ne doit pas appréhender que l'orifice de la matrice se resserre, comme le craignoit Deventer (*b*) ; je l'ai trouvé, avec beaucoup d'Accoucheurs, relâché plusieurs heures après l'accouchement ; mais quand même il se resserreroit, sa contraction seroit lâche, & on n'auroit pas de peine à la surmonter.

______

(*b*) Deventer, chapitre 28, page 157.

174. Lorſque le placenta commence à ſe décoller, & que la perte ſe déclare, doit-on ſur-le-
champ procéder à ſon extraction ? Je crois qu'on
ne doit en venir à ce moyen, que quand on juge
la perte aſſez abondante pour faire craindre que
ſa continuité n'intéreſſe les jours de la malade.
Si la perte eſt peu conſidérable, il faut attendre
encore quelques contractions qui détruiront par
degrés le reſte des adhérences, ou qui les relâche-
ront conſidérablement.

175. La matrice eſt quelquefois long-temps
ſans revenir de ſa ſyncope ; en portant la main
ſur le ventre, on la trouve molle & ſans reſſort.
Au bout d'un temps plus ou moins long, il ſurvient une contraction foible dont la femme ne
s'apperçoit pas, mais que le Chirurgien reconnoît.
Quelque temps après il en revient une un peu
plus conſidérable qui ne fait encore aucune ſenſation à la malade : j'ai vu des femmes en avoir
juſqu'à cinq à ſix de cette eſpece, & même un
plus grand nombre, ſans s'en douter, & ſans qu'il
ſurvînt de perte de ſang. Enfin, il en vient de
plus fortes, qui quelquefois ne produiſent encore
aucune douleur, & qui commencent néanmoins
le décollement du placenta.

176. Quand le placenta ſe décolle, le ſang
coule, ou dans le commencement de la contraction,
ou pendant la contraction même, ou enfin, & ce
qui eſt le plus ordinaire, après la contraction ;
enſuite le ſang ceſſe de couler, & on trouve la
matrice dans l'état de relâchement. Ces alternatives continuent juſqu'à ce qu'il y ait une certaine étendue du placenta de décollée, & qu'il
y ait de groſſes embouchures de vaiſſeaux de dé-

couvertes ; alors le fang coule continuellement de ces embouchures, il s'échappe perpétuellement au dehors, ou s'accumule dans la matrice, pour fortir dans une contraction nouvelle, qui eft du troifieme genre (V. n°. 64.), fuppofé qu'elle foit affez forte pour vaincre la réfiftance du col, car fans cela le fang refteroit dans la matrice, s'y coaguleroit & dilateroit de plus en plus ce vifcere (V. n°. 124).

177. C'eft ce moment qu'il faut faifir pour extraire le délivre. Si on différoit davantage, la femme perdroit beaucoup de fang, s'affoibliroit, & le reffort de la matrice diminueroit dans la même proportion ; de forte qu'au lieu d'avoir des contractions plus fortes, on les auroit par degrés plus foibles. Si on travailloit avant ce temps, on trouveroit des points du placenta très-adhérens, dont la nature n'auroit pas préparé la défunion, & qui laifferoient, en fe féparant d'une matrice inerfe, des finus veineux très-dilatés qui répandroient le fang avec profufion. Le point de maturité du placenta, fi j'ofe me fervir de ce terme, eft dans ce cas épineux, difficile à faifir ; mais en y portant toute fon attention, on peut efpérer de réuffir.

178. Il arrive fouvent dans ces circonftances qu'on ne peut pas fe fier au cordon pour extraire le délivre, quand même il feroit décollé totalement. La matrice n'a pas affez de force pour vaincre la foible réfiftance qu'oppofe l'orifice, & il faut de toute néceffité l'aller chercher. Lorfqu'on eft obligé de le décoller, on obferve quelquefois un phénomene affez remarquable. Si on a commencé le décollement dans le fond de

la matrice, on fent qu'il fe refferre de lui-même par fon propre reffort, dans le lieu décollé, à mefure que l'ouvrage avance ; de maniere que cette portion du fond paroît être une partie des parois, tandis que le lieu où le placenta eft encore adhérent, refte enfoncé, & pourroit être pris lui-même pour le fond de cet organe (**V.** n°. 63). Ceci arrive fur-tout lorfque la matrice n'eft pas dans une inertie bien confidérable, & que fes parois ne font pas trop engorgés.

179. Si on n'a pas décollé le placenta en totalité, & qu'on entraîne au dehors ce qu'on en a faifi, le refte peut fe déchirer & demeurer adhérent à la portion de la matrice où il étoit attaché. Cet accident arrive quelquefois aux femmes où le délivre s'eft décollé de lui-même, pour la plus grande partie, & a été pouffé par la contraction utérine dans le vagin : on le croit décollé tout-à-fait, on tire avec le cordon, la petite réfiftance que l'on rencontre n'arrête pas, & le placenta fe déchire. Il arrive auffi quelquefois que la portion adhérente eft fi fort attachée à une des crêtes utérines, qu'elle déchire celle-ci à fa racine. On eft averti de ces accidens dans les deux cas, par la réfiftance elle-même qui manque tout-à-coup, & qui communique dans ce moment, à la main qui tient le cordon ou le placenta, un certain frémiffement qu'il faut avoir fenti pour en avoir l'idée. Ce frémiffement que j'ai éprouvé plufieurs fois, m'a toujours annoncé le déchirement du délivre ; j'ai porté autant de fois la main dans la matrice, & j'ai décollé fur-le-champ la portion reftante que j'ai trouvé être une partie du bord du placenta, quelquefois très-

adhérente, & toujours collée à une des parois de l'utérus, foit latérale ou poftérieure, au deffous de l'infertion d'une des trompes, qui eft le lieu où cet organe a le moins de reffort (V. nº. 61, 63, 77). Inftruit par ces exemples & par la lecture de Smelie (c), dès que j'éprouve la moindre réfiftance en tirant le placenta tombé en partie dans le vagin, j'attends de nouvelles contractions utérines ; fi elles ne produifent pas l'effet que j'en efpere, ou qu'il fe déclare une hémorrhagie, je porte la main dans la matrice à côté du placenta, & je décolle avec les doigts ce que je trouve encore adhérent. Par cette méthode, on empêche le déchirement du délivre & des crêtes utérines ; on évite la néceffité de porter la main dans la matrice, après qu'une femme eft délivrée, & on prévient les accidens qui peuvent naître de la rétention d'une portion d'arriere-faix.

180. Il peut cependant arriver, foit parce qu'on n'aura pas été à portée de prendre à temps les précautions que nous venons d'indiquer, ou parce qu'il fe fera trouvé des circonftances particulieres & imprévues qui en auront empêché l'effet, qu'il refte une portion de placenta dans la matrice. Ce cas peut même avoir lieu quelquefois fans qu'on s'en apperçoive.

181. Si les houpes mamelonnées du placenta fe déchirent par couches, il fera bien difficile de le découvrir au premier coup d'œil ; le refte de fes houpes qui fubfifteront encore, pourront faire croire que le placenta eft entier, & ce ne fera

____

(c) Smelie, tome 1, pag. 244.

H 4

qu'en les examinant avec la plus fcrupuleufe attention, qu'on verra qu'elles font moins élevées
que les autres, & qu'il manque une partie de
leur fubftance.

182. Il peut arriver auffi que le placenta ait
des cotiledons particuliers, féparés de la maffe
Obf.
XLIV. qui conferve d'ailleurs fa forme réguliere. J'en ai
rencontré quelques-uns de la largeur de la paume
de la main, diftant de plus de trois doigts du
bord du vrai placenta ; Mauriceau a obfervé le
même phénomene (*d*). Si un cotiledon de cette
efpece eft très-adhérent, le vrai placenta pourra
fe décoller & être expulfé par les feules forces de
la nature ; lorfqu'il fera parvenu dans le vagin,
on croira qu'il ne refte plus que les membranes ;
en les tirant même très-foiblement, elles fe décolleront de la furface du cotiledon reftant, ou
fe déchireront fur les bords. Comment fera-t-il
poffible alors de foupçonner cet événement ? On
ne pourra en être inftruit que par les fuites.

183. Il y a de plus des circonftances où l'on
ne peut pas décoller le placenta en totalité, &
Obf. où l'on eft néceffité d'en laiffer une portion dans
XLV. la matrice. Smelie en rapporte un exemple. Il
avoit accouché, en allant chercher les pieds de
l'enfant, une femme groffe de fix mois qui avoit
une perte de fang ; il fut encore obligé d'introduire la main dans la matrice pour décoller le
délivre ; mais la partie inférieure de fe corps
lui parut fquirreufe & fi adhérente à la paroi
poftérieure de l'utérus, qu'il aima mieux la laif-

(*d*) Mauriceau, tom. 2, obf. 129, 602.

fer, que de s'expofer à déchirer la fubftance intérieure de la matrice. Il fe contenta d'extraire la Obf.
XLVI.
portion qui étoit féparée : « Car quelque temps
» avant que ceci m'arrivât, dit l'Auteur, j'avois une
» malade dont j'ai toujours attribué la mort à la
» grande force dont il fallut fe fervir pour féparer
» le placenta dans fon feptieme mois (*e*) ».

184. Les circonftances particulieres que nous
venons d'expofer, exceptées, il fera très-aifé, à
l'infpection du placenta, de reconnoître s'il en
refte une portion dans la matrice. On verra une
lacune dans le placenta qui le rendra irrégulier ;
on obfervera la même chofe dans les membranes.
Si celles-ci fubfiftoient encore, on les trouveroit
plus minces, & on appercevroit les veftiges du
déchirement. Si au contraire la lacune du placenta
dépendoit d'une irrégularité naturelle, les membranes qui rempliffent le vuide exifteroient toujours, elles feroient plus épaiffes, quelquefois
comme charnues, & on n'appercevroit aucune
marque de délabrement.

185. De quelque maniere que ce foit qu'il refte
une portion de placenta dans la matrice, c'eft
toujours un accident (quoiqu'en dife Pufos, chap.
13, p. 154) auquel il faut remédier auffi-tôt
qu'on en a connoiffance & qu'il eft poffible. L'o-
pération ne fera pas difficile fi on l'entreprend
immédiatement après l'expulfion du délivre. L'orifice de la matrice ne fera pas encore affez ferré,
& on pourra y introduire la main, fouvent fans
que l'accouchée & les affiftans s'en apperçoivent.

(*e*) Smelie, tom. 3, recueil 33, n°. 2, obf. 1 : allez jufqu'à la
fin de la page 141.

Obf.
XLVII. La Motte, après avoir accouché une Dame de son premier enfant, & extrait le délivre qui fut long à se détacher, reconnut en examinant ce dernier, selon sa coutume, « qu'il en manquoit » une huitieme partie, & d'une maniere assez » extraordinaire, en ce qu'elle commençoit pres- » qu'à son centre, & s'en alloit en s'élargissant » jusqu'à l'extrêmité de sa circonférence ». Il introduisit sur-le-champ la main dans la matrice, & détacha de la paroi postérieure de ce viscere la portion restante, sans que personne s'en apperçût. Il ajoute, dans la réflexion qui suit, avoir fait la même chose dans beaucoup d'autres occasions (f).

186. S'il y a long-temps que le placenta soit expulsé, on se conduira relativement aux accidens qui se présenteront. Lorsque la perte subsiste, on trouve toujours l'orifice de la matrice ouvert; & si on ne peut pas y introduire la main toute entiere, on a souvent la facilité d'y faire pénétrer deux doigts, avec lesquels on touche quelquefois le fond de la matrice, déjà beaucoup retréci. Si au contraire il n'y avoit point d'hémorrhagie, & que l'orifice de la matrice fût presque fermé, il ne faudroit faire aucunes tentatives, qui seroient le plus ordinairement infructueuses, & qui pourroient attirer des accidens ; il vaudra mieux attendre que la perte se déclare. On en sera averti par des tranchées douloureuses qui précéderont, ou par une perte qui sera toujours

---

(f) La Motte, ancienne édit. obs. 380, pag. 729; & nouvelle obs. 374, pag. 1149.

l'effet de contractions utérines, quelquefois non douloureuses. Ces contractions feront ouvrir l'orifice, & expulseront en bloc les caillots qui avoient d'abord arrêté l'hémorrhagie. Après cette évacuation, la matrice tombe dans le relâchement, & le sang coule fluide sans interruption, souvent pendant très-long-temps.

187. Ce sera ce moment qu'il faudra choisir pour opérer. Si on peut faire pénétrer deux doigts dans la matrice, on trouvera facilement la portion de placenta qui sera en partie décollée, & quelquefois on n'aura pas beaucoup de peine à l'attirer près de l'orifice, ou on pourra l'assujettir avec le pouce pour l'entraîner au dehors. En 1759 je fus appellé, rue du Chaignot, pour la femme d'un Tailleur de pierres, accouchée depuis quinze jours, & attaquée depuis vingt-quatre heures d'une perte de sang qui l'avoit fort affoiblie. J'introduisis ma main toute entiere dans le vagin, & deux doigts dans la matrice, avec lesquels je détachai une portion de placenta grosse comme un œuf de poule, dont je fis l'extraction, & la perte cessa. C'est la méthode que La Motte employoit pour extraire les portions du délivre restées dans la matrice, les placenta de fœtus avortifs & les faux germes. J'ai réussi nombre de fois dans les mêmes cas, en suivant son exemple.

188. Mais si l'orifice de la matrice étoit trop serré pour qu'on pût y introduire deux doigts, ou qu'en les y introduisant, il ne fût pas possible d'achever le décollement de la portion de délivre, ou d'en faire l'extraction, si elle étoit totalement décollée, il faudroit abandonner le tout à la nature. Si la perte étoit abondante, & fai-

foit craindre pour les jours de la malade, on l'arrêteroit par la méthode que nous indiquerons dans la troifieme partie.

189. Lorfque la portion de délivre eft totalement décollée, & que la matrice n'eft pas dans l'inertie, il n'y a point de perte de fang, parce que l'utérus fe refferre par fon propre reffort autour de la portion de placenta reftante. C'eft peut-être là le feul cas où l'on puiffe effayer la pince à faux germe de M. Levret, non pas dans le deffein de prévenir le retour de la perte, qui eft bien moins à craindre, mais pour parer aux accidens qui peuvent naître de la pourriture du corps étranger que contient la matrice.

190. Mais le placenta peut refter lui-même en totalité dans la matrice refferrée après l'accouchement, & y féjourner pendant un temps confidérable, fans qu'il fe déclare de perte de fang, ni de contractions utérines apparentes. Cet accident jette dans l'inquiétude, & avec raifon, par rapport aux fuites qui font quelquefois très-funeftes. Dans cette circonftance, fi on fe bornoit à tirer le cordon ombilical, & qu'on y employât beaucoup de force, on pourroit encore renverfer la matrice. Si cet accident n'arrivoit pas, on entraîneroit ce vifcere en entier dans le vagin. Si malgré cela on s'obftinoit à tirer, outre que l'on prépareroit, pour la fuite, la voie à une chûte de matrice, on pourroit encore rompre le cordon jufqu'à fa racine au placenta.

191. Ces manœuvres indifcretes ne feront jamais tentées long-temps par un Accoucheur intelligent; la plus légere réfiftance réveillera fon attention, & il cherchera à s'inftruire de l'efpece d'obftacle qui s'oppofe à l'expulfion du délivre.

Cet obstacle peut dépendre, dans le cas en question, de l'inertie de la matrice par défaut de contraction (V. n°. 72, 73, 82, 122, 123), du resserrement de l'orifice (V. n°. 82), de l'adhérence immédiate du placenta (V. n°. 59, 60, 61), ou de son enkistement (V. n°. 69, 118).

192. Si dans ces différens genres d'obstacles, on abandonne l'expulsion du placenta à la nature, voici ce qui arrivera. Ou la nature expulsera le délivre sans accident, lorsque les contractions utérines se renouvelleront ; ou elle ne décollera ce corps qu'en partie, d'où suivra la perte de sang ; où elle le décollera en totalité, mais n'ayant pas assez de force pour l'expulser, il se corrompra dans la matrice.

193. La premiere terminaison est la plus avantageuse, elle arrive même souvent ; on en trouve des exemples dans les Observateurs, & il n'y a point d'Accoucheur qui n'en ait rencontré dans sa pratique. Les deux dernieres sont plus rares, mais très-funestes. L'une met la femme en danger de périr d'hémorrhagie ; & l'autre, des effets de la pourriture, quelquefois dans un très-court espace de temps. Dans cette attente embarrassante, quelle conduite doit-on tenir ? Elle n'est point équivoque lorsque la perte se déclare, & nous croyons l'avoir assez annoncé par ce qui précede ; mais si la perte ne se déclare pas, attendra-t-on que le placenta se pourrisse dans la matrice, d'où il se décolle quelquefois sans qu'on s'en apperçoive ? Ne sera-t-il pas plus sage, dès qu'on aura assez attendu, & qu'on reconnoîtra que l'utérus aura repris son ressort, d'en faire l'extraction, non pas en tirant le cordon, puisque cela seroit

infuffifant, & qu'il en réfulteroit des inconvéniens (V. n°. 190), mais en introduifant la main dans la matrice? C'étoit là la méthode de La Motte, dont nous avons parlé n°. 84, & dont l'autorité eft ici d'un grand poids.

194. Dans les différens cas de rétention de placenta dont nous avons fait mention jufqu'à préfent, nous avons fait voir qu'il y en avoit plufieurs où fon extraction pouvoit arrêter la perte de fang déclarée, & d'autres où elle pouvoit la prévenir. Ce fera donc comme moyen curatif & préfervatif, que nous allons rapporter la maniere de faire cette opération ; mais auparavant on nous permettra d'examiner une contradiction qui fe trouve dans l'Ouvrage de La Motte, au fujet de la difficulté plus ou moins grande qu'on éprouve à la pratiquer.

195. La Motte avance dans la réflexion qui fuit l'obfervation 377 (qui eft la 383 de l'ancienne édition), que l'extraction du placenta devient d'autant plus difficile, qu'il y a plus de temps que l'enfant eft forti ; & dans la réflexion à la fuite des obfervations 379, 80, 81 & 82 (qui font les 385, 86, 87 & 88 de l'ancienne édition), il dit que plus le temps s'éloigne de l'accouchement, plus la dilatation fe trouve facile & aifée.

196. La premiere affertion eft placée à la fuite de plufieurs obfervations de femmes qui avoient accouché avant terme, & entr'autres d'une Bourgeoife qui étoit pour La Motte plus qu'une fœur, ce font fes expreffions. Il fe glorifie d'avoir délivré cette femme chérie, d'un placenta avortif qui caufoit une perte de fang très-confidérable ;

mais, ce qui n'eſt pas a imiter, c'eſt qu'il prend de-là occaſion de cenſurer amérement la conduite de Mauriceau à l'égard de ſa ſœur, quoique celle-ci fût dans un cas bien différent & beaucoup plus dangereux (*g*). On peut conjecturer que cet Auteur entendoit ici, que l'extraction des petits placenta n'étoit point ſi difficile immédiatement après l'accouchement, que quelque temps après, & que le contraire ſe rencontroit pour les placenta de femmes qui étoient accouchées au terme de neuf mois. Cette ſeconde aſſertion oppoſée à la premiere, ſe trouve à la ſuite de quatre obſervations de femmes qu'il avoit délivrées à ce terme (V. n°. 84).

197. Voilà, je penſe, comme il faut entendre les deux paſſages que nous venons de rapporter, pour pallier la contradiction qui s'y rencontre. Mais voici les raiſons qui rendent la dilatation du col de la matrice, & par conſéquent l'extraction du placenta, par l'opération manuelle, plus ou moins difficile.

198. Moins la groſſeſſe eſt avancée quand la femme accouche, plus le col de la matrice conſerve de force & de ſolidité ; il ſera donc très-difficile de le dilater pour aller chercher le placenta. Si au contraire la femme accouche à ſon terme, l'orifice qui aura prêté davantage, qui aura été plus aminci, s'ouvrira plus aiſément par l'introduction de la main ; mais dans les deux cas, la difficulté ſera encore relative au temps qui ſe ſera paſſé depuis l'accouchement. Si l'enfant

---

(*g*) Voy. Mauriceau, tom. 1, liv. 1, chap. **XXI.** pag. 162.

ne fait que de fortir, on pénétrera plus aifément dans la matrice, dans quelque temps que l'accouchement arrive, parce qu'on profitera de la dilatation de fon col qui vient d'être opérée. Mais fi on a laiffé écouler un certain temps, le col, qui aura eu celui de fe refferrer par fon propre reffort, oppofera beaucoup plus de réfiftance, fur-tout dans les accouchemens avant terme ; & fi on éprouve moins de difficulté quelques jours après, ce n'eft que parce que les contractions de la matrice, qui fe font renouvellées, ont décollé le placenta, & ont difpofé le col à s'ouvrir. Voilà pourquoi La Motte eut plus de facilité à délivrer la femme qui fait le fujet de la quatrieme des obfervations que nous avons citées n°. 84, 195, quoiqu'il y eût deux jours qu'elle fût accouchée ; le placenta étoit corrompu & d'une puanteur énorme : fuivant fon rapport, il y avoit donc déjà long-temps qu'il étoit décollé. Il n'en fera pas de même tant que le placenta fera adhérent, & que la matrice n'aura pas encore remué.

199. Lorfqu'on eft décidé à faire l'extraction du placenta, en introduifant la main dans la matrice, on fait placer la femme dans une fituation commode pour elle & pour le Chirurgien. On la met fur le travers d'un lit qui foit affez élevé ; elle eft couchée fur le dos, les feffes fur le bord du lit, & la tête un peu élevée. Une perfonne eft placée de l'autre côté du lit, qui appuie fes deux mains fur les épaules de la malade, pour l'empêcher de reculer, & deux autres affifes devant le lit, tiennent les extrêmités inférieures de la malade pliées & écartées. L'Opérateur fe place
entre

entre ces deux dernieres. Il cherche à s'assurer, avant toutes chofes, autant qu'il eft poffible, du côté de la matrice où eft attaché le placenta (V. n°. 116, 117). Cette circonftance intéref-fante l'oblige à fe fervir d'une main plutôt que de l'autre. Ainfi, fi le délivre eft attaché du côté droit, il fe fervira de la main droite, & s'il eft collé du côté gauche, il préférera la main gau-che. Il graiffe celle avec laquelle il doit opérer, faifit le cordon ombilical de l'autre, tient celui-ci ferme, & introduit la main ointe, les doigts rapprochés en forme de cône, toute entiere dans le vagin ; alors il cherche à découvrir l'orifice de la matrice. S'il fort quelques portions de membranes, il les rapproche du cordon pour introduire fa main entre elle & la paroi de la matrice. Lorfque tout eft ainfi préparé, il quitte le cordon ombilical, porte la main qu'il a de libre, fur le ventre, pour appuyer fur le corps de la matrice, afin de l'empêcher de reculer, lorfqu'il introduira fon autre main dans fa cavité. Il in-finue les doigts de celle-ci, les uns après les au-tres, dans l'orifice de la matrice, toujours au de-hors des membranes, dilate le col, s'il eft refferré, en écartant les doigts, & parvient peu à peu, avec de la patience & beaucoup de douceur, à faire pénétrer la main toute entiere. Il plie fes doigts autant qu'il eft néceffaire, pour les accom-moder à la paroi de la matrice qu'il touche avec le dos de la main. L'extrêmité des doigts fe trouve alors au fond de la matrice, & fur le bord pofté-rieur du placenta. Si ce corps eft décollé en par-tie, c'eft là où on trouvera le décollement (V. n°. 61, 117); & s'il eft adhérent par-tout, c'eft le

I

lieu où on aura plus de facilité à le décoller. Pour y parvenir, on cherche à diftinguer le bord du placenta de la paroi de la matrice qui en eft voifine. On le diftinguera facilement, s'il n'eft ni enkifté ni encadré, les membranes ont conduit jufqu'à lui, on le fent plus élevé & plus inégal, & la femme n'éprouve aucune fenfibilité lorfqu'il eft touché feul. Après cette découverte, on effaie de féparer les premieres houpes mamelonnées du placenta, en introduifant les doigts avec douceur entre elles & la matrice. Les premieres houpes féparées donnent de la facilité pour féparer les autres. On continue, de proche en proche, en recourbant les doigts, & on pouffe toujours ce qu'on a féparé dans l'intérieur de la main, jufqu'à ce que tout foit décollé. Après cela on fait paffer la maffe décollée par l'orifice, en retirant la main, & l'opération eft faite le plus ordinairement, parce que la matrice fe contracte & chaffe, après le placenta, tout ce qui remplit fa cavité, & qui n'adhere point à fes parois. Il faudra auffi extraire toutes les membranes, autant qu'il fera poffible, parce que fi elles féjournoient enfuite affez long-temps dans l'utérus pour s'y corrompre, elles produiroient des accidens : c'eft un confeil prudent que donne Peu, & dont il recommande très-fcrupuleufement l'exécution (*h*).

200. Cette méthode d'extraire le placenta, à quelques circonftances près, eft celle que l'on

---

(*a*) Voy. la Pratique des accouchemens de Peu, chap. 27, pag. 493.

trouve dans la plupart des Auteurs. Il semble, après en avoir fait la lecture, qu'il n'y ait rien de si facile ; & effectivement, dans certains cas, on l'exécute assez aisément, mais dans d'autres, c'est une opération très-difficile, très-délicate, & qui demande beaucoup de présence d'esprit. Quelquefois on a à faire à un placenta enfractueux, facile à rompre, le moindre effort le déchire ; la matrice fournit des prolongemens en forme de crêtes que l'on sent très-saillantes avec l'extrêmité des doigts, & qu'il ne faut pas confondre avec des lambeaux de placenta. Souvent on décolle la moitié de ce corps avec beaucoup de facilité, le reste est très-adhérent, & ne peut se séparer sans violence : la perte augmente, le sang coule à flots, & il survient des foiblesses qui épouvantent.

201. Je sais que la présence de la main dans la matrice, & du bras à l'orifice & dans le vagin, fait quelquefois l'office de tampon, & s'oppose à l'écoulement du sang au dehors ; mais d'autre fois aussi, & sur-tout lorsque la matrice ne jouit pas de tout son ressort, il survient un relâchement après la contraction qu'on a excitée, & c'est dans ce moment où le sang coule fluide & en abondance autour du bras. Il ne faut pas pour cela abandonner son ouvrage ; cependant il est nécessaire de retirer la main, & d'entraîner, s'il est possible, hors de la matrice, la portion de placenta que l'on a saisie. Si elle se déchire, cela ne doit pas décourager ; on introduira de nouveau la main pour en saisir une autre portion, & ainsi de suite, jusqu'à ce que tout soit extrait. La Motte, dans un cas différent, à la *Obs. XLIX*

vérité, puifqu'il n'y avoit point de perte de fang, fut obligé, par l'indocilité d'une femme, d'introduire beaucoup de fois la main dans la matrice pour extraire le placenta qui étoit adhérent, & *Obf.* qu'il tira en plus de vingt morceaux (*i*). Peu *L.* affure l'avoir tiré en trente pieces pour faire ceffer une perte de fang dont étoit attaquée une femme qui demeuroit chez M. Serre fon Confrere, rue St. Martin ; il fit cette opération en préfence de M. Guiar, Médecin, *fans qu'il en foit arrivé d'accidens* (*k*). Ces obfervations prouvent qu'on peut porter plufieurs fois de fuite, & fans danger, la main dans la matrice. Après la premiere extraction que l'on aura faite, il ne fera plus poffible quelquefois de faire pénétrer la main en entier; mais cela ne doit point encore inquiéter. Suivant La Motte, « il ne faut pas croire que ce foit une » néceffité d'introduire toute la main dans la » matrice, pour avoir le refte d'un délivre ou le » délivre tout entier (*l*) ».

202. Si on ne fuivoit pas la méthode que nous venons de propofer, & que je recommande dans le cas dont il s'agit feulement; qu'on s'obftinât, malgré l'abondante effufion du fang, à vouloir féparer tout le placenta dans le même moment, la femme pourroit périr d'hémorrhagie avant la fin de l'opération. En fuivant notre confeil, on favorife le refferrement de la matrice, la fépa-

---

(*i*) L'obf. 383, nouvelle édition, pag. 1162 ; & ancienne édit. obf. 387, pag. 742.

(*k*) Voy. la Pratique des accouchemens de Peu, chapitre 27, pag. 509.

(*l*) Voy. la réflexion qui fuit l'obfervation 385, pag. 1167 de la nouvelle édition ; & obf. 391, pag. 746 de l'ancienne.

ration du refte du placenta & la diminution de la perte : en voici des exemples.

Le 27 Juin 1766, Mlle. V...... rue Poulaillerie, refta plus d'une heure & demie après être accouchée, fans délivrer; enfin, il fe déclara une perte de fang qui m'obligea d'introduire la main dans la matrice. Le placenta étoit attaché du côté droit, & je trouvai décollée la portion qui répondoit au fond. Je la fis paffer, en la renverfant, dans la paume de ma main, & effayai de décoller le refte avec l'extrêmité des doigts. Le placenta étoit enfractueux & mollaffe, les portions que je féparois, fe déchiroient à mefure; & lorfque j'en eu décollé environ la moitié, il me fut impoffible de féparer le refte à caufe de fon extrême adhérence. Les prolongemens utérins, qui étoient confidérables, me gênoient; il falloit une attention particuliere pour les diftinguer. Pendant les différentes tentatives que je fis, la perte augmenta exceffivement, & il furvint une fyncope effrayante. Fondé fur l'obfervation fuivante, je retirai ma main de la matrice, & entrainai la portion décollée qui fe déchira prefqu'entiérement. Cette extraction donna lieu au corps de la matrice de fe contracter, & diminua la perte en proportion. Je reportai de nouveau, & prefque fur-le-champ, la main dans la matrice, mais cette fois je ne pus la faire pénétrer entiérement. La contraction avoit diminué la cavité de ce vifcere, raccourci les crêtes utérines, & difpofé le refte du placenta au décollement. J'achevai dans une feule fois de détruire le refte des adhérences, & d'extraire ce qui reftoit du corps étranger ; alors la perte ceſſa totalement, & il ne reſta que l'écoulement ordinaire (*m*).

OBS.
LII.

Le 3 Octobre 1765 , j'accouchai de ſon douzieme enfant Madame C. . . . . . demeurant à Fontaine-lès-Dijon. Cette femme étoit d'une conſtitution aſſez foible ; elle a été élevée à St. Domingue, & y a beaucoup ſouffert de la chaleur. Son âge étoit d'environ quarante ans. Elle me dit qu'elle avoit coutume d'accoucher aſſez aiſément, mais qu'elle délivroit très-difficilement. En effet, la ſortie de l'enfant ne fut ni longue ni laborieuſe ; mais après avoir attendu près de trois quarts d'heure les contractions utérines pour l'expulſion du délivre, il ſe déclara une petite perte de ſang qui augmenta par degrés juſqu'au point d'occaſionner des foibleſſes. Je voulus eſſayer d'extraire le placenta, en tirant le cordon, & en me faiſant aider des efforts de la mere ; mais rien n'avança, la perte augmenta, & le cordon étoit ſi foible, qu'il ſe rompit profondément. L'abondante effuſion de ſang me détermina à aller chercher le placenta dans la matrice, où je ne pus jamais introduire ma main toute entiere. J'eus cependant la facilité de ſaiſir la portion de placenta qui étoit décollée ; je l'entraînai dans le vagin, où elle ſe déchira de maniere qu'elle tenoit encore à la maſſe par une de ſes extrêmités. J'en pris une ſeconde portion qui ſe déchira de même ;

(*m*) J'ai délivré encore deux fois la même femme de la même maniere & avec le même ſuccès ; ſavoir, le 16 Juillet 1767, & le 13 Novembre 1768. Pendant ces deux dernieres opérations , elle ne perdit pas autant que pendant la premiere, parçe que je ne laiſſai pas ſi long-temps ma main dans la matrice, enfin j'en décollai cinq ou six portions les unes après les autres, qui se déchirerent, & qui tenoient toujours ensemble par une de leur extrêmité. La derniere portion, qui étoit plus près de l'orifice, sortit seule après avoir été décollée. A mesure que je mettois une portion du délivre hors de la matrice, je sentois, avec mon autre main appuyée sur la région hypogastrique, que le corps de ce viscere diminuoit de volume. La perte diminua aussi dans le même degré, & s'arrêta presque subitement après la sortie de la derniere portion. Madame C..... a eu des suites de couches heureuses.

203. Lorsque le placenta n'est détaché dans aucun endroit, & qu'il est adhérent également de toutes parts, il est quelquefois très-difficile de le décoller; on a même vu des cas où cette opération étoit absolument impossible. Cependant, comme le séjour trop long de ce corps dans la matrice, après l'accouchement à terme, a souvent occasionné la mort (*n*) (V. n°. 190 & suivans), il faut essayer de l'extraire, dès que l'on est assuré que l'utérus n'est plus dans l'inertie. Après avoir introduit la main dans la matrice, avec les précautions que nous avons indiquées, s'il est impossible de décoller les bords du placenta, il faut revenir au centre de ce corps, dans le lieu où s'implante le cordon ombilical, & le percer dans le milieu avec l'extrêmité des doigts,

---

(*n*) Outre les exemples de ce fait que rapportent les Observateurs, il y a peu d'Accoucheurs qui ne soient en état d'en citer quelques-uns. J'en ai noté trois dans mes Recueils, qui sont venus à ma connoissance. Dans deux, la mort fut la suite de la perte de sang; & le troisieme, de la pourriture du placenta.

fuivant le confeil d'Heifter (*o*). Si le placenta est attaché précifément au fond de la matrice, on pourra efpérer de le trouver décollé dans le lieu où on l'aura percé, quoiqu'il foit très-adhérent par les bords (V. n°. 61, 62). Le vuide qui ré-fultera de cette féparation, fi elle fe rencontre, quoique rempli de fang coagulé, donnera la facilité d'achever le décollement. Si on ne trouve rien de décollé, il faudra ufer de la plus grande précaution, crainte de bleffer la matrice. En in-troduifant les doigts dans l'ouverture qu'on aura faite, on les dirigera en les recourbant du côté le moins réfiftant, ayant attention d'intéreffer plutôt le placenta que la matrice ; & dans le cas où le placenta feroit latéral, le côté le moins réfiftant fera prefque toujours en allant vers le fond de l'utérus (V. n°. 61). La portion infé-rieure du placenta ne fe décolle la premiere, que lorfqu'elle eft attachée bien près du col, parce que cette partie de l'utérus eft après le fond celle qui a le plus de reffort ; alors c'eft la partie fupérieure du placenta qu'on trouve la plus adhé-rente.

204. Je n'ai point encore rencontré dans ma pratique, de placenta extrêmement adhérent de toutes parts. Ce corps étoit toujours décollé par quelqu'endroit, lorfque j'ai porté la main dans la matrice pour en faire l'extraction ; cependant j'ai été obligé une fois de le percer dans fon milieu. Il y avoit perte de fang, le placenta fitué latéra-lement, étoit enfermé dans une efpece de ca-

Obf. LIII.

(o) V. Heifter, tom. 2, chap. 177, pag. 459.

dre qui m'empêcha de découvrir ses bords & le lieu décollé. Je le perçai à côté du cordon ombilical, sur une espece de saillie, & tombai dans une cavité remplie de caillots entre lui & la matrice. Son disque supérieur qui répondoit au fond de la matrice, étoit décollé, & je n'eus pas beaucoup de peine à le dégager de la portion du cadre qui en recouvroit le bord. Le disque inférieur étoit encore très-adhérent. On verra dans la troisieme partie, sous le n°. 325, cette observation dans un plus long détail ; elle présente d'autres circonstances très-intéressantes.

205. Si le placenta est enkisté, il présentera de nouvelles difficultés pour son extraction (nous avons parlé des causes & des signes de cet accident, n°. 69, 118). Après avoir introduit la main dans la matrice, si le cordon ombilical n'a point été rompu, il conduira à l'embouchure du sac. S'il est rompu, on trouvera l'ouverture du kiste du côté où l'on sentira, en portant la main sur le ventre, une tumeur élevée sur la matrice, & qui paroîtra plus grosse & plus éminente que cet organe. Il faudra faire par cette ouverture une nouvelle introduction des doigts & de la main, avec les mêmes précautions que l'on aura employées pour les introduire d'abord par l'orifice de la matrice ; ensuite on décollera le délivre, s'il est encore adhérent, & on en fera l'extraction de la même maniere que nous l'avons dit ci-devant pour le placenta adhérent.

206. On sent combien cette opération doit être délicate & difficile, lorsque les adhérences sont très-fortes, & qu'il faut les détruire dans un sac éloigné & dévié, où la main doit être

très-gênée. Heureusement les placenta enkiftés
font rares, & leurs adhérences immédiates dans
le kifte, encore plus rares. Elles étoient médiocres
dans prefque toutes les obfervations que j'ai lues
dans les différens Auteurs que j'ai confultés ; dans
plufieurs même il n'y avoit plus d'adhérences,
& l'Accoucheur n'a eu d'autres peines que celle
que lui a donnée l'introduction de la main ; il a
enfuite faifi avec facilité le délivre décollé dans
fa loge. Je fuis perfuadé que fi dans quelques-uns
de ces cas on avoit encore attendu, la poche
qui s'étoit contractée pour détacher le délivre,
l'auroit chaffé par le même méchanifme dans la
vraie cavité utérine, d'où il auroit été expulfé
au dehors, comme cela eft arrivé dans l'obfervation fuivante.

Obf.
LIV.   Le 10 Mars 1772, la femme du nommé D.....
Ouvrier en bas de foie, accoucha de fon premier enfant. Quelques inftans après je portai la
main fur le ventre, & fentis au côté gauche une
tumeur affez confidérable qui paroiffoit antée
fur une plus petite & plus profonde. Ce figne
me fit conjecturer que le placenta étoit latéral
& peut-être enkifté. Pour m'en affurer, je portai
la main dans la matrice, & trouvai au côté gauche
de la cavité de ce vifcere une ouverture ovale
de la longueur de trois doigts & de la largeur
de deux, qui auroit prêté facilement à l'introduction de ma main, fi j'avois voulu l'y faire
pénétrer fur-le-champ. Comme l'accouchée étoit
affife fur un fauteuil, je voulus auparavant lui
donner une fituation plus commode pour elle &
pour moi. Je fis préparer un lit à ce deffein,
pendant ce temps, qui fut plus long que je ne

l'aurois defiré ; il furvint des contractions douloureufes qui firent paffer le placenta, de la poche,
dans la cavité de la matrice. Avant de faire mettre
la femme en fituation, je portai encore la main
fur le ventre, mais je fus agréablement furpris
de ne plus trouver la tumeur latérale que j'avois
d'abord fentie, le corps de la matrice ne formoit
plus qu'un globe uniforme & ferme, fitué au milieu de la région hypogaftrique. J'introduifis fur-
le-champ ma main dans le vagin le long du cordon ombilical : le placenta renverfé avoit été
chaffé fur l'orifice de la matrice, d'où il ne fut
pas difficile de l'extraire, en tirant tant foit peu
le cordon pendant une douleur.

ARTICLE III.

Maniere de réduire les différens degrés de renverfement de la Matrice.

§. 207. NOUS avons annoncé de trois efpeces de renverfemens; favoir, la dépreffion, le renverfement incomplet & le renverfement complet (V. n°. 68, 93 & fuivans, 133 & fuivans). La dépreffion eft l'enfoncement fimple du fond de la matrice, fans que la partie affaiffée fe préfente à l'orifice (V. n°. 99, 137). Le renverfement incomplet exifte lorfque le fond de la matrice eft engagé plus ou moins dans l'orifice, & qu'on le fent dans le vagin (V. n°. 100, 133, 136). Enfin, il y a renverfement complet, lorfque l'utérus eft entiérement retourné, & qu'on le trouve rempliffant totalement le vagin, ou pendant entre les cuiffes (V. n°. 101, 133 & & fuivans).

208. La fimple dépreffion eft facile à réduire; il fuffit d'introduire la main dans la matrice, & de repouffer la partie des parois de cet organe qui fait faillie en dedans. Cette réduction eft abfolument néceffaire pour donner lieu à la matrice de fe contracter, & faire ceffer la perte de fang, lorfqu'il y a inertie. Pour empêcher le retour & favorifer le refferrement utérin, il faut laiffer la main fermée dans la matrice jufqu'à ce qu'il vienne une contraction qui oblige de la retirer. Si la dépreffion n'étoit point accompagnée de perte de

fang, & qu'on négligeât de la réduire, elle pourroit augmenter avec le temps, former le renverfement incomplet, en dilatant & en s'introduifant dans l'orifice de la matrice, & enfin le renverfement complet (V. n°. 103). Les chofes ne parviennent pas toujours à ce degré, mais la femme attaquée de dépreffion, peut refter fujette à des douleurs dans les lombes, à des pertes blanches & rouges habituelles qu'aucun remede ne peut arrêter, & dont les fuites peuvent être funeftes. J'ai connu une femme attaquée de ces accidens, qui eft morte dans le marafme. Son *Obf. LV.* Chirurgien m'a dit plufieurs fois qu'elle avoit un renverfement de matrice qui lui étoit furvenu après un accouchement, & qu'il n'avoit pas été poffible de réduire, parce qu'on s'en étoit apperçu trop tard. J'ai découvert, par le détail qu'il m'en a fait, que c'étoit une fimple dépreffion : on touchoit, fuivant lui, le fond de la matrice, en introduifant le doigt dans l'orifice à un demi-pouce de profondeur. Il en coula, fur la fin de la vie, une liqueur ichoreufe & puante qui parut le produit d'une dégénération cancéreufe.

109. Le renverfement incomplet eft tout auffi facile à réduire, lorfqu'on s'en apperçoit peu de temps après qu'il eft arrivé, & qu'il n'y a point encore d'étranglement : il fuffit de le repouffer, il reprend fa place aifément, & la matrice fe contractant prefque fur-le-champ, arrête l'hémorrhagie. Si le placenta n'eft point expulfé, il fera attaché à la partie renverfée (V. n°. 102). S'il eft en partie décollé, & que le refte foit peu adhérent, on le féparera avant de faire la réduction, comme je l'ai pratiqué dans l'obfervation rapportée fous

le n°. 100. Si au contraire il étoit très-adhérent, il faudroit replacer le tout enfemble, & attendre que les tranchées en opéraffent la défunion, ou l'effectuer, s'il étoit néceffaire, par la méthode que nous avons indiquée n°. 199.

210. La portion de la matrice renverfée & tombée dans le vagin, peut être ferrée par l'orifice. La difficulté de la réduction fera alors en raifon du degré de l'étranglement, du temps qu'il aura fubfifté, & de la quantité du fond de la matrice qui fera retourné. Avant de procéder à la réduction, il faudra mettre la femme dans une fituation commode, couchée fur le dos, les feffes un peu élevées ; enfuite on introduira la main graiffée dans le vagin, on faifira la tumeur avec les doigts écartés, & on la repouffera peu à peu & doucement, en faifant rentrer le premier ce qui eft forti le dernier. C'eft ainfi, ou à peu près, que s'eft conduit Amand (*a*), dans deux renverfémens incomplets de matrice qu'il a eu à réduire. C'eft auffi la méthode que confeille le célebre Pufos, dont la mémoire fera toujours précieufe à tous ceux qui étudient l'Art des accouchemens, dans la vue d'être utile à l'humanité (*b*).

Obf. LVI.

211. Si l'étranglement du fond de la matrice & l'inflammation qui en réfulte, étoient confidérables, on pourroit ne point réuffir à en faire la réduction fur-le-champ. Il faudroit alors avoir recours à tous les moyens qui peuvent calmer

---

(*a*) V. Amand, obf. 40 & 70, pages 160, 182.
(*b*) V. acc. de Pufos, chap, 2 du Traité des maladies de la matrice, pag. 250.

l'inflammation, & opérer le relâchement des fibres, telles que les faignées répétées fuivant les forces, les potions anodines, les boiffons abondantes d'eau de veau ou de poulet, les demi-bains, les fomentations émollientes, les lavemens, les injections fréquentes d'eau tiede, &c. Lorfque les accidens diminuent, on effaie de nouveau la réduction ; fi on ne réuffit pas , & que l'inflammation augmente au lieu de diminuer, la malade peut mourir en peu temps de la gangrene de la matrice.

212. Quelquefois on n'eft appellé pour remédier à cette maladie, que long-temps après qu'elle eft arrivée ; les accidens primitifs fe font calmés d'eux-mêmes , ou par le moyen des remedes ; mais la matrice peut avoir pris comme une nouvelle maniere d'être, qui rendra fa réduction impoffible. Nous allons expliquer notre idée.

213. Le corps de la matrice renverfé & engagé dans fon orifice , y eft refferré circulairement comme par un anneau. S'il refte long-temps dans cette pofition , le lieu comprimé s'affaiffe par degrés , & on y trouve comme une efpece de col qui fépare le fond de la matrice en deux portions , dont l'une eft en deçà de l'orifice & l'autre en delà. C'eft la forme que la matrice renverfée *Obf.* incomplétement , depuis plus d'un an , avoit *LVII.* prife dans une pauvre femme du Village de Chauge près Nolay, qui fut examinée par M. Hoin pere , le 15 Septembre 1771. Ce col n'a pu fe former que par le rapprochement des fibres utérines , qui ont en même temps diminué de volume, acquis plus de rigidité, & fe font, pour ainfi dire, foudées entr'elles. La portion du péritoine

qui recouvroit extérieurement le fond de la matrice , & qui se trouve alors dans l'intérieur du
renversement , peut avoir aussi contracté des adhérences dans tous les points où elle se touche
immédiatement : il résulte delà que la portion de
la matrice renversée a pris la forme d'un cham-
pignon , qui ne pourra plus changer de figure.
Dans cette hypothese , qui est très-vraisembla-
ble , si on parvenoit par avanture à vaincre la
résistance de l'orifice , & à faire rentrer le cham-
pignon qui le débordoit , celui-ci conserveroit
sa forme acquise , il occuperoit une place qui lui
seroit devenue étrangere , & occasionneroit peut-
être des accidens fâcheux s'il y demeuroit ; mais
il y a lieu de présumer qu'on n'effectueroit jamais
complétement cette réduction. M. Hoin ne put
réussir à l'opérer chez la femme de Chauge dont
nous avons parlé , quoiqu'il eût employé pendant long-temps la méthode la mieux imaginée ,
& qu'il avoit combinée avec le régime & la situation. M. Levret lui-même ne fit rentrer qu'en
Obs. partie le renversement incomplet de matrice dont
LVIII. il donne l'histoire dans son Traité des polypes ,
obs. 16 , pag. 133. La tumeur ressortit aussi-tôt
qu'il eut retiré son doigt , parce que *l'orifice de
la matrice restoit toujours considérablement beant.*

214. Dans une indisposition de cette espece , il
n'y a donc rien autre chose à tenter qu'une cure
palliative. Cette cure consiste à prescrire un régime à la malade , à régler ses occupations comme
ses alimens , & à introduire un pessaire bien fait
dans le vagin pour empêcher la matrice renversée
de sortir au dehors , & d'être exposée aux impressions de l'air. On change cet instrument de
temps

temps en temps ; on a soin de faire des injections fréquentes pour entraîner la transudation des humeurs qui pourroient se corrompre autour du pessaire, & exciter l'inflammation.

215. Lorsque la matrice est renversée totalement après l'accouchement, le cas est beaucoup plus grave que dans les deux especes précédentes. La femme peut périr en peu de temps de l'hémorrhagie des plus abondantes, qui en est souvent la suite, ou par la gangrene qui ne tarde pas à s'emparer de la partie. Il faut donc se hâter d'en faire la réduction dès qu'on s'en apperçoit, & cette découverte n'est pas difficile à faire. Le corps de la matrice hors de la vulve, de la grosseur de la tête d'un enfant, paroît continu avec le vagin, & on ne sent point de bourrelet formé par l'orifice, comme on en rencontreroit à la racine de la tumeur, si le renversement n'étoit qu'incomplet (V. n°. 135). Avant toutes choses, on fait placer la femme comme nous l'avons indiqué n°. 210. Si le délivre est encore attaché à la matrice renversée, & qu'il y soit adhérent, on le laisse en place, ensuite on applique les doigts réunis en forme de cône sur le centre de la tumeur, on l'enfonce dans ce lieu, & on la pousse par degrés jusques dans sa place naturelle, en la faisant passer par l'orifice renversé lui-même. Si le délivre est séparé, on applique un linge fin & sec sur la tumeur, & on l'enfonce dans le centre pour la repousser de la même maniere que nous venons de le dire. Cette opération demande beaucoup de ménagement & de prudence ; elle exige aussi de la constance & du courage pour vaincre la résistance de l'orifice, lorsqu'il se trouve

K

déjà refferré au deffus de la matrice.

216. Le moyen de réduction que nous propofons, eft le feul qui convienne ici. Le fond de la
matrice repouffé par l'extrêmité des doigts réunis
en forme de cône, repréfente un coing qui s'in-
finue dans l'orifice par fa pointe, & qui dilate
à mefure qu'il avance. On n'en viendroit jamais
à bout, fi on fuivoit la méthode que nous avons
propofée pour le renverfement incomplet ; on
ne pourroit embraffer la maffe utérine avec les
doigts écartés, pour faire rentrer le premier ce
qui eft forti le dernier ; & quand même elle
pourroit être faifie de cette maniere, on n'auroit
aucune force, aucun avantage pour vaincre la
réfiftance de l'orifice.

217. Je recommande auffi d'appliquer un linge
fec fur la matrice lorfque le placenta eft détaché,
parce que je le crois très-néceffaire, comme
nous le ferons voir tout à l'heure. C'étoit la
méthode de Viardel, qui a fait graver trois figures, dans fon Ouvrage fur les accouchemens,
pour la faire mieux comprendre. Ces figures,
quoique groffiérement faites, repréfentent affez.
bien le renverfement de la matrice & la maniere
d'en faire la réduction. Dans la premiere, on
voit la matrice renverfée hors de la vulve, avec
le placenta qui s'en fépare. La feconde repréfente la même matrice dont le placenta eft féparé, & la main du Chirurgien garnie d'un linge
qui recouvre l'extrêmité de fes doigts, réunis en
forme de cône, & qui commence la réduction
en enfonçant la tumeur dans fon milieu. Dans la
troifieme, la matrice eft replacée dans fa fituation naturelle ; la main de l'Accoucheur eft encore

contenue dans fa cavité avec le linge qui a fervi
à la réduction. Il recommande très-expreſſément
cette pratique dans ſon chap. 30 (*c*), & il aſſure
l'avoir employée avec ſuccès pour une femme
qui eut un renverſement complet de matrice après
être accouchée de deux enfans (*d*).

218. L'application du linge ſur la matrice renverſée, me paroît de la plus grande utilité. Par
ſon adhérence à tous les points de la ſurface
utérine qu'il touche, il diviſe l'effort qui ne ſe
fait plus dans un ſeul point, mais qui ſe partage
preſqu'également, & qui s'étend à meſure que
l'on enfonce une plus grande portion, & que l'ouvrage avance. Pour rendre l'adhérence plus exacte,
il faut préférer un linge ſec, qui en s'imbibant
des humidités qui tranſudent de la matrice, s'y colle
plus exactement. Si on négligeoit ce moyen, le
point du fond de la matrice où ſeroit appliquée
l'extrêmité des doigts, ſouffriroit ſeul de la pref-
ſion, il pourroit être bleſſé & même percé dans
cet endroit, ſi l'orifice reſſerré, à travers lequel
on eſt obligé de faire repaſſer tout le corps de
l'utérus, oppoſoit beaucoup de réſiſtance.

219. Quand on eſt parvenu à réduire la matrice, dans quelqu'eſpece de renverſement que
ce ſoit, il faut ſe ſouvenir de tenir la main dans
ſa cavité pendant quelques inſtans, ſoit pour empêcher le retour, ſoit pour hâter la contraction;
& ſi celle-ci n'arrivoit pas, & qu'il y eût inertie,

(*c*) V. Viardel, obſ. ſur la Pratique des acc. chap. 30, pag.
114, 115, & les deux planches qui ſont avant & après ce chapitre.

(*d*) *Ibid.* chap. 17, pag. 140, 142.

K 2

il faudroit injecter dans la même cavité quelque fluide aftringent ou fpritueux , ou y introduire un linge imbibé de l'une de ces liqueurs capables, par leur activité, de réveiller le reffort utérin. Sans ce fecours, la femme peut encore périr d'épuifement après la reduction , comme cela eft arrivé à celle qui fait le fujet de l'obfervation fuivante.

Obf. LX.   M. Lucas fut appellé au mois d'Avril 1759 pour une femme qui venoit d'accoucher. L'utérus étoit totalement renverfé , pendant entre les cuiffes , du volume d'un gros ballon , fans reffort, & *flafque comme un morceau de tripe* , d'où réfultoit une perte affez confidérable. Après avoir fait la réduction , il donna à la malade un doux anodin & des cordiaux , qui n'empêcherent pas qu'elle ne mourût environ une demi-heure après (*e*).

220. Les foins ne doivent pas fe borner au moment de l'accident , ni au temps de la convalefcence ; il faudra encore les renouveller , fi la femme devient enceinte de nouveau , & prendre toutes les précautions poffibles pour prévenir le renverfement auquel elle fera plus difpofée qu'une autre qui n'en aura jamais été attaquée.

221. Lorfqu'il n'a pas été poffible de faire la réduction de la matrice renverfée totalement , il faut regarder la femme comme perdue fans reffource. C'eft ce qui paroît prouvé par la plus grande partie des obfervations ; & fi quelques-unes ont furvécu à cet accident, c'eft parce qu'il n'eft arrivé que long-temps après les couches ,

---

(*e*) V. Smelie, tom. 3 , pag. 535.

lorfque la matrice n'avoit pas le même degré de dilatation, & alors il a été produit, ou par un polype qui a entraîné par fon poids le fond de la matrice auquel il étoit attaché (*f*), ou il a été la fuite de la dépreffion ou du renverfement incomplet (V. n°. 208), qui ont augmenté par degrés, & ont dégénéré en renverfement complet, à l'occafion de quelqu'effort violent. Si dans le renverfement produit par ces caufes, on n'eft pas appellé à temps pour en faire la réduction, elle devient impoffible par le refferrement infurmontable de l'orifice qui fe fait au deffus ; la femme cependant peut y furvivre, & on peut la foulager, en employant la cure palliative que nous avons indiquée n°. 214.

(*f*) Voyez-en un exemple dans les Mémoires de l'Académie royale des Sciences, année 1732, rapporté par M. Sabatier, dans fon Mémoire fur les déplacemens de la matrice & du vagin, inféré dans les Mémoires de l'Académie de Chirurgie, in-12, tome 8, page 408.

ARTICLE IV.

Précautions à prendre pour prévenir le déchirement de la matrice.

§. 222. LE déchirement de quelques points de la matrice, eſt un accident qui n'eſt pas moins dangereux que le renverſement de ce viſcere. Il peut auſſi faire périr les femmes preſque ſubitement par l'hémorrhagie qui l'accompagne, ou par l'inflammation qui en eſt la ſuite, lorſque l'hémorrhagie n'a pas été conſidérable. Il eſt donc très-eſſentiel de le prévenir autant qu'il eſt poſſible (V. l'article 5 de la premiere partie).

223. Si on a ſuivi exactement ce que nous avons preſcrit pour l'extraction du délivre, qu'on ait employé tous les ménagemens que nous avons indiqués dans les cas d'adhérences & d'enkiſtement, on ne ſera pas plus expoſé à déchirer la matrice, en faiſant cette opération, qu'à la renverſer : ainſi ce que nous avons dit alors ſur ce ſujet, doit être regardé comme des préceptes préſervatifs de ces deux accidens dans ce temps.

224. Mais le déchirement peut arriver dans d'autres circonſtances. Il peut ſe faire pendant l'accouchement, & être produit par la tête de l'enfant, pouſſée par des contractions trop vives à travers un orifice trop étroit (V. n°. 108), par la main de l'Accoucheur, introduite avec violence dans la cavité utérine, pour aller chercher les pieds de l'enfant (V. n°. 109), ou peut-être

par le corps de l'enfant lui-même, lorsqu'on a trouvé les pieds près de l'orifice à demi dilaté, & qu'on les tire avec précipitation. On évitera que l'orifice soit fendu par ces manœuvres, en prenant les précautions suivantes.

225. Si on est appellé pour une femme dans les travaux de l'accouchement, & qu'on lui trouve les dispositions que nous avons indiquées n°. 139, on la fera sur-le-champ coucher horizontalement, les fesses un peu plus élevées que le reste du corps. On lui recommandera de ne point seconder les douleurs par ses efforts, & on fera au contraire tout ce que l'on pourra pour en diminuer la vivacité. Dans cette intention, on saignera la malade plusieurs fois, on lui défendra tous les alimens & les liqueurs fortifiantes, & on lui fera prendre du bouillon léger ou même de l'eau de veau pour toute nourriture. On peut même lui prescrire une potion narcotique qui deviendra ici anodine & relâchante. Pendant ce temps, on fait dans le vagin des injections d'huile d'olive ou d'amandes douces récentes, on en baigne l'orifice de la matrice, & on soutient avec l'extrêmité des doigts la tête de l'enfant pendant chaque douleur, pour l'empêcher d'avancer. Si par ces différens moyens, on est assez heureux pour gagner du temps, l'orifice de la matrice prêtera par degrés, & son déchirement ne sera plus à craindre.

226. Pour empêcher que le col de la matrice ne se déchire par la main de l'Accoucheur, lorsqu'il est obligé de l'introduire dans ce viscere, ou par le corps de l'enfant, quand les pieds sont engagés avant la dilatation complette de l'orifice, nous ne donnerons point d'autre regle que l'ob-

K 4

fervation fuivante, dans laquelle nous avons tâché d'imiter la nature, en fuivant les préceptes des plus grands Maîtres.

Obf. LXI. Le 25 Août 1772 je fus appellé, à huit heures du foir, chez le fieur B.....Perruquier, rue de Condé, pour accoucher fa femme qui étoit dans le neuvieme mois de fa groffeffe. Les eaux étoient écoulées depuis long-temps, & malgré cela il y avoit une perte de fang très-confidérable, fans la plus foible douleur. Après avoir fait mettre la malade fur fon lit, dans une fituation commode, je la touchai pour m'affurer de fon état. L'orifice de la matrice étoit dilaté de la largeur d'un écu de trois livres, & je fentis à travers un pied de l'enfant qui fe préfentoit par le talon. Je faifis ce pied avec affez de difficulté, & l'amenai dans le vagin. Je voulus en profiter pour déplacer les feffes qui étoient fur le côté, mais la réfiftance que j'éprouvai, & l'augmentation de la perte, me déciderent à aller chercher l'autre pied. Comme le premier n'étoit pas beaucoup avancé, j'y plaçai un lacs par précaution. J'introduifis enfuite ma main toute entiere dans le vagin, & mes doigts, les uns après les autres, dans l'orifice utérin, où ils fe trouverent fi ferrés, que je fus obligé de repouffer la jambe de l'enfant dans la matrice. Le vuide qui en réfulta, me donna peu d'avantages; l'orifice ferroit mes doigts exactement : il étoit mince & fi tranchant, que je l'aurois déchiré très-aifément, fi j'avois voulu le forcer. Pour éviter cet inconvénient qui étoit arrivé à Smelie dans pareille circonftance (V. n°. 109), je pris le parti de temporifer. Je laiffai cependant mes doigts dans le lieu où ils étoient,

tant pour essayer de dilater doucement de temps
en temps l'orifice, que pour opposer un obstacle
à l'écoulement du sang au dehors. Par cette précaution, l'hémorrhagie s'arrêta tout-à-fait, après
avoir rempli de caillots le peu de vuide qui se
trouvoit dans la matrice. Je restai dans cette
position fatigante plus d'une demi-heure ; enfin,
je parvins à faire pénétrer mes doigts assez profondément pour trouver le talon de l'autre pied ;
je le saisis & l'amenai dans le vagin. J'y réunis le premier pied, en retirant le lacs, qui y
étoit attaché : ils avoient la pointe tournée de
côté, un peu en devant. Comme il n'y avoit
toujours point de contractions sensibles, je cherchai à en faire naître, en dégageant les fesses du
lieu où elles étoient, & en les amenant sur l'orifice. Elles se déplacerent en tirant les pieds de
l'enfant, se tournerent en sens contraire à la direction que je voulois leur donner, & tomberent
dans la courbure de l'os sacrum. L'orifice de la
matrice s'avança au devant d'elles jusqu'au milieu
du vagin, &, quoique plus dilaté qu'auparavant,
il étoit encore si tendu autour des cuisses, & si
mince, qu'on l'auroit déchiré si on avoit fait le
moindre effort. Cette considération me détermina
à abandonner en partie cet accouchement à la
nature, & à attendre les contractions utérines ,
qui ne s'établirent qu'après plus de trois quarts
d'heure. Elles se réveillerent enfin peu à peu,
se rapprocherent, dilaterent l'orifice & expulserent
le siege de l'enfant hors de la vulve. Je fis encore quelques tentatives nouvelles pour tourner
à cet enfant la face en dessous, mais il étoit
resserré si exactement par la matrice, à mesure

qu'elle fe défempliſſoit, que ce fut une néceſſité de le laiſſer venir dans la poſition où il ſe trouvoit : j'aurois plutôt tourné la matrice elle-même. Lorſque les épaules & les bras furent dégagés, le menton ſe trouva accroché ſous le pubis : je m'y attendois. N'ayant pu le placer latéralement, je portai deux doigts ſur la mâchoire inférieure, je les avançai juſques ſur la ſupérieure à côté du nez, & pendant la douleur j'appuyai ferme pour engager ces parties ſous le pubis. Cette manœuvre dont j'avois déjà fait l'expérience dans un cas pareil, me réuſſit avec le temps, & je ne courus aucun danger de décoller l'enfant (*a*). La mere a eu des ſuites de couches très-heureuſes, & s'eſt rétablie très-promptement.

(*a*) Tous les Auteurs qui ont traité de l'Art des accouchemens, recommandent, lorſque l'on tire l'enfant par les pieds, de lui tourner la face en deſſous. M. Levret a détaillé les manœuvres les plus convenables pour faire aiſément cette opération. Il eſt le premier qui indique de tourner ſeulement la face de côté, afin que le grand diametre de la tête ſe trouve dans le grand diametre du baſſin [V. accouchemens laborieux de Levret, ſeconde partie, page 48]. Ce précepte s'exécute aſſez aiſément, lorſqu'on eſt appellé de bonne heure, & qu'il y a peu de temps que les eaux ſont écoulées. Mais s'il ne reſte plus d'humidité dans la matrice depuis long-temps, que ce viſcere conſerve beaucoup d'élaſticité, il ſe contractera ſur l'enfant à meſure qu'il ſortira ; &, quoiqu'on ait tourné le corps en deſſous par les manœuvres les plus favorables, la tête qui ſera ſerrée par le fond de la matrice, ne ſuivra pas ce mouvement, la face reſtera antérieurement, & le menton ſe trouvera accroché ſous le pubis. Lorſque cet accident arriva à La Motte [V. ancienne édit. obſ. 253, page 450, & nouvelle édit. obſ. 275, page 815], il avoit pris toutes les précautions poſſibles pour l'éviter, & il fut très-ſurpris de trouver la nuque où il croyoit rencontrer le menton. Quand les choſes ſont parvenues là, il eſt encore plus difficile de les changer ; quelquefois même cela eſt impoſſible : M. Levret l'a reconnu, & il propoſe d'employer ſon tire-tête à trois branches pour y remédier [accouchemens laborieux de Levret, ſeconde partie, page 71]. Comme cet inſtrument a été abandonné depuis long-temps, même par ſon inventeur qui n'en

fait prefque plus mention dans fes autres Ouvrages, il faut chercher d'autres méthodes pour terminer l'accouchement dans ce cas
épineux, afin d'éviter le malheur qui eft arrivé à La Motte jufqu'à deux fois, c'eft-à-dire, d'arracher le tronc, & de laiffer la
tête de l'enfant dans la matrice. Je n'en ai point trouvé de plus
convenable que celle que j'ai expofée dans l'obfervation qu'on vient
de lire, fur-tout lorfque la tête eft volumineufe, & que l'occiput
fe trouve appuyé fur la partie fupérieure de l'os facrum. Cependant
j'ai trouvé une occafion où je n'ai pu la mettre en pratique : la
tête de l'enfant étoit moins groffe, & l'occiput fe logea dans la
courbure de l'os facrum; de maniere qu'il ne fut pas poffible de
placer mes doigts fur la face. Je m'en tirai d'une autre façon; je
laiffai le menton fous le pubis, j'élevai en haut le corps de l'enfant,
en tirant à moi ; la tête defcendit à chaque douleur, & l'occiput
fortit le premier du vagin. L'attention qu'il faut avoir dans ces deux
méthodes, eft de ne faire aucun effort tant qu'il n'y a point de
contractions utérines; on s'épuiferoit en vain, & on fatigueroit la
mere mal-a-propos. Dans la derniere de ces méthodes, je me fuis
apperçu qu'on avoit moins de forces pour faire defcendre la tête de
l'enfant, en tirant fa colonne vertébrale; le levier eft plus court,
parce que la partie antérieure du col touche le pubis de la mere,
qui forme la réfiftance. Si la tête étoit très-groffe, & qu'on ne pût
lui faire franchir le détroit inférieur du petit baffin, il faudroit avoir
recours au forceps.

ARTICLE V.

Moyens de remédier aux syncopes par dimotion, à la suffocation utérine, aux syncopes produites par la vivacité des tranchées, & à celles qui dépendent de l'inertie incomplette de la matrice.

§. 227. POUR prévenir les syncopes par dimotions (V. n°. 144), qui peuvent arriver aux femmes débiles, à celles qui ont la matrice fort dilatée par une grossesse volumineuse, ou qui sont déjà affoiblies par une perte de sang, il faut, dans les deux premiers cas, retarder l'accouchement le plus qu'il sera possible, soit en faisant coucher la femme horizontalement, ou en perçant de bonne heure les membranes qui contiennent les eaux ; ensuite on fait comprimer le ventre par un aide à mesure qu'il se désemplit. Lorsque l'accouchement est terminé, on applique sur le ventre une serviette chaude pliée en plusieurs doubles, que l'on maintient par le moyen d'un bandage de corps assez serré pour s'opposer au relâchement des vaisseaux du bas-ventre, & pour tenir lieu de la compression qu'ils éprouvoient pendant la grossesse. Il faut bien se garder de soulever le tronc de la malade, soit pour lui faire prendre du bouillon ou sous d'autres prétextes ; la syncope pourroit venir, & être suivie de convulsions. On lui donnera le bouillon, ou d'autres restorans de même nature, dans une écuelle à goulot affez allongé pour qu'elle puisse boire fans fe remuer. Les linges qui feront mouillés fous elle, on les entraînera par le bas, en faifant feulement un peu foulever les feffes, & on leur en fubftituera d'autres fecs & chauffés avec les mêmes précautions. On ne quittera point la malade tant qu'elle fera dans l'état de foibleffe & de mal-être, qui eft inévitable dans ce cas, & qui dure quelquefois plufieurs heures. S'il furvenoit des tintemens d'oreilles & des bâillemens, précurfeurs de la fyncope, on feroit refpirer de fort vinaigre ; & fi la fyncope fuccédoit, on mettroit fous le nez un flacon d'efprit volatil de fel ammoniac, qui a plus d'activité que le vinaigre, & dont l'odeur défagréable a une autre utilité.

228. Si la perte de fang a précédé ou accompagne l'accouchement, on doit fuivre encore plus fcrupuleufement ce que nous venons d'indiquer. Mais comme dans ce cas on eft fouvent obligé de retourner l'enfant & de le tirer par les pieds, nous recommandons de plus fort, comme une chofe effentielle, de faire cette opération le plus lentement qu'il fera poffible. Ainfi dès qu'on aura amené les pieds dans le vagin, & les feffes dans le haut du petit baffin, il faudra abandonner pendant quelque temps l'accouchement à la nature, ne faire aucun effort pour la feconder (V. n°. 154), modérer même ceux que la femme eft difpofée à faire, afin de gagner du temps, d'où dépend tout le fuccès. On ne rifque rien à ce retard. Dès que l'enfant a été amené dans la fituation dont nous venons de parler, la matrice l'environne de toutes parts, & le ferre par fa feule action de reffort. L'hémorrhagie fe trouve

arrêtée par ce moyen , parce que les embouchures des vaiſſeaux qui la fourniſſoient, ſe trouvent bouchées de nouveau par la portion de placenta décollée , ou par les caillots ſous leſquels il y a un point d'appui ſolide. Les contractions utérines s'établiront par degrés ; elles ſuffiront preſque pour expulſer l'enfant avec le temps , & on aura celui de reſtaurer la femme & de faire les compreſſions graduelles néceſſaires. Toutes ces attentions ſont de la plus grande utilité ; Smelie qui les preſcrit pour la plupart (*a*), s'eſt mal trouvé de les avoir négligées. Il accoucha en 1741 une femme qui avoit une perte de ſang , & dont l'enfant préſentoit le bras. Comme il y avoit encore de l'eau dans la matrice , il eut bientôt atteint les pieds de l'enfant , il les tira dans le vagin , & termina l'accouchement très-promptement. Pendant qu'il étoit occupé à ſéparer le cordon ombilical , la femme tomba en ſyncope , eut des convulſions & mourut ſur-le-champ. Il attribue cet accident funeſte au défaut de compreſſion ſur le bas-ventre , & à la précipitation avec laquelle il tira l'enfant & le délivre. Son jugement eſt fondé ſur l'état de la femme avant l'accouchement , qui ne lui avoit pas paru trop foible , & ſur le peu de ſang qu'elle répandit après cette opération (*b*).

229. La ſuffocation utérine dont nous avons parlé n°. 145 , eſt toujours la ſuite d'une irritation nerveuſe qui produit un vrai paroxiſme hyſ-

---

(*a*) V. Traité des accouchemens par Smelie , tom. 1, pag. 406.
(*b*) Smelie , tom. 3, recueil 33 , n°. 2 , obſ. 4 , pag. 152.

térique, & dont la caufe dépend quelquefois d'un agent moral, d'autre fois d'un matériel. Pour la prévenir, il faut cacher à l'accouchée tout ce qui pourroit l'affecter défagréablement, ou lui donner une joie trop fubite. On éloignera avec le même foin toutes les odeurs fuaves, toujours contraires aux femmes qui ont les nerfs fenfibles. La Motte infifte beaucoup fur ces préceptes, & cite des exemples où leur oubli a occafionné des accidens graves (*c*).

230. Quand la fuffocation utérine étoit arrivée, voici quelle étoit la pratique du même Auteur : « Les meilleurs remedes dont je me fois fervi, » dit-il, pour les foulager dans ces occafions, » ont été l'efprit volatil de fel ammoniac très- » fort, huile d'ambre ou de fuccin, la confec- » tion d'hyacinthe dans l'eau d'armoife en potion, » des lavemens avec le petit-lait, l'armoife, la » matricaire, la rhue & quelques grains de camphre » & de caftoreum, tous remedes qui ont produit » de très-bons effets toutes les fois que j'ai été » obligé de les employer ». Il ne fe contentoit pas de faire refpirer l'efprit volatif de fel ammo- niac, il en faifoit encore prendre quelques gouttes à la malade (*d*). On a abandonné de nos jours la plupart de ces remedes, & on leur en a fubf- titué d'autres, qui ont peut-être moins d'effi- cacité.

(*c*) V. La Motte, ancienne édition, chap. 15, des vapeurs, fuffocations, &c. pag. 839, & nouvelle édit. troifieme partie, chap. 10, pag. 1225.

(*d*) Voyez fon obfervation 437, pag. 843, ancienne édition, & nouvelle édition, obf. 408, pag. 1231.

231. Lorſque le paroxiſme aura ceſſé par les remedes ci-deſſus, ou par d'autres appropriés, on fera bien de mettre l'accouchée à l'uſage des délayans, tels que l'eau de poûlet ou de veau, dont elle boira abondamment dans le deſſein d'aſſoupir les fibres nerveuſes, & de prévenir la récidive. On lui fera prendre tous les jours, dans la même intention, des lavemens émolliens.

232. L'effet de la ſuffocation utérine eſt preſque toujours de contracter exactement l'orifice de la matrice; ſouvent même c'eſt par-là que le paroxiſme commence. Cette contraction retient dans la matrice les matieres qui doivent s'en écouler, & devient par-là la ſource de nouveaux accidens qui feront différens, relativement au temps où l'accident arrivera. S'il ſe déclare immédiatement après l'accouchement, ou peu de temps après, le ſang qui tombera dans la matrice s'y coagulera & s'oppoſera au dégorgement de ce viſcere. Si la matrice eſt en même temps attaquée d'inertie partielle (V. n°. 86, 124, 125), elle pourra prêter à l'abord du ſang, & en admettre une aſſez grande quantité pour faire ſuccéder à la ſuffocation utérine une ſyncope convulſive. Enfin, ſi la maladie n'arrive que quelques jours après l'accouchement, il y aura toujours ſuppreſſion des lochies, & cet accident peut en entraîner beaucoup d'autres dont nous ne nous occuperons pas ici.

233. Dans quelque temps des ſuites de couches que la ſuffocation utérine arrive, il ne ſera pas hors de propos de porter la main à la matrice. S'il y a peu de temps que la femme eſt accouchée, on fera l'extraction des caillots qui ſe feront
accumulés

accumulés dans la cavité de ce viscere ; si au contraire il y a plusieurs jours que l'accouchement est terminé, on introduira seulement un doigt dans l'orifice utérin, & l'irritation nouvelle qu'on y occasionnera, contribuera beaucoup à faire cesser le paroxisme. Nous n'en dirons pas davantage sur ce sujet, parce que nous aurons encore occasion de nous en occuper par la suite.

234. A l'égard des syncopes produites par la vivacité des tranchées, comme elles dépendent souvent de l'excès de force de la matrice réunie à l'engorgement de ses parois (V. n°. 146), l'indication la plus simple & la plus naturelle, est d'occasionner un relâchement, qui en diminuant l'action des fibres, favorise le dégorgement des vaisseaux utérins. Le meilleur remede dont on puisse se servir dans ce cas, le plus prompt & le moins dangereux, est l'opium, donné à dose modérée ; il n'est sujet à aucun inconvénient, & produit le plus grand bien. Il ne faut pas craindre qu'il s'oppose à l'écoulement des lochies, comme l'a pensé M. Levret (e) ; il les favorise au contraire, en diminuant l'érétisme & l'étranglement des vaisseaux qui en suspendoient l'évacuation. Je m'en suis servi avec succès dans toutes les especes de tranchées utérines ; je peux même assurer qu'il a prévenu quelquefois l'inflammation de la matrice qui étoit prête à s'établir, comme on peut le voir dans l'observation suivante.

Le 4 Janvier 1763 j'accouchai Mme. L...... Ouv. LXIII

(e) V. Art des acc. démontré, &c. édit. de 1766, §. 838, pag. 157.

L

Marchande, Place St. Georges. Vingt-quatre heures après il survint des tranchées utérines terribles qui supprimerent les lochies. La douleur qui se faisoit sentir, non-seulement à la matrice, mais même à la cuisse & à la jambe droite jusqu'au talon, étoit permanente, & demeuroit si vive par intervalle, que la femme déchiroit tout ce qui se trouvoit à sa portée. L'hypogastre n'étoit point gonflé, mais le globe utérin étoit volumineux, dur & sensible au toucher. Je m'assurai qu'il ne contenoit aucun caillot, & que son volume dépendoit de l'engorgement de ses parois. J'employai sans succès pendant douze heures les lavemens, les embrocations sur le ventre, les boissons délayantes, les potions huileuses; rien ne réussit. Enfin je fis ajouter à la potion du soir quinze gouttes anodines qui calmerent cet orage presque subitement; la malade s'endormit une demi-heure après; à son réveil les lochies se trouverent rétablies, & il ne lui resta que des tranchées ordinaires qui cesserent totalement à la poussée du lait.

235. Si des tranchées utérines de cette violence, arrivent immédiatement ou peu de temps après l'accouchement, elles sont souvent suivies de syncopes, principalement si la douleur cesse totalement dans l'intervalle de deux contractions. La syncope paroît être alors la suite du relâchement général qui arrive dans ce moment, & qui est d'autant plus grand, que la tension a été plus forte l'instant précédent. Quelquefois il n'y a pas une syncope complette, mais la malade tombe dans un état d'anéantissement qui subsiste jusqu'à la contraction suivante. D'autres fois il y

a des syncopes bien caractérisées qui n'arrivent pas cependant après toutes les contractions, mais seulement à la suite de quelques-unes qui ont été plus violentes que les autres. Souvent il ne coule pas une goutte de sang de la matrice ; d'autre fois il en sort une quantité plus ou moins considérable après chaque tranchée, qui s'arrête quelquefois dans le vagin, à cause de la situation horizontale que l'on donne aux femmes dans ce temps, s'y accumule, s'y coagule & forme par degrés un caillot d'une grosseur considérable qui dilate le vagin, & devient continu avec celui qui se forme dans la cavité de la matrice. C'est dans cette circonstance où on croiroit que le caillot peut s'opposer au dégorgement de la matrice, & celle où il paroîtroit nécessaire d'en faire l'extraction ; cependant cette opération ne soulage pas toujours les femmes, & j'ai souvent été obligé d'en venir aux narcotiques après l'avoir faite.

236. La maniere dont j'ordonne ce remede actuellement, est très-simple, je n'en fais pas une composition dispendieuse par le mêlange de drogues inutiles ; une demi-once de sirop d'opium (*f*), dans un gobelet d'eau tiede, en fait tous les frais. On partage cette dose en deux portions que l'on fait prendre à deux heures de distance l'une de l'autre. Souvent la premiere prise suffit ; quelquefois aussi on est obligé de prendre les deux & même de recommencer ; cela est relatif au degré de l'irritation & aux tempéramens particuliers sur

---

(*f*) Voyez cette composition dans les Elémens de Pharmacie de M. Beaumé, édit. de 1770, pag. 579. On peut lui substituer le sirop de diacode, quoique moins efficace.

lefquels l'opium a plus ou moins d'empire. J'en ai quelquefois donné, en augmentant par gradation, une quantité affez confidérable, malgré la foibleffe apparente des femmes; & lorfque je fuis parvenu à la dofe qui convenoit à la malade, il a conftamment produit l'effet que j'en attendois.

237. Non-feulement ce remede a la vertu, en calmant les douleurs, de rétablir les lochies fupprimées, comme on vient de le voir dans l'obfervation rapportée fous le n°. 234, mais il diminue encore l'effufion du fang que l'érétifme & les contractions inégales de la matrice rendent trop abondant. Je pourrois rapporter des exemples nombreux de fes fuccès dans toutes les efpeces de tranchées utérines trop vives, mais je me contenterai des fuivans.

Obf. LXIV.   Le 14 Octobre 1771, Mlle. L...... Boulangere, accoucha de fon onzieme enfant. Une demi-heure après, il lui furvint des tranchées vives, accompagnées de perte de fang & de fyncopes. Je portai la main à la matrice, j'en dilatai le col qui étoit refferré, & je procurai l'iffue à un caillot peu folide, de la groffeur du poing. Cette évacuation ne diminua pas les tranchées; elles continuerent avec l'hémorrhagie, malgré la fermeté conftante du globe utérin. Je reconnus à ce figne qu'il y avoit érétifme à la matrice. Je fis prendre trois gros de firop d'opium à la malade, qui calmerent les douleurs, & réduifirent la perte à la quantité convenable.

Obf. LXV.   Le 12 Janvier 1772, Madame P...... Marchande, accoucha de fon feptieme enfant. Comme elle étoit fujette à éprouver prefque fur-le-champ des tranchées utérines violentes, je reftai près d'elle plus de deux heures, dans l'intention de lui donner le firop d'opium, fi les douleurs fe faifoient fentir comme à l'ordinaire. Pendant tout ce temps il n'en vint que de médiocres qui me firent croire que je pouvois fufpendre le remede, & quitter l'accouchée. Une heure après ma fortie, les coliques fe réveillerent, il en vint plufieurs fucceffivement, & enfin une des plus vives, fuivie d'une fyncope complette. J'arrivai chez la malade affez promptement, mais elle étoit déjà revenue de fa foibleffe, à l'aide d'une nouvelle colique, qui étant moins forte que la précédente, ne produifit pas le même effet. Le pouls étoit petit, mais ferme. Il avoit coulé une certaine quantité de fang pendant mon abfence, mais pas affez pour qu'on pût la regarder comme une hémorrhagie. Le corps de la matrice n'avoit point augmenté de volume; il confervoit même, dans l'intervalle des contractions, une fermeté fuffifante. Je portai la main dans le vagin, où je trouvai un caillot de fang qui le rempliffoit en totalité. En cherchant à en faire l'extraction, je fentis qu'il étoit continu avec celui qui occupoit la cavité de la matrice. Le peu de fuccès que j'avois eu plufieurs fois de l'extraction des caillots dans des cas femblables, l'état de l'accouchée & la fufpenfion de la perte, me déciderent à laiffer ceux-ci dans le vagin & dans la matrice, & à obferver ce qui en réfulteroit, prêt à les faire fortir, s'il arrivoit quelque accident qui m'en démontrât la néceffité. Pendant le temps qu'on employa pour apporter une demi-once de firop de diacode que j'avois envoyé chercher, il furvint plufieurs tranchées, quelques-unes même furent affez fortes pour donner un commencement de fyncope ; mais il ne couloit que très-peu de chofe par la vulve, & le corps de l'utérus n'augmentoit point de volume. Je fis prendre la moitié du firop auffi-tôt qu'il fut arrivé. Il diminua un peu les tranchées. Une heure après, je donnai le refte qui procura quelques momens de fommeil ; enfin, j'ordonnai qu'on répétât encore la même potion, auffi en deux dofes, pendant la nuit. Par ce moyen, les tranchées allerent toujours en diminuant, & il ne furvint plus de fyncopes. Le caillot qui étoit dans le vagin, fortit le lendemain matin, pendant que l'accouchée étoit fur le pot de nuit, & celui de la matrice fe fondit infenfiblement dans les lochies qui coulerent abondamment.

238. Il ne faut pas confondre les fyncopes ni les tranchées dont nous venons de parler, avec celles qui accompagnent l'inertie incomplette de la matrice. Nous avons donné les fignes qui font diftinguer celle-ci, n°. 124, 125. Comme elles font le plus ordinairement produites & entretenues par la préfence des caillots, il n'y a point de moyen plus efficace de les faire ceffer, que de procurer l'évacuation de ces mêmes caillots. Pour cela, il fuffira fouvent de dilater l'orifice de la matrice avec les doigts, fans qu'il foit néceffaire de faire pénétrer la main toute entiere dans fa cavité. L'irritation qu'on occafionnera, excitera une contraction qui chaffera elle-même les caillots (*g*). S'il s'en trouve de trop

---

(*g*) Il faut convenir cependant que la contraction ne chaffe pas toujours les caillots, fur-tout lorfqu'ils font adhérens aux parois de la matrice, ce qui arrive quelquefois.

volumineux pour paffer par la dilatation qu'on aura faite, on les divifera avec l'extrêmité des doigts. Si cependant on étoit obligé de faire pénétrer la main en entier, il faudroit obferver les précautions que nous avons indiquées pour l'extraction du délivre, fous le nº. 190, ayant toujours l'attention de divifer les caillots, pour les faire paffer plus facilement. Après leur fortie, on profitera de la main que l'on aura dans la matrice, pour rechercher s'il n'y auroit pas quelque corps étranger, comme, par exemple, une portion de placenta. Si on en rencontre, on en procurera l'iffue dans le même temps.

239. Lorfque la préfence des caillots eft la feule caufe des tranchées & des fyncopes, ces accidens ceffent immédiatement après leur fortie : en voici un exemple récent.

Le 22 Juin 1773, je fus appellé à fix heures *Obf.* du matin chez Madame Marmin, Sage-Femme, *LXVI.* rue Chapelotte. Une fille qui étoit accouchée depuis environ une heure & demie, avoit des tranchées vives, après chacune defquelles il fortoit une affez grande quantité de fang fluide ; mais il en reftoit auffi dans la matrice qui diftendoit ce vifcere de plus en plus. La malade éprouvoit en outre un mal-être extraordinaire, & étoit prête à tomber en fyncope après chaque contraction. Le globe utérin touché au deffus du pubis, fe raffermiffoit pendant la tranchée, mais lorfque celle-ci étoit paffée, il devenoit mol, & c'eft dans ce moment qu'il augmentoit de volume. Je reconnus à ce figne l'inertie partielle. Je portai la main dans le vagin, & introduifis feulement deux doigts dans l'orifice utérin, qui n'oppofa que peu de réfiftance. En les écartant l'un de l'autre pour le dilater, il furvint une contraction qui chaffa plufieurs caillots très-confidérables, qui fe fuccederent immédiatement. Cette manœuvre fimple fut fuffifante pour rétablir l'équilibre des forces de la matrice ; ce vifcere fe refferra après la fortie des caillots, de concert avec le col, fon volume diminua confidérablement ; il n'y eut plus de tranchées douloureufes ni aucun autre accident.

ARTICLE VI.

Examen des principaux secours que les Auteurs ont proposés pour arrêter la perte de sang après l'accouchement.

§. 240. TOUTES les précautions que nous venons d'indiquer dans les articles précédens, sont très-utiles pour prévenir ou remédier aux pertes de sang qui arrivent avant & pendant l'accouchement, & l'expulsion du délivre; mais si on les a omises, ou qu'on les ait prises sans succès, que l'hémorrhagie devienne abondante après la sortie du placenta, & menace les jours de la malade, voici les principaux secours que les Auteurs ont indiqués, sur lesquels ils ont insisté spécialement, & qu'ils ont employés de préférence pour y remédier.

241. Ces moyens sont de saigner la malade, de lui appliquer des ligatures aux bras & aux jambes, de lui faire prendre des potions astringentes, narcotiques ou anodines, de la coucher orizontalement, de faire l'extraction des caillots, de comprimer le corps de la matrice, d'agacer l'orifice de ce viscere, de répandre du vinaigre sur le visage, les mains, &c. de l'accouchée; d'appliquer des compresses trempées dans la même liqueur froide sur le ventre, le dos & les parties extérieures de la génération, de faire des injections astringentes dans la matrice, &c. Si ces moyens ne réussissent pas, quelques-

uns ordonnent de coucher la femme nue sur le pavé, de l'envelopper d'un drap mouillé, de lui verser des feaux d'eau froide sur le ventre, de la plonger dans un bain froid, &c.

242. Si les Praticiens vouloient être finceres, s'ils ofoient facrifier un peu de leur gloire préfente au bien de l'humanité, ils avoueroient que la plupart des moyens que nous venons de défigner, ont été fouvent fans fuccès, & ils ont dû l'être toutes les fois que l'inertie de la matrice a été complette ou accompagnée de dépreffion ou même de déchirement. Pour apprécier ces différens fecours à leur jufte valeur, il faut examiner l'effet qu'ils peuvent produire fur l'économie animale ; on en déduira enfuite aifément les cas particuliers où ils conviennent.

243. Nous aurions pu nous difpenfer de parler de la faignée, que l'on a bannie de nos jours, avec jufte raifon, du traitement de la perte de fang après l'accouchement ; mais comme ce moyen a été très-célébré par les anciens, que l'on trouve même encore, fur-tout en Province, plufieurs gens de l'Art qui y font attachés & qui l'ordonnent, nous croyons indifpenfable de combattre cette erreur.

244. La faignée eft un des principaux remedes qu'on ait employé contre l'hémorrhagie, depuis Hippocrate jufqu'à notre fiecle. Prefque tous les Auteurs qui ont traité des maladies des femmes, l'ont indiquée pour arrêter la perte de fang. Guillemeau la regarde comme le fouverain remede contre ce cruel accident. « L'un des plus fingu-
» liers & prompt remede, dit-il, c'eft la faignée

» du bras, ce que j'ai vu expérimenter aux plus
» doctes Médecins de notre temps avec heureux
» fuccès ; car il n'y a remede qui provoque &
» retire plus le fang du lieu où il coule, que fait
» la faignée (*a*) ». On voit par cette citation
que ce moyen étoit prefcrit dans la vue de changer la colonne du fang, & d'occafionner une révulfion, fuivant le fyftême adopté par les anciens. Si nous admettons les raifonnemens de
M^rs. Quefnay & David, il ne fera plus permis
de compter fur cet effet prétendu de la faignée ;
cependant ces deux Auteurs, forcés de reconnoître
que les anciens ne s'étoient pas tout-à-fait trompés, & que la faignée produifoit réellement un
changement dans la circulation , ont attribué ce
changement à la dimotion. Examinons ce que
ces Meffieurs entendent par dimotion, & faifons
l'application de fes effets à ceux qui font produits par la perte de fang après l'accouchement.

245. La dimotion eft le déplacement du fang
qui fe porte en trop grande quantité dans une
partie, & en même temps fa rentrée dans le
cours de la circulation. Son plus grand effet ,
fuivant M. Quefnay, eft produit par la fpoliation , c'eft-à-dire, par l'évacuation des particules
rouges du fang (*b*). M. David accorde que cette
évacuation y entre pour quelque chofe ; mais,
felon lui, elle eft principalement due à la diminution du moment progreffif du fang dans la veine-

---

(*a*) Voyez accouchemens de Guillemeau, édit. de 1642, liv. 3,
chap. 17 , où il traite des vuidanges qui coulent par trop aux
femmes nouvellement accouchées , pag. 329.
(*b*) V. Traité de la faignée, de M. Quefnay, pag. 142.

cave où fe décharge le vaiffeau que l'on faigne.

246. Dans la faignée du bras, par exemple, la compreffion de la ligature occafionne un double effet. 1°. Elle favorife l'engorgement des vaiffeaux, non-feulement au deffous, mais même au deffus de la ligature (c). 2°. Elle coupe les colonnes veineufes qui alloient fe rendre dans la veine-cave fupérieure ou defcendante ; celle-ci privée en même temps de la quantité de fang qu'elle recevoit des veines du bras, & du mouvement d'impulfion que ces veines devoient lui communiquer, pouffe le fang dans le ventricule droit du cœur, avec une force qui a diminué dans la même proportion. La veine-cave inférieure ou afcendante qui fe décharge dans l'oreillette droite, conjointement avec la veine-cave fupérieure, trouvant moins de réfiftance à vaincre de la part de celle-ci, & jouiffant de toute fa force impulfive, verfe dans le ventricule droit une plus grande quantité de fang qu'à l'ordinaire. Cette quantité de fang qu'elle verfe de plus, accélere le mouvement de ce fluide dans toute l'étendue de cette veine, & même dans les ramifications qui viennent s'y rendre. Voilà en quoi confifte la dimotion.

247. Voyons fi cet effet de la faignée, tel que je l'ai expofé d'après M. David, peut être de quelqu'utilité dans la perte de fang, qui eft la fuite de l'inertie de la matrice ; mais auparavant examinons le changement que l'accouchement & la

---

(c) Recherches fur la maniere d'agir de la faignée, de M. David, page 64.

perte elle-même doivent produire dans la circulation, suivant les principes du même Auteur.

248. Avant l'accouchement, la matrice distendue comprimoit tous les vaisseaux du bas-ventre. Cette compression s'étoit formée peu à peu, & n'avoit point troublé sensiblement la circulation ; mais la même compression venant à manquer subitement par l'accouchement, prive les vaisseaux de l'abdomen d'un point d'appui qui leur étoit devenu nécessaire pour maintenir l'équilibre : ils tombent dans le relâchement, leur diametre augmente, & leur force impulsive diminue. Le diametre augmenté, favorise l'accumulation des fluides, & la force impulsive diminuée, ralentit la circulation de toutes les veines voisines, & particuliérement dans la veine-cave ascendante, qui ayant été la plus exposée par son volume à la compression, doit se ressentir davantage de son défaut. Le mouvement du sang ralenti dans cette veine, oppose moins de résistance à celui que la veine-cave supérieure pousse dans le ventricule droit ; il en doit résulter une dimotion dans les parties supérieures, par le même méchanisme que nous avons expliqué ci-dessus pour les parties inférieures dans la saignée du bras. Ce déplacement du sang arrive réellement, de quelque maniere qu'on veuille l'expliquer ; il est quelquefois si considérable, qu'il fait tomber les femmes en syncopes, sans qu'il y ait de perte de sang (V. n°. 144). Il sera sans doute d'une bien plus grande importance si la perte a lieu, puisqu'il y aura en même temps spoliation, qui en diminuant la masse totale des humeurs, concourra à ralentir le mouvement progressif dans les parties inférieures,

l'augmentera dans les supérieures, & privera par degrés celles-ci de la quantité de sang nécessaire pour entretenir le jeu des organes & soutenir la vie.

249. Nous venons de prouver que le relâchement des vaisseaux du bas-ventre & la perte de sang occasionnoient une grande dimotion dans les parties supérieures. Pour que la saignée du bras pût être de quelqu'efficacité dans ce cas, il faudroit qu'elle fût capable de rétablir l'ordre ; & pour cela il seroit nécessaire, 1°. que la colonne du sang qui sortiroit par l'embouchure de la veine, fût aussi moins considérable que celle que la perte fourniroit ; 2°. que le ralentissement du sang que la ligature occasionneroit dans la veine-cave supérieure, fût égal à celui qui est produit par le relâchement des vaisseaux du bas-ventre ; alors l'équilibre seroit rétabli, & la déplétion qui résulteroit de cette double évacuation, pourroit peut-être favoriser le resserrement des vaisseaux qui fournissoient la perte : mais s'il étoit possible de faire une saignée assez abondante pour produire ce double effet, la malade y succomberoit promptement par l'épuisement total de la masse des humeurs ; il y auroit deux portes ouvertes par où la vie s'échapperoit plus rapidement. D'ailleurs, si l'on se rappelle les principales causes de la perte de sang après l'accouchement, qui sont l'inertie de la matrice, sa dépression, son déchirement, il sera facile de conclure que la saignée ne peut y remédier ; qu'elle est capable au contraire d'entretenir un plus grand relâchement. La saignée doit donc être absolument bannie du traitement de la perte de sang produite par ces causes, ainsi que de toutes les hémorrhagies qui

ne dépendent point de la pléthore & de l'érétisme, ou qui ont subsisté assez long-temps pour affoiblir les malades.

250. Les ligatures faites aux extrêmités, dans la supposition où elles produiroient les mêmes effets que la saignée, doivent, comme elles, avoir l'exclusion, parce qu'elles ne les obtiendroient qu'à un degré fort inférieur. Mais n'y auroit-il pas lieu de présumer au contraire qu'elles auroient un effet tout opposé à celui qu'on en attend ? C'est le sentiment du Docteur Léake, Médecin de Londres, dont nous allons détailler les raisons extraites d'un essai de traduction de cet Auteur, que prépare M. Chauffier mon confrere, & qu'il a bien voulu me communiquer.

« Les anciens appliquoient des ligatures aux » extrêmités inférieures, pour remédier aux pertes » utérines. On peut présumer delà qu'ils avoient » plus de connoissances de la circulation que nous » ne l'imaginons. Il est évident qu'ils avoient » recours à cette méthode, dans la vue de mo- » dérer le retour du sang au cœur, & par con- » séquent de diminuer la force circulatoire. Cette » pratique ne semble pas raisonnable, l'expérience » n'est point en sa faveur, & nous la présente » au contraire comme très-dangereuse.

» Supposons, par exemple, qu'une colonne » de sang soit poussée dans l'aorte descendante » par l'action du cœur, & qu'elle soit distribuée » aux extrêmités inférieures par la division & » subdivision des arteres iliaques, dont l'utérus » reçoit aussi sa quantité de sang ; les extrêmités » des branches de toutes ces arteres ont des

» veines correſpondantes qui en reçoivent le
» ſang par anaſtomoſe, & qui, après s'être unies
» & réunies, forment la veine-cave ou un large
» tronc qui rapporte le ſang des parties inférieures
» du corps à l'oreillette droite du cœur. Si par
» quelques compreſſions des veines, le reflux du
» ſang eſt empêché, elles ne peuvent alors re-
» cevoir librement celui des arteres, & conſé-
» quemment les hypogaſtriques & les ſpermati-
» ques qui ſe diſtribuent à l'utérus, deviendront
» ſurchargées & diſtendues; la malade aura donc
» une perte plus abondante, comme l'ingénieuſe
» expérience que nous allons rapporter le dé-
» montre clairement.

Obſ.
LXVII
» Le Docteur Hamilton, d'Edimbourg, fut appellé
» pour une jeune femme qui étoit affectée d'une
» ſuppreſſion de regles depuis environ ſept mois,
» produite par le froid qui l'avoit ſaiſie. Elle avoit
» déjà employé ſans ſuccès différens remedes,
» lorſque l'habile Médecin que nous venons de
» nommer, lui fit appliquer des compreſſes lon-
» gitudinales qu'il fit ſerrer ſur les arteres cru-
» rales par le moyen d'un tourniquet. Après
» vingt minutes de compreſſion, le pouls devint
» plus fréquent; dans une demi-heure la malade
» commença à s'appercevoir d'un ſentiment de
» peſanteur & de plénitude dans la région de la
» matrice; enfin, une heure & demie après l'ap-
» plication de ces ligatures, les regles commen-
» cerent à couler.

» Si on alléguoit que l'effet produit ici, a été
» dû à la compreſſion des arteres & non à celle des
» veines, on pourroit repliquer que le moyen
» mis en uſage pour comprimer les unes, doit
                » néceſſairement

» néceſſairement avoir le même effet ſur les au-
» tres. Mais laiſſons ce raiſonnement de côté. Si
» une ſimple compreſſion ſur l'artere crurale, a
» été reconnue ſuffiſante pour produire des regles
» après une longue obſtruction, en empêchant le
» cours du ſang, & en déterminant une plus grande
» quantité de ce fluide dans les vaiſſeaux utérins,
» il en ſera de même d'une compreſſion faite au
» même degré ſur les veines, qui doivent être
» conſidérées comme autant d'arteres prolongées
» & réfléchies, qui n'ont pas de pulſations par
» rapport à leur diſtance du cœur, dont la force
» impulſive ne peut s'étendre au-delà de l'anaſto-
» moſe de ces deux ordres de vaiſſeaux ».

251. Les aſtringens criſpent les vaiſſeaux, &
les obligent à ſe reſſerrer. Pris intérieurement, ils
peuvent convenir dans les pertes de ſang peu
conſidérables & longues qui affoibliſſent inſenſi-
blement, & qui feroient à la fin périr dans l'é-
puiſement, ou jeteroient les malades dans la leucophlegmatie, encore leur uſage n'eſt-il pas
exempt de danger. Mais dans l'hémorrhagie utérine violente qui ſuccede à l'accouchement, ils
ne peuvent être d'aucune utilité. Pour s'en convaincre, il ſuffit de ſe repréſenter la route qu'ils
ſont obligés de ſuivre avant que de parvenir au
lieu où leur effet pourroit être utile, le temps
qu'ils mettent à parcourir ce trajet, & les changemens qu'ils éprouvent avant que d'y arriver.
Ces ſeules conſidérations ſuffiront pour les faire
rejeter dans le cas dont il s'agit; d'ailleurs ſouvent
on n'auroit pas le temps de préparer le remede.
La femme d'un Perruquier de cette Ville, eut une

Obſ.
LXVIII

perte de sang par inertie, après être accouchée d'un enfant à terme. Un ancien Chirurgien, mort depuis plusieurs années, qui l'assistoit, après avoir employé la plupart des secours ordinaires, la quitta un instant pour aller préparer une potion astringente ; quand il revint, la femme étoit morte.

252. Les narcotiques sont quelquefois employés avec succès dans les pertes de sang qui sont entretenues par le spasme. Ils agissent en calmant l'irritation du genre nerveux, & en ralentissant le mouvement du sang. Smelie s'en servoit fréquemment. Hoffman, qui les recommande avant lui, convient cependant de leur danger. Voici ce qu'il dit de ces remedes, ainsi que des astringens violens. « Il ne faut en faire usage ni dans » le commencement, ni lorsque les forces sont » entiérement épuisées par l'effusion du sang, car » ils conduisent presque toujours à la syncope. » J'ai même remarqué, ajoute-t-il, qu'ils augmen- » toient l'hémorrhagie. J'ai vu aussi, continue- » t-il, quelques femmes qui avoient été préci- » pitées, par l'usage immodéré de ces remedes, » dans des maladies considérables, graves & chro- » niques, comme la cachexie, l'hydropisie, la » fievre lente hectique, le suintement perpétuel » de la lymphe par l'utérus, avec gonflement & » tumeur dure au côté droit de la région ingui- » nale (*d*) ». Je rapporte ce passage d'Hoffman, afin qu'on n'abuse point des remedes précédens ; cependant il y a des cas où ils sont nécessaires,

---

(*d*) Voy. l'édit. d'Hoffman, imp. à Venise en 1733, cap. 5, sect. 1, pag. 116.

les narcotiques fur-tout. Je m'en fuis bien trouvé dans les tranchées utérines vives, fuivies d'effufions abondantes de fang & de fyncopes fucceffives (V. n°. 237). Donnés à une dofe convenable, ils calment la violence des douleurs, & ne s'oppofent nullement à l'écoulement modéré des lochies.

253. La fituation horizontale contribue à calmer les hémorrhagies; elle favorife la formation d'un caillot, & prévient fouvent les fyncopes en procurant une diftribution uniforme des liqueurs. Il ne faut jamais manquer de donner cette fituation aux femmes attaquées de pertes de fang, de quelque caufe qu'elles viennent, & avoir attention de les coucher dans un lieu frais & fur un matelas de crin. Mofchion recommande même de faire croifer les jambes, & qu'elles foient plus élevées que le refte du corps (*e*). Ce fecours réuni à un repos conftant, arrête fouvent des pertes de fang qui feroient devenues dangereufes fans cela. S'il ne fuffit pas, on a recours aux fuivans.

254. L'extraction des caillots de fang, paroît un fecours diamétralement oppofé au précédent. Dans l'un, l'intention du Chirurgien eft de favorifer la formation d'un caillot qui puiffe arrêter l'hémorrhagie. Dans l'autre, au contraire, on regarde le caillot comme caufe de l'hémorrhagie, & on prefcrit d'en faire l'extraction comme une

---

(*e*) Vid. Harmon. Gynæ. cap. xx. pag. 145, Bafileæ 1566.

chofe abfolument néceffaire. Effayons d'accorder ces deux préceptes qui ont tous les deux leur utilité. Le premier eft un précepte général ; c'eft une des premieres indications qui fe préfentent, lorfqu'il eft queftion d'arrêter une hémorrhagie quelconque, & elle eft très-appropriée à la perte de fang. Le fecond regarde feulement quelques cas particuliers, dont nous avons déjà fait mention, mais que nous allons remettre fous les yeux. Par exemple, lorfqu'il y a inertie partielle, ou qu'une portion de placenta refte dans la matrice, les contractions qui font toujours du troifieme genre, n'évacuent que la quantité de fang fluide qui fe trouve alors dans la cavité utérine ; cet organe tombe dans un relâchement fubit ; il prête à l'abord des fluides, dont une partie fe fige & fe réunit au coagulum précédent, tandis que l'autre, qui fera encore fluide, s'évacuera par la contraction fuivante. De cette maniere, le coagulum augmente dans chaque intervalle de contraction, & peut devenir affez confidérable pour jeter l'accouchée dans des foibleffes dangereufes, qui peuvent fe compliquer de la fuffocation utérine. Voilà les feuls cas, je crois, où l'extraction des caillots paroît néceffaire. Mais lorfqu'il y a une inertie complette, & qu'une perte de fang confidérable a précédé & exifte encore, il faut bien fe garder d'extraire les caillots, on ôteroit la digue qui s'oppofe à l'écoulement du fang, & on s'expoferoit à voir renaître & continuer l'hémorrhagie ; il faut au contraire en favorifer la formation par tous les moyens poffibles. On trouvera dans la troifieme partie, plufieurs autres cas où la préfence des caillots eft auffi très-néceffaire.

255. La compreffion du corps de la matrice a été donnée par M. Daffé, Chirurgien-Accoucheur à Paris, comme une découverte très-utile pour arrêter les pertes de fang après l'accouchement. Voici comme il ordonne de la faire. « Il ne faut » que porter les deux mains fur la région hypo- » gaftrique, & comprimer mollement le corps » de la matrice par un mouvement tantôt circu- » laire, tantôt de droite à gauche, de gauche à » droite, de haut en bas & de bas en haut. Tous » ces différens mouvemens, ajoute-t-il, font abfo- » lument néceffaires, à caufe des différens plans » de fibres qui s'entrecroifent & forment une » efpece de réfeau (*f*) ». M. Levret a ajouté à ce précepte, « d'appliquer auffi-tôt une ferviette » trempée dans du vinaigre, qu'on maintiendra » par le moyen d'un bandage de corps médio- » crement ferré (*g*) ».

256. Il me femble que cette compreffion ne pourroit être avantageufe que dans le cas où on craindroit l'inertie partielle ; & alors ne feroit-il pas plus fûr & plus fimple d'appliquer les deux mains fur le ventre, de faifir la tumeur utérine & de la maintenir, en la comprimant convena-blement fans remuer, dans le degré de refferre-ment où elle s'eft trouvée immédiatement après la fortie du délivre ou l'extraction des caillots? On s'oppoferoit, par ce moyen, plus efficace-ment à la dilatation qui eft la fuite du relâche-ment où tombe la matrice après la contraction,

---

(*f*) Voy. Journal des Savans, du Lundi 3 Août 1722, pag. 494.
(*g*) Suite des obf. fur les acc. laborieux, art. x. n°. 5. pag. 260.

& qui favorife l'accumulation du fang dans fa cavité. Ce feroit de plus un point d'appui qui tiendroit les embouchures des vaiffeaux pliffées & retrécies, & les empêcheroit de répandre une fi grande quantité de fang dans l'intervalle de temps qui s'écoule entre deux contractions. Un Chirurgien qui jouit d'une réputation méritée dans cette Ville, affure avoir prévenu des pertes de fang par cette manœuvre fimple, dont on trouve auffi le précepte dans Pufos (*h*). Quoique j'aie eu lieu de croire quelquefois qu'elle avoit réuffi, j'avoue de bonne foi que quelquefois auffi elle a été infructueufe. Je la rapporte cependant comme une reffource de plus, & qui peut avoir fon application dans le cas que nous avons défigné. La compreffion ne réuffiroit pas, fuivant M. Daffé, « lorfqu'il eft refté quelque corps » étranger dans la matrice, foit molle, faux germe, » placenta, ou un bloc de fang caillé, qui rem- » pliroit exactement toute la cavité de cette par- » tie ». (Ceci peut fouffrir cependant quelques exceptions). J'ajoute qu'elle feroit dangereufe, fi la matrice étoit déprimée ou attaquée d'inertie complette. Dans l'un de ces cas, non-feulement on s'oppoferoit au rétabliffement du fond de la matrice, mais même on en favoriferoit le renverfement. Dans l'autre, on pourroit enfoncer dans différens endroits le fac utérin relâché, ce qui l'empêcheroit de reprendre fon reffort & augmenteroit la perte de fang.

(*h*) Accouchemens de Pufos, chapitre 16 : allez jufqu'à la page 171.

257. L'agacement de l'orifice de la matrice est un moyen recommandé par M. Levret pour réveiller le ressort de cet organe, & exciter sa contraction dans les cas où elle seroit dans l'inertie, « après la sortie subite & simultanée de l'en-» fant & du placenta ». Il ordonne alors « de » porter la main dans le vagin, & d'agacer l'ori-» fice de la matrice avec un ou deux doigts, en les » tournant dedans, comme si c'étoit pour le dila-» ter (*i*) ». Ce précepte est fondé sur ce qu'il a avancé dans ses observations sur les accouche-mens laborieux, où il dit : « Lorsque le corps de la » matrice est dans une dilatation passive, l'orifice est » dans un état actif » ; & qu'au contraire, après l'accouchement, « si le fond & les parois de cet » organe restent sans action, l'orifice se contractera » puissamment (*k*) ». Toutes les fois que j'ai re-marqué cet effet, le sang ne couloit que peu ou point au dehors, la matrice n'étoit pas dans une inertie complette, & j'ai toujours eu lieu de soupçonner un peu de spasme à l'orifice (V. n°. 232). Je trouvois une résistance plus ou moins grande à cet orifice, lorsque je voulois introduire la main pour faire l'extraction des caillots ; dès que cette résistance étoit vaincue, le corps de la matrice se contractoit, & la malade qui étoit tom-bée quelquefois dans une syncope, revenoit à elle-même, & étoit étonnée des soins qu'on lui rendoit. Ce qui m'a fait soupçonner le spasme, c'est la syncope elle-même. La quantité de sang

---

(*i*) Mémoires de l'Accadémie de Chirur. in-12, tom. 8, pag. 154.
(*k*) Suite des observations, &c. art. xi. pag. 277 & 278. Voy. ce que nous avons dit contre cette opinion, n°. 42 & 46.

qui s'accumule dans la matrice, n'eft pas affez grande le plus ordinairement pour la produire, & dès qu'elle ceffe, le pouls de la malade n'eft pas plus foible que dans l'état naturel, preuve que l'effufion du fang entre pour peu de chofe dans cet accident. Il a donc une autre caufe, & ce ne peut être que le fpafme ou la fuffocation utérine. Dans ce cas, le moyen qu'indique M. Levret eft très-efficace ; il fait ceffer l'accident comme par enchantement. Il n'en eft pas de même lorfque la matrice eft dans une inertie complette ; fouvent l'orifice eft très-dilaté, il n'oppofe qu'une réfiftance des plus légeres : l'introduction de la main, même toute entiere, y fait peu de fenfation, & la femme périroit promptement d'hémorrhagie, fi on n'avoit pas de moyen plus actif & plus fûr pour l'arrêter.

258. Les afperfions, l'application des linges trempés à froid dans l'eau, les liqueurs acides, &c. fur le ventre, les reins, les parties de la génération, paroiffent plus propres à remplir l'indication. L'aftriction fubite qu'ils produifent dans le fyftême nerveux, peut fe communiquer à la matrice, & occafionner quelquefois fon refferrement, fur-tout fi l'inertie de ce vifcere n'eft pas complette, ou qu'elle ne foit pas compliquée de dépreffion, de renverfement, &c. La Motte (*l*) a arrêté, par leur fecours, des pertes de fang qui menaçoient les jours de deux femmes qui

Obf. LXIX.

______

(*l*) Ancienne édition, obf. 397, 398 ; nouvelle édition, obf. 253, 254.

venoient d'accoucher. Chapmann (*m*), qui a fuivi le même traitement, affure que par fon moyen il a fauvé la vie à plufieurs accouchées. Il n'y a point de Praticien qui n'ait employé ces moyens avec fuccès dans quelques circonftances ; mais dans d'autres, comme celles que nous venons de défigner, ils ont été parfaitement inutiles. Je fais qu'ils n'ont point empêché de mourir un affez grand nombre de femmes, de l'aveu même de quelques Auteurs (V. la note *b* du n°. 266, & auffi l'obf. fous le n°. 251). Je fuis certain que j'en aurois perdu plufieurs, fi je n'avois rien eu de plus efficace pour arrêter l'hémorrhagie (*n*).

259. Il en eft de même des bains froids, des feaux d'eau à la glace, verfés fur le ventre, &c. Ces fecours qui agiffent de la même maniere que les précédens, ne doivent pas avoir plus d'efficacité, mais ils font très-révoltans. Je ne les ai pas ouï recommander par M. Levret, dont je me ferai toujours gloire d'avoir été l'Eleve, & je ne les ai jamais employés. Il en parle cependant dans fon Ouvrage qui fait fuite à fes obfervations fur les accouchemens laborieux (*o*), mais il ne les rapporte qu'hiftoriquement, & les préfente comme une derniere reffource confeillée

---

(*m*) Voy. Dictionnaire univerfel de Médecine, in-fol. tome 4, col. 1659.

(*n*) Le Docteur Leake, dont nous avons rapporté un extrait n°. 250, recommande l'immerfion alternative des pieds dans l'eau froide, comme un excellent moyen pour arrêter les pertes utérines ; il cite, pour confirmer cette opinion, différentes expériences très-ingénieufes au fujet du chaud & du froid appliqué au corps, & dont nous aurions fait ufage fi fon Ouvrage nous avoit été connu plutôt.

(*o*) Art. 11, pag. 276.

par quelques Praticiens dans les cas les plus extrêmes, & lorsqu'on a épuisé les autres secours. Si on s'en servoit dans le commencement, ils pourroient quelquefois arrêter l'hémorrhagie; mais ne seroient-ils pas en même temps très-dangereux par le froncement & la crispation universelle qu'ils occasionneroient. Si on ne les emploie que sur la fin, on doit peu compter sur leur vertu, parce que l'effusion du sang, à mesure qu'elle se fait, rend le relâchement plus grand, diminue le ressort des fibres, & les fait à la fin tomber dans une atonie parfaite dont on ne peut les réveiller par aucun secours humain.

260. Les injections astringentes doivent être plus efficaces que tous les remedes dont nous avons parlé jusqu'à présent, lorsqu'il est question de réveiller le ressort affoibli de la matrice. Elles font leur impression sur la partie même, & doivent l'obliger à se contracter. Leur usage a cependant été peu fréquent; on en trouve à peine quelques vestiges chez les anciens. Galien est presque le seul qui les ait recommandées. Il raconte qu'il a arrêté par leur secours une perte de sang qui duroit depuis quatre jours, & qui avoit été rebelle à tout autre remede. Il composa son injection seulement avec l'eau de plantin *(p)*. Prosper Alpin, célèbre Professeur de l'Université de Padoue, a suivi la même méthode dans un cas semblable. Sa femme, qu'il aimoit tendrement,

Obs. LXX.

Obs. LXXI.

(*p*) Voy. Gal. de Meth. Med. lib. 5, cap. 5, pag. 866, Basileæ 1551.

fut attaquée d'une hémorrhagie utérine qu'il arrêta avec une décoction d'acacia arabique, faite dans le vin, qu'il injecta dans la matrice par le moyen d'une fonde (*q*). Depuis ce temps, on voit encore quelques Auteurs qui recommandent ce remede, tels que Guillemeau (*r*) & Mauriceau (*f*); mais ils en parlent comme d'un moyen préconisé par Galien , & fans en avoir eux - mêmes fait ufage.

261. Les injections ont été employées par les hommes célebres que nous venons de citer, pour arrêter des pertes de fang ordinaires qui menaçoient les jours de la malade , plutôt par leur longueur que par leur profufion. Il ne paroît pas qu'ils les aient tentées dans l'hémorrhagie prodigieufe qui fuccede à l'accouchement ; cette hardieffe eft due aux Anglois, qu'on peut regarder comme émules des anciens à plus d'un égard. Smelie rapporte *qu'il y des Praticiens qui fe fervent d'efprits tous purs en injections*, ou, ce qui eft plus fort, *qui en abreuvent des linges qu'ils introduifent dans la matrice, afin de refferrer fes vaiffeaux* (*t*).

262. Les injections ont auffi été tentées de nos jours en France avec fuccès. M. Aftruc dit avoir connu un Chirurgien « qui, dans un cas pareil, » prit un parti hardi, mais dont le fuccès fut

Obf.
LXXII

(*q*) Profper Alpin, de Meth. lib. 12 , pag. 726. L'inftrument dont il s'eft fervi pour faire pénétrer l'injection, prouve qu'il l'a pouffée jufques dans la cavité de la matrice.

(*r*) L'heureux accouchement de Guillemeau, liv. 3 , chap. 17, pag. 331.

(*f*) Mauriceau, liv. 1 , chap. 21, pag. 171.

(*t*) Smelie, tom. 1 , liv. 4, chap. 1 , art. 3 , fect. 3 , pag. 426.

» heureux. Il avoit été à la campagne accoucher
» une femme qui avoit grand intérêt de tenir
» son état secret; l'accouchement fut suivi d'une
» hémorrhagie terrible; le Chirurgien dépourvu
» de tout remede, dans un cas si pressant, se dé-
» termina à injecter du vinaigre dans la matrice.
» Le sang s'arrêta sur-le-champ, la matrice ne
» fut point offensée, & l'Accoucheur, de même
» que l'accouchée, se tirerent fort bien d'affaire
» (*u*) ». Je ne suis point éloigné de croire à la
vérité de cette observation, quoique M. Astruc
ne la rapporte que sur un ouï-dire, & je ne
suis pas étonné du tout qu'il n'en ait résulté aucun accident. La matrice relâchée, tant par la
dilatation qu'elle a soufferte dans une grossesse
énorme, que par la perte de sang, est peu irri-
table, & il faut un moyen actif pour la tirer de
son engourdissement. Le vinaigre, qui est l'astringent que je préfere, n'y fait qu'une irritation
momentanée, suffisante quelquefois pour réveiller
son ressort, & qui ne peut jamais être nuisible
dans ce cas (*x*). J'adopterois volontiers cette
pratique, si elle pouvoit convenir dans le plus
grand nombre d'occasions; mais je doute qu'elle
pût réussir dans la dépression qui n'auroit pas
été apperçue, dans la dilacération de ce viscere,
sans que la plaie perçât une des parois de part
en part, & où il y auroit cependant de gros

(*u*) Voy. Maladies des femmes d'Astruc, tom. 5, pag. 350.

(*x*) Ce moyen seroit peut-être l'unique à tenter dans le cas où
une des parois de la matrice seroit percée; l'irritation qu'il produiroit
en obligeant ce viscere à se contracter, retréciroit la plaie & arrêteroit l'hémorrhagie, si les vaisseaux ouverts étoient peu considérables,
& qu'il n'y eût point d'ailleurs d'inertie.

vaiffeaux ouverts , & enfin dans l'inertie complette. On fent affez les raifons de ce doute ,
fans qu'il foit néceffaire de les détailler toutes ;
mais celle qui me frappe davantage , fur-tout
dans le dernier cas que nous venons d'expofer,
eft que l'impreffion inftantanée du ftimulus injecté,
venant à manquer , le relâchement qui fuccé-
deroit immédiatement , rouvriroit les vaiffeaux ,
qui répandroient de nouveau le fang , faute d'une
digue qui pût s'oppofer à fon écoulement ; d'ailleurs on n'a pas toujours avec foi une feringue
armée d'une canule affez allongée pour porter
l'injection jufques dans la matrice , & la perte de
fang eft quelquefois fi abondante , que la femme
pourroit périr avant qu'on ne fe fût procuré cet
inftrument.

263. Les injections aftringentes ne convien-
droient pas non plus lorfqu'il y auroit un corps
étranger retenu dans la matrice , & qu'on ne pourroit pas extraire , comme un faux germe ou une
portion de placenta. Le fluide pouffé dans la cavité de l'utérus par un coup de pifton rapide ,
pourroit déranger le caillot formé ou prêt à fe
former , ou bien n'atteindroit pas , à caufe de
lui, les vaiffeaux ouverts : l'hémorrhagie continue-
roit , ou fi elle s'arrêtoit , elle ne tarderoit pas
à fe renouveller. C'eft par cette raifon que les
injections délayantes de M. Récolin feroient encore plus dangereufes. J'en ai vu employer d'à
peu près femblables , fous prétexte de pourriture , *Obf.*
LXXIIJ
dans une perte de fang produite par un faux germe.
Les injections détremperent les caillots , les en-
trainerent , & le fang coula jufqu'à la mort de la
malade.

TROISIEME PARTIE.

Exposition du moyen le plus efficace qui soit connu jusqu'à présent pour arrêter les pertes de sang. Sa maniere d'agir. Division de cette troisieme partie.

§. 264. ON a vu dans l'article VI. de la seconde partie de cet Ouvrage, l'insuffisance des moyens que les Auteurs les plus accrédités ont proposés pour arrêter la perte de sang excessive qui arrive après l'accouchement. Cet accident dangereux & des plus expéditifs, puisqu'il fait quelquefois périr les femmes dans l'espace d'un quart d'heure, avoit besoin d'un remede qui agît avec la plus grande célérité. Celui que j'ai employé, & dont j'ai contribué à renouveller l'usage, me paroît avoir ce caractere; il y réunit de plus la commodité & la sûreté, & convient dans un plus grand nombre de cas que tous ceux dont nous avons parlé jusqu'à présent.

265. Ce moyen est des plus simples; il n'exige pas une longue préparation : on le trouve sans peine dans la cabane du pauvre, comme dans le palais des Grands. Il consiste à opposer une digue à l'écoulement du sang, par le secours de plusieurs lambeaux de linges ou d'étoupes, imbibés de vinaigre pur, dont on remplit le vagin, & qu'on introduit même quelquefois jusques dans la matrice, lorsque la circonstance l'exige.

266. Il est étonnant que ce moyen si simple

& fi efficace d'arrêter la perte de fang, recommandé par les anciens (*a*), ait été abandonné
par la plupart des modernes, au point qu'il s'en
trouve plufieurs qui n'en font pas même mention,
& qui regardent la mort des femmes produite par
l'hémorrhagie utérine, fur-tout celle qui vient
immédiatement après l'accouchement, *comme un*
de ces fortes de malheurs de la deftinée que toute la
prudence humaine ne peut pas éviter (*b*). Cependant j'ofe affurer que nous n'avons point en Chirurgie de reffource auffi sûre contre les autres
maux qui font de fon reffort, que l'eft le tampon contre la perte de fang. Ce n'eft point ici
le fruit de l'imagination & de l'étude du cabinet,
c'eft celui de l'expérience. Depuis environ treize
à quatorze ans que j'ai commencé à m'en fervir,

(*a*) Je dis recommandé par les anciens ; ce n'eft pas cependant
qu'ils l'employaffent précifément de la maniere dont nous venons de
l'indiquer ; mais ils fe fervoient de peffaires aftringens qui produifoient le même effet, & qui par conféquent doivent être regardés
comme le même remede.

(*b*) Expreffions de Mauriceau, tom. 2, obf. 230, pag. 187. Voici
ce que dit La Motte à ce fujet. " Mais c'eft dans le temps qu'elle
" eft heureufement accouchée & délivrée, que l'on voit une femme
" bien contente, avec un ton de voix ferme & réfolu ; elle bâille,
" elle pâlit, fon pouls fe perd, elle fe fent foible, & la mort fuit
" par une perte de fang inopinée, que tous les remedes que la na-
" ture peut fournir, l'adreffe de l'Art, ni l'expérience de l'Accou-
" cheur, ne peuvent empêcher ". Voy. ancienne édit. chap. 4 : nouvelle édit. chap. 13, pag. 743 : voy. encore obf. 399 de l'ancienne
édit. & 749 de la nouvelle, ainfi que la réflexion qui la fuit.

Pufos a dit à peu près la même chofe dans fon chap. 16, art. 1,
pag 171, où il traite de l'accouchement accompagné de perte de
fang. Après avoir indiqué l'application des linges trempés dans le
vinaigre fur le ventre & les reins, lorfque la femme eft accouchée,
voici ce qu'il ajoute : " Quelquefois auffi ces fecours ont échoué,
" quand la matrice épuifée de fang & d'efprit, n'a pu fe contracter
" & fermer un nombre infini de vaiffeaux ouverts, par où s'échappe
" en très-peu de temps tout le fang du corps, & la vie par confé-
" quent, fans qu'on puiffe remédier à ce malheur ".

je l'ai toujours fait avec fuccès, même dans des circonftances qui paroiffoient défefpérées, & je ne me fuis jamais apperçu qu'il en ait réfulté le moindre inconvénient. Plufieurs de mes Confreres fe font empreffés d'adopter cette pratique, même ceux qui avoient commencé par en plaifanter, & ils ont toujours eu lieu de s'en féliciter. L'hémorrhagie utérine, faite pour effrayer tout Praticien qui en connoît l'importance, ne fera plus pour ceux qui emploieront le remede que je propofe, qu'un mal ordinaire qu'ils feront maîtres d'arrêter à volonté.

267. La maniere d'agir de ce remede, n'eft point difficile à comprendre ; c'eft le même méchanifme que celui qui s'exécute lorfque l'on veut arrêter une hémorrhagie dans quelque partie du corps que ce foit. L'intention générale, dans ce cas urgent, eft d'oppofer une digue à l'écoulement du fang, foit en crifpant & en comprimant l'embouchure du vaiffeau qui le fournit, foit en facilitant par quelque moyen la formation d'un caillot folide qui lui oppofe une digue invincible. Le tampon remplit parfaitement tous ces objets à la fois. La liqueur aftringente dont il eft imbibé, irrite la matrice, l'oblige à fe contracter & à refferrer les vaiffeaux qui fourniffent l'hémorrhagie. Le fang qui ne peut s'écouler par le vagin, s'accumule dans la matrice, en remplit la cavité & s'y coagule. Ce coagulum s'applique contre les orifices des vaiffeaux ouverts, les comprime, y arrête les liqueurs & facilite la formation d'un caillot dans leur calibre même, qui donne le temps à la matrice de reprendre fon reffort lorfqu'elle eft dans l'inertie. De plus, fi

la

la matrice eſt déprimée, les fluides qui ſont in-compreſſibles, & qui agiſſent par leur poids dans tous les ſens, jouiſſent ici de leurs prérogatives; le ſang qui coule continuellement juſqu'à ce qu'il ait rempli la cavité actuelle de la matrice, com-prime le lieu de la dépreſſion, la repouſſe & la rétablit dans ſon état naturel. C'eſt alors que les fibres charnues jouiſſent de toute leur élaſti-cité & en font uſage; c'eſt dans ce moment où, en portant la main ſur la région hypogaſtrique, on a la ſatisfaction d'y trouver ce qu'on n'avoit point ſenti auparavant, une tumeur ſolide, for-mée par la matrice, qui annonce qu'il n'y a plus ni inertie ni dépreſſion, que l'hémorrhagie eſt arrêtée, & que le danger eſt paſſé.

268. Si la matrice contient un corps étranger qu'il ne ſoit pas poſſible d'extraire, le tampon, en empêchant le ſang de s'écouler, conſervera les forces de la malade, donnera du ton à la ma-trice, la mettra à même de ſe contracter & de détacher le corps étranger, qu'elle expulſera le plus ſouvent en même temps que le caillot qui aura été formé.

269. Si cet organe eſt déchiré, ſoit dans ſon fond, ſoit à ſon orifice, le caillot de ſang bou-chera les vaiſſeaux ouverts, en arrêtera égale-ment l'hémorrhagie, qui eſt l'accident le plus ur-gent; enſuite on aura le temps de déterger la plaie, & de la cicatriſer ſi le cas le requiert, mais le plus ordinairement la nature ſe chargera de la guériſon, ſans qu'il ſoit néceſſaire d'em-ployer autre choſe qu'une diete convenable.

270. L'utilité du tampon ne ſe borne pas à arrêter les pertes de ſang qui arrivent après l'ac-

couchement, lorſque la femme eſt délivrée du placenta; on peut encore l'employer dans toutes les eſpeces de pertes de ſang qui menacent, par leur abondance, les jours d'une malade. Quoique ſon efficacité ſoit aſſez évidente pour n'avoir pas beſoin d'autorité, cependant je ne négligerai pas le moyen de conviction qui naît du ſuffrage des grands hommes qui ont éclairé l'Art de guérir; on adopte plus facilement & avec moins de défiance une pratique qui n'eſt pas nouvelle, & dont on trouve des veſtiges dans l'antiquité.

271. Cette conſidération m'engage à rapporter, 1°. l'opinion des Auteurs à ce ſujet. J'y joindrai des obſervations qui conſtatent l'efficacité du tampon dans le faux germe & dans les avortemens, qu'on peut mettre dans la même claſſe que les faux germes, lorſqu'ils arrivent dans les premiers mois de la groſſeſſe. 2°. Je propoſerai ce moyen comme méritant peut-être d'être préféré à la méthode de Puſos, dans les hémorrhagies utérines qui arrivent lorſque la groſſeſſe eſt plus avancée. 3°. Je rendrai compte des ſuccès que le tampon m'a procurés dans les pertes de ſang qui ſuccedent à l'accouchement. Les obſervations de cet article avoient d'abord été ſeules l'objet de cet Ouvrage; mais j'ai cru enſuite qu'en les faiſant précéder par d'autres qui leur ſont analogues, & en allant par gradation juſqu'à elles, il en réſulteroit un corps de preuves plus complet. Enfin, dans le quatrieme article je réponds d'avance aux principales objections qu'on pourra faire contre l'application du tampon.

ARTICLE I.

Autorités qui favorisent l'application du tampon dans les pertes simples très-abondantes; son efficacité prouvée par les faits dans celles qui sont produites par le décollement du pédicule d'un faux germe ou du placenta dans les premiers mois de la grossesse.

§. 272. LA premiere idée qui a du naître à tout Praticien qui a vu pour la premiere fois une hémorrhagie utérine assez abondante pour épuiser la malade & la mettre en danger de mort, a été vraisemblablement d'arrêter cette homorrhagie, en appliquant le remede sur le mal même. C'est cette indication simple qui a donné naissance aux différens pessaires astringens, dont les anciens faisoient usage, & qu'on a abandonnés mal-à-propos. Ils composoient avec des drogues astringentes un liniment assez épais, dans lequel ils trempoient une tente de laine qu'ils introduisoient dans le vagin. On trouve des recettes de ces pessaires dans Hippocrate (*a*), Moschion (*b*), Paul Dégine (*c*), &c. Ils se servoient quelquefois d'une tente molle imbibée de

______

(*a*) Hippocrate ordonne un pessaire astringent où entre l'alun, pour arrêter les menstrues qui coulent trop abondamment, & qui s'opposent à la conception. V. Hipp. de mulier. morb. lib. 1, cap. 76. Charter, tom. 7, pag. 775, édit. in-f°. de 1679.
(*b*) Harm. Gynæciorum, pars posterior, cap. xx. Basileæ 1576.
(*c*) Eginete, lib. 7, cap. 24.

vinaigre, qu'ils changeoient de temps en temps. Quelques-uns ont employé l'éponge trempée dans le vin ou dans la poix, pour boucher toute iſſue au ſang ; ce qu'ils regardoient comme un remede admirable (*d*).

273. Cette pratique a été ſuivie par un des plus grands hommes qui ait illuſtré le ſiecle précédent. Fabrice de Hildin, dans ſon Epître 39 adreſſée à Zacharie, donne la recette d'une poudre dans laquelle il trempoit un peſſaire d'étoupes mouillées, dont il s'eſt ſervi avec ſuccès pour arrêter une hémorrhagie utérine à une femme de Lauſanne & à pluſieurs autres (*e*).

Obſ. LXXIV.

274. De nos jours le même moyen a été mis en uſage par quelques Praticiens dans les mêmes circonſtances.

Obſ. LXXV.

Trioen a arrêté, avec un peſſaire aſtringent fait de fiente de truie, de bol d'Arménie, de terre ſigillée, de charpie & de blanc d'œufs, macérés & battus dans l'eau de forgeron, & dont il remplit le vagin, une perte de ſang qui duroit depuis ſeize ans, qui avoit réſiſté à tous les remedes, & qui avoit commencé à la ſuite d'un accouchement (*f*).

Obſ. LXXVI.

Smelie rapporte qu'il introduiſit dans le vagin d'une fille qui avoit des regles trop abondantes, un morceau d'éponge imbibé d'une ſolution d'alun faite dans un mélange de vin & d'eau (*g*).

(*d*) Voy. l'Ouvrage de Nicolas Roche, à la ſuite de celui intitulé *Harmon. Gynæc.* que nous avons déjà cité. On y trouve au chap. 4. pag. 382, pluſieurs recettes de peſſaires tirées de Paul d'Egine, & entr'autres l'éponge.

(*e*) V. Fabr. Guillelm. Hildani, Epiſt. 39, pag. 987.

(*f*) Cornel. Trioen, obſ. Medico-Chirurgical. pag. 49.

(*g*) Smelie, tom. 2, pag. 42, 43.

On voit dans une Lettre écrite à l'Auteur du Journal de Médecine (*h*), par M. Taignon, Chirurgien-Major du Régiment de Soiſſonnois, qu'un Médecin de Caſtres en Albigeois a arrêté une perte de ſang conſidérable par la matrice, en introduiſant dans le vagin une eſpece de peſſaire d'amadou.

275. On ne peut pas dire préciſement ſi les anciens ont employé le peſſaire aſtringent ou le tampon, dans les pertes de ſang qui arrivent pendant la groſſeſſe & après l'accouchement ; mais ce moyen a été mis en uſage très-certainement dans le dernier cas depuis long-temps. Le célebre François Ranchin, mort Chancelier de l'Univerſité de Montpellier en 1641, dans un excellent Ouvrage qu'il a fait ſur les maladies des femmes, avant, pendant & après l'accouchement, imprimé à Lyon en 1645, dans le chapitre où il traite de la perte de ſang immodérée après l'accouchement, dit expreſſément que, « ſi on imbibe de petits linges » d'oxicrat & de ſuc de plantin, & qu'on les intro- » duiſe dans le col de la matrice, ils arrêtent » l'hémorrhagie (*i*) ».

276. Ces autorités ſont ſuffiſantes, je penſe, pour prouver que la pratique que nous propoſons, n'eſt point nouvelle, & qu'elle n'a point été rejetée univerſellement, même de nos jours; mais, pour démontrer par le même genre de preuves, qu'elle eſt de la plus grande utilité, nous rapporterons quelques obſervations extraites d'Au-

---

(*h*) Journal de Méd. 1761, pag 59.

(*i*) Linteola oxicrato & ſucco plantag. imbuta ; ſi immittuntur in cervicem uteri, ſiſtunt profluvium.

teurs connus, qui ne laisseront rien à desirer à ce sujet.

Obs.
LXXVIII. Le premier qui ait donné une observation bien détaillée sur l'efficacité du tampon, est le célebre Hoffman. Ce grand homme dit qu'il fut appellé auprès d'une femme de la premiere distinction, vigoureuse, d'un tempérament sanguin, âgée de vingt-huit ans & grosse de trois mois. Elle avoit une perte de sang légere depuis quinze jours, lorsque, malgré cet accident, elle s'exposa à danser. Elle le fit avec si peu de ménagement, qu'elle fut bientôt saisie d'une perte de sang si abondante, que dans l'espace de peu d'heures elle rendit du sang rouge & fleuri jusqu'à six ou sept mesures; enfin il en coula une si grande quantité, qu'elle tomba dans des foiblesses fréquentes. On employa, tant intérieurement qu'extérieurement, tous les secours possibles pour arrêter l'impétuosité du sang, mais ce fut en vain. Dans une si grande extrêmité, je fus obligé, ajoute-t-il, d'avoir recours à un remede douteux & extrême. Je pris du linge fin roulé, je l'imbibai d'une solution de tête morte de vitriol, & je l'introduisis jusqu'au fond du vagin. La perte s'arrêta peu de temps après, & la malade reprit ses esprits & ses forces, par le moyen des alimens & des médicamens fortifians. Le troisieme jour on tenta de faire l'extraction du tampon, mais on n'en vint à bout qu'avec beaucoup de difficulté, parce qu'il s'étoit durci & entiérement désséché. Il étoit garni à sa partie supérieure, d'un sang grumelé, noir & désséché. Peu de temps après, la malade demanda le pot de nuit, & rendit une petite masse charnue qui tomba de l'utérus avec une

petite quantité de fang fluide. Après cela il ne fortit plus rien, & la malade fe rétablit peu à peu, par l'ufage de la diete & des médicamens convenables qui fortifient l'eftomac & la digeftion.

L'auteur qui croyoit être le premier qui eût employé le tampon ou peffaire aftringent dans pareille occafion, ajoute ce qui fuit : il n'eft point nouveau que les femmes puiffent tomber dans une fyncope mortelle pendant l'accouchement & l'avortement, produite par une effufion de fang de la matrice, qu'il ne foit pas poffible d'arrêter par les fecours connus. Dans un fi grand danger, il n'y a point de témérité à éprouver un remede douteux ; & quoiqu'on n'eût jamais effayé auparavant d'appliquer un tel ftiptique aux parties internes de l'utérus, cependant cette obfervation enfeigne qu'on peut l'employer avec fuccès, & qu'il n'eft pas nuifible à la matrice, puifqu'il n'a pas empêché cette femme de concevoir enfuite & d'accoucher heureufement (*k*).

277. Cette obfervation qui étoit connue de M. Smelie, célebre Accoucheur Anglois, l'a engagé à employer la même pratique dans une circonftance pareille.

« En 1750, dit-il, on vint un foir, fur les neuf *Obf.*
» heures, me prier d'aller fecourir une femme *LXXIX.*
» groffe de trois mois, que j'avois accouchée
» autrefois. Cette femme avoit été prife le matin
» d'une perte de fang, pour avoir tombé dans
» fon efcalier. Sur-le-champ on l'avoit mife au

(*k*) V. l'édit. d'Hoffman, Venife 1733, cap. 5 , fect. 1 , pag. 121.

N 4

» lit, on l'avoit faignée, & on lui avoit fait
» prendre d'une teinture de fleurs de rofes avec
» le firop de diacode : au moyen de quoi fa
» perte s'étoit un peu calmée ; mais elle recom-
» mença fur le foir avec plus de violence ; &
» un Médecin, pour-lors logé dans la même
» maifon, ordonna une feconde faignée avec
» quelques remedes ftiptiques, tels que la tein-
» ture antiphtifique, l'alun & le fang de dragon.
» Lorfque j'entrai chez elle, je la trouvai fans
» force, exténuée & pâle, l'orifice de la matrice
» étoit fermé ; elle avoit cependant des efpeces
» de douleurs légeres fort éloignées. Comme le
» danger paroiffoit preffant, & qu'on avoit mis
» en pratique tous les moyens ordinaires, je fuivis
» le précepte de Hoffman ; je remplis exactement
» le vagin de fines étoupes que j'avois trempées
» dans de l'oxicrat, ce qui arrêta la perte fur-
» le-champ. J'ordonnai enfuite une potion ordi-
» naire avec cinq gouttes de teinture anodine
» & deux gros de firop de diacode, & je recom-
» mandai qu'on eût foin de lui faire boire fouvent
» de l'eau de poulet. Avec ces remedes la malade
» s'affoupit un peu, mais d'un fommeil interrompu
» de temps à autre par de légeres douleurs : fa
» perte ne revint cependant pas. Vers le matin
» les douleurs devinrent fi violentes, qu'elles ex-
» pulferent les étoupes au travers de l'orifice,
» & que leur éruption fut fuivie de celle d'un
» petit avorton, à peu près de la groffeur d'un
» œuf d'oie, & de celle de quelques caillots de
» fang. Depuis ce temps j'ai employé avec beau-
» coup de fuccès la même méthode dans plu-

» fieurs circonftances où les pertes étoient vio-
» lentes. (*l*) ».

278. On voit par ces deux obfervations, que le tampon a été employé par des hommes de mérite qui étoient en état de l'apprécier, & qu'on a pu fans témérité l'effayer après eux. Ils l'ont mis en ufage dans deux cas différens ; favoir, dans le faux germe & dans l'avortement. J'ai eu occafion de m'en fervir dans les mêmes circonf-tances, avec le même fuccès, & fans qu'il en ait jamais réfulté le moindre inconvénient. Je ne rap-porterai pas toutes les obfervations qu'une pra-tique affez étendue m'a fournies, je choifirai feu-lement celles où les malades ont, pour ainfi dire, été tirées, par fon moyen, des bras de la mort. Il y en a quelques-unes, telle que la fuivante, qui ont été éclairées de la préfence de perfonnes inftruites , en état de juger du danger, & de rendre témoignage à l'efficacité du fecours qui l'a éloigné.

Le 25 Novembre 1764, je fus appellé, dans l'après midi, chez Mlle. B...... Cette femme, d'un excellent tempérament, foupçonnoit être en-ceinte d'environ deux mois & demi. Elle avoit une perte de fang qui n'étoit pas affez abondante pour donner de l'inquiétude. Je la fis mettre au lit, lui recommandai le repos, la diete & les différens fecours que je croyois néceffaires pour calmer l'accident préfent. Sur les onze heures du foir on vint me chercher de nouveau ; la perte avoit augmenté fi confidérablement, qu'elle avoit jeté

Obf.
LXXX.

(*l*) Acc. de Smelie, tome 2, recueil 12, art. 2, obferv. 2, pag. 208.

la malade dans un état de foibleſſe extrême, avec le pouls petit & embarras douloureux à la tête. Il n'exiſtoit point de contraƈtions utérines apparentes; le ſang qui couloit continuellement, détermina bientôt des tintemens d'oreilles & des commencemens de ſyncopes. Ces ſymptomes me déciderent à faire uſage ſur-le-champ du tampon. Je fis pluſieurs petites boulettes d'étoupes que j'imbibai d'oxicrat, & que j'introduiſis dans le vagin. Le ſang ne trouvant plus d'iſſue, ceſſa de couler dans l'inſtant, & la malade paſſa la nuit aſſez tranquillement. Le Médecin ordinaire de la malade, qui avoit été appellé conjointement avec moi, ne put venir que le lendemain de grand matin. On lui raconta ce qui s'étoit paſſé, & le moyen dont je m'étois ſervi pour arrêter la perte. Ne connoiſſant pas l'utilité du tampon, il le regarda comme un remede ridicule, & le fit ôter ſans ma participation. Peu de temps après, la perte ſe renouvella avec plus de violence qu'auparavant, le pouls devint exceſſivement petit; les ſyncopes ſucceſſives qui ſurvinrent, firent tout craindre pour la vie de la malade. Je propoſai de nouveau le tampon; & pour convaincre le Médecin de ſa néceſſité, je lui fis lire dans Smelie, dont j'avois apporté l'Ouvrage, les obſervations précédentes. Il ne put ſe refuſer à l'évidence, & me laiſſa faire. Un autre Médecin qui avoit été appellé en conſultation, fut du même avis, & j'appliquai un nouveau tampon qui arrêta de nouveau la perte. Quelques heures après, il s'éleva de légeres contraƈtions utérines qui expulſerent le tampon & vraiſemblablement le produit de la conception, car l'hémorrhagie ne revint plus. Il s'établit pendant quelques jours un écoulement de matieres blanchâtres, qui avoit tous les caracteres de lochies laiteuses. La quantité de sang qui s'étoit écoulée, avoit été si considérable, que malgré la bonté du tempérament de la malade, elle fut quatre mois entiers à se rétablir.

Le 18 Avril de l'année suivante, dans le temps que la même femme commençoit à reprendre des forces, elle fut attaquée encore d'une perte de sang très-considérable, qui étoit déjà accompagnée de foiblesses assez fréquentes pour inquiéter, lorsque je fus appellé à une heure après minuit. J'introduisis sur-le-champ le tampon qui arrêta le sang. Six heures après, il se déclara des douleurs accompagnées d'épreintes qui expulserent le tampon. Comme les douleurs subsisterent après cela, je touchai la malade & trouvai l'orifice de la matrice béant, à travers lequel je sentis un petit corps mollasse. La perte étant arrêtée, je laissai agir les douleurs. A midi elles devinrent assez vives pour impatienter. Je touchai de nouveau pour m'assurer de l'état des choses. L'orifice de la matrice étoit un peu plus dilaté, j'eus la facilité d'introduire un doigt dans la cavité de cet organe, avec lequel j'embrassai un faux germe de médiocre grosseur, que j'entraînai au dehors. Les forces revinrent beaucoup plutôt cette fois-ci que la premiere ; je n'avois pas donné le temps de perdre une si grande quantité de sang, je m'étois servi du tampon beaucoup plutôt, & celui-ci ne sortit qu'après avoir déterminé le travail.

Quelque temps après, je secourus la nommée L...... Blanchisseuse, qui se trouvoit dans un cas encore plus grave que la précédente. Cette

Obf.
LXXXI.

Obf.
LXXXII.

femme avoit perdu connoiffance, elle étoit dans une fyncope qui duroit depuis un quart d'heure, & qui la faifoit regarder comme morte. On me rapporta qu'elle avoit une perte de fang depuis plufieurs jours, qui étoit à la fin devenue fi abondante, qu'elle l'avoit jetée dans plufieurs petites foibleffes dont elle étoit revenue, & enfin dans la fyncope où je la voyois. Le fang couloit toujours malgré la fyncope, il eft vrai, en petite quantité & très-fluide. Cette circonftance me détermina à introduire fur-le-champ le tampon. Je craignis qu'en ranimant la circulation, fi cela étoit encore poffible, la perte ne fe renouvellât & n'occafionnât une autre foibleffe qui auroit été vraifemblablement le terme de la vie. Lorfque le vagin fut rempli de lambeaux de linges imbibés de vinaigre pur, qui fermoient toute iffue au fang, je me difpofois à employer d'autres fecours, mais la malade parut donner quelques fignes de vie. Je lui fis avaler un peu de vin pour la ranimer : elle revint à elle, mais elle étoit d'une foibleffe fi grande, qu'il ne fut pas poffible d'entendre ce qu'elle difoit. Je lui fis donner du bouillon par cuillerée d'inftans en inftans, & une demi-heure après je commençai à fentir la pulfation de l'artere, comme un petit frémiffement, qui fe développa peu à peu à mefure que les vaiffeaux fe remplirent de nouveaux fluides. Enfin, par le régime que je lui prefcrivis, qu'elle obferva exactement, & que je rendis plus nourriffant par degrés, elle fut beaucoup plutôt rétablie que je ne l'aurois efpéré.

Obf. LXXXIII Le 5 Novembre 1767, j'eus encore occafion d'employer le même fecours dans un cas prefqu'auſſi grave. Une pauvre femme étoit attaquée d'une perte de ſang qui l'avoit réduite à l'extrêmité. M. Carrelet, Curé de Notre-Dame, étoit auprès d'elle, il l'avoit confeſſée & ſe diſpoſoit même à lui apporter l'Extrême-Onction lorſque j'arrivai. Tous les aſſiſtans étoient d'autant plus effrayés, que quelques jours auparant une femme qui demeuroit rue des Champs, étoit morte dans la même circonſtance. Je raſſurai tout le monde ; j'introduiſis le tampon, qui eut le même ſuccès que dans l'obſervation précédente.

279. Je ſuis perſuadé que ſi je n'avois pas employé le tampon dans les trois obſervations que je viens de rapporter, les femmes qui en font le ſujet, auroient ſuccombé à l'hémorrhagie utérine, comme le fit la femme de la rue des Champs, ou comme cela arriva à celle dont Mauriceau rapporte l'hiſtoire, & à la fille dont parle M. Levret. Nous allons donner l'extrait de ces deux obſervations, pour mettre à portée d'en juger.

Le 4 Juillet 1690, une femme qui ſoupçonnoit être groſſe de deux mois & demi, fut priſe d'une ſi grande perte de ſang, qu'elle tomba pluſieurs fois en foibleſſe avec des mouvemens convulſifs, & mourut une heure après la viſite de Mauriceau. On fit l'ouverture du cadavre, & on trouva un faux germe dans la matrice. Mauriceau attribue la mort de cette femme aux convulſions excitées, ſelon lui, par les violences infructueuſes qu'un Chirurgien avoit faites pour extraire le faux germe (*m*).

Obſ.
LXXXIV

(*m*) V. Mauriceau, tom, 2, obſ. 591 ; pag. 486.

Une fille de dix-neuf ou vingt ans, qui avoit toujours été bien réglée, eut une suppression. Après avoir pris beaucoup de remedes pour y remédier, il lui survint le troisieme mois une perte de sang si abondante, qu'elle fut suivie de foiblesses qui alarmerent la malade & l'obligerent à consulter M. Soumain. Celui-ci en la touchant, trouva le col de la matrice plus gros qu'à l'ordinaire, l'orifice ouvert, à travers lequel il sentit un corps charnu de médiocre solidité. Il prononça qu'il y avoit grossesse; mais la malade s'adressa à un Empirique, entre les mains duquel elle mourut de l'effusion de son sang. M. Levret assista à l'ouverture du cadavre qui fut faite par M. Soumain. Il dit que l'on trouva dans la matrice un corps étranger qui avoit occasionné & entretenu, par sa présence, la perte de sang, & qui avoit tous les caracteres d'un faux germe ou d'une molle charnue. Mais il ajoute que c'étoit la solidité de ce corps étranger, qui avoit empêché la matrice de se contracter & de s'en débarrasser (*n*).

280. L'effusion totale du sang paroît avoir été dans ces deux observations la vraie cause de la mort. Dans l'une, elle entraîna auparavant des syncopes convulsives qui sont assez fréquentes dans les grandes hémorrhagies; on ne sait pas si elle en produisit dans l'autre, mais très-certainement ce ne fut pas la solidité du corps étranger qui s'opposa à sa sortie, comme le pense M. Levret, ce fut l'abondance de la perte qui empêcha les

---

(*n*) Voy. suite des obs. de M. Levret, pag. 283.

contractions de s'établir, ou qui les rendit sans effet, en leur faisant prendre la nature de celles que nous avons appellées du troisieme genre (V. n°. 51, 52). On auroit certainement arrêté ces hémorrhagies par la méthode que nous proposons ; il en étoit encore temps dans celle rapportée par Mauriceau, puisque la femme dont il parle, ne mourut qu'une heure après la visite qu'il lui rendit ; le sang qu'elle perdit encore dans cet intervalle, auroit pu suffire pour lui conserver la vie. Dans toutes les deux, le caillot qui se feroit formé en distendant la matrice, auroit excité des contractions du second genre (V. n°. 50), suivies nécessairement du décollement & de l'expulsion du faux germe, malgré sa prétendue solidité.

281. Il arrive quelquefois que les femmes avortent sans que cet accident soit accompagné de perte de sang ; mais le plus souvent l'hémorrhagie utérine le précede & l'annonce. D'autres fois le fœtus sort seul, & la perte ne se déclare que lorsque le placenta commence à se décoller. Si dans ce cas elle devient assez abondante pour inquiéter, on peut introduire le tampon. S'il n'y a point de douleurs, il les fera naître ; & si elles existent, il leur donnera plus de vivacité ; l'expulsion du délivre en sera plus prompte : j'en peux citer pour exemple l'observation suivante.

Le 3 Juillet 1765 je fus appellé, à dix heures du matin, chez le sieur B..... Sa femme, attaquée d'une perte de sang considérable, avoit rendu à six ou sept heures du matin un petit fœtus d'environ deux mois, sans éprouver que quelques légeres douleurs. Aussi-tôt après l'expul-

Obs.
LXXXVI

fion de ce fœtus, la perte fe déclara. Elle fut d'abord très-abondante, mais elle fe calma. Sur les neuf heures, l'hémorrhagie augmenta confidérablement ; il s'y joignit des douleurs & des foibleffes qui obligerent à la fin de m'envoyer chercher. Je trouvai la malade en danger. Le pouls étoit petit & fréquent ; il y avoit des tintemens d'oreilles & des fyncopes, quoique la malade fût couchée à plat dans fon lit. La perte fe foutenoit malgré des douleurs utérines fort vives ; l'orifice de la matrice étoit dilaté de la largeur d'une piece de 24 fols, & on fentoit à travers, & profondément, un bord du placenta. L'abondance de l'écoulement me détermina à introduire le tampon, qui fufpendit la perte pendant deux heures que la malade le conferva. Il augmenta la vivacité des tranchées, & excita des éprintes qui l'expulferent enfin ; mais fi la perte fe renouvella, elle fut trop peu confidérable pour obliger d'en introduire un fecond. Les douleurs perfifterent jufqu'au lendemain à dix heures du matin ; en touchant la femme, je fentis une portion du délivre qui débordoit l'orifice : dans l'intention d'abréger les travaux de l'accouchée, je voulus effayer de foulever cette portion pour l'attirer, mais elle fe caffa profondément dans la matrice dans le temps d'une contraction vive. Les douleurs continuerent pendant encore environ deux heures, & foit que la portion reftante ait été expulfée dans cet intervalle, foit qu'elle ait demeuré dans la matrice, il n'y a plus eu d'accidens. La malade a perdu pendant quelques jours des lochies fœtides ; enfin, elle s'eft rétablie parfaitement en très-peu de temps.

282.

282. Les obfervations qu'on a vu dans cet article prouvent, à mon avis, démonftrativement, que le tampon eft un moyen unique & le plus efficace qu'on puiffe employer pour arrêter des pertes de fang de l'efpece rapportée. Que lorfqu'il eft appliqué, il ne faut pas fe hâter d'en faire l'extraction, mais attendre qu'il forte feul, ou au moins qu'il ait déterminé le travail, fans quoi, fi on fe laiffe féduire par la fufpenfion de la perte, on s'expofe à la voir renaître. Il ne faut pas craindre que la préfence du corps étranger attire des accidens, puifque celui qu'introduifit Hoffman, refta trois jours entiers dans le vagin fans en produire. Celle de la nommée L...... prouve auffi qu'il ne faut pas défefpérer des cas en apparence les plus graves, que dans des circonftances pareilles, il ne faut pas laiffer que d'introduire le tampon ; quoique l'hémorrhagie paroiffe beaucoup diminuée, la perte qui fe fait alors eft toujours confidérable, relativement à la petite quantité de fluides qui refte dans les vaiffeaux ; fi on la laiffe fubfifter, la maffe diminue de plus en plus, & s'écoule enfin en totalité d'une maniere prefqu'infenfible.

ARTICLE II.

Utilité du tampon dans les pertes de sang qui arrivent pendant la grossesse plus avancée.

§. 283. LORSQUE la perte de sang arrive quand la grossesse est déjà avancée, la femme est dans le plus grand danger. Avant M. Puſos, on dilatoit le plus ordinairement avec violence l'orifice de la matrice pour faire l'accouchement forcé. L'opération étoit très-difficile, très-laborieuſe, & ſouvent ſuivie d'un événement funeſte. Le célebre Auteur que nous venons de citer, propoſa & développa une autre méthode qu'il croyoit peut-être avoir découverte, mais qui avoit été employée avant lui par Mauriceau (*a*), &

____

(*a*) Mauriceau a non-ſeulement donné le précepte de rompre les membranes lorſqu'il y a perte de ſang. Mais il a encore expliqué la maniere dont l'hémorrhagie s'arrête, en diſant *que les vaiſſeaux même de la matrice qui étoient ouverts, ſe bouchent par la contraction de ſa propre ſubſtance, auſſi-tôt que les eaux de l'enfant qui la tenoient étendue, s'en ſont écoulées.* Voy. ſon chap. 28, tom. 1, pag. 334. Il a mis ce précepte en pratique dans l'occaſion : voy. tom. 2, les obſ. 450, 459, 479, 480, 633, *&c.* Du réſultat de ces obſervations, il a fait l'aphoriſme 54 que nous allons tranſcrire, afin qu'il ne reſte pas le plus léger doute ſur ce ſujet. " Dans les pertes de ,, ſang des femmes qui ſont en travail, il faut toujours rompre les ,, membranes des eaux de l'enfant, le plutôt qu'on le peut faire, ,, afin de lui donner lieu de s'avancer au paſſage, ſans pouſſer les ,, membranes qui étant agitées par l'impreſſion des douleurs, augmen- ,, tercient encore la perte de ſang, en augmentant le détachement ,, de l'arriere-faix où elles tiennent, qui l'avoit cauſée ".

indiquée enfuite par Dionis (*b*). Cette méthode, infiniment plus douce & plus falutaire, confifte à dilater peu à peu l'orifice de la matrice avec les doigts, & à percer les membranes pour procurer l'écoulement des eaux & faciliter le refferrement des vaiffeaux qui fourniffent la perte. L'Auteur l'accompagna d'obfervations fi bien détaillées & fi concluantes (*c*), qu'elle fut adoptée avec empreffement de tous les Accoucheurs.

284. Cependant cette méthode n'eft pas praticable dans toutes les circonftances, & nous ne croirons pas nous écarter de notre fujet, en difcutant un peu cet matiere.

1°. Toutes les pertes de fang qui furviennent pendant la groffeffe, ne font pas toujours fuivies de l'accouchement ; ainfi voilà déjà un cas où la méthode de Pufos ne conviendroit pas, & même où elle pourroit être nuifible.

2°. L'orifice de la matrice porté en arriere, fuffifamment ouvert pour permettre l'effufion du fang, ne l'eft quelquefois pas affez pour que le Chirurgien puiffe le franchir afin d'aller ouvrir les membranes, fur-tout lorfqu'il n'a pas été aminci par les contractions, & qu'il a encore beaucoup d'épaiffeur & de folidité.

(*b*) « Mais fi la perte augmentoit, & qu'on connût qu'elle procédât
» du détachement de l'arriere-faix, il faudroit, pour peu que la
» matrice fût dilatée, percer les membranes qui contiennent les
» eaux, parce que ces eaux étant écoulées, elles ne caufent plus
» de diftenfion aux membranes, & n'obligent point l'arriere-faix de
» fe détacher davantage, ce qui donne lieu à l'enfant de s'avancer
» dans le paffage pour fortir au plutôt. Acc. de Dionis, liv. 3, chap.
» 24, pag. 262 ».
(*c*) Acad. de Chirurgie, tom. 2, in-12, pag. 203, & acc. de
Pufos, pag. 323. C'eft à ce dernier Ouvrage que nous renverrons
toujours par la fuite.

3°. Toutes les pertes de fang ne ceffent pas après l'ouverture des membranes, il y en a même quelquefois qui ne fe déclarent que lorfque les eaux font écoulées. La méthode de Pufos fe trouve ici en défaut, & on n'a rien propofé juf-qu'à préfent qui difpenfe de l'accouchement forcé.

4°. Enfin, la fituation contre nature de l'enfant, & l'attache du placenta fur l'orifice de la matrice, ne paroiffent pas être compris dans le nombre des cas où la méthode de Pufos puiffe convenir ; cependant il n'eft pas toujours poffible de faire à temps l'accouchement forcé.

Examinons fi le tampon ne pourroit pas être propofé pour fuppléer dans ces différens cas à ce qui manque, foit du côté de la nature, foit du côté de l'Art.

285. Lorfqu'une femme groffe a une perte de fang, on la fait coucher à plat dans fon lit, on lui recommande le repos le plus exaĉt ; on la faigne plus ou moins ; on la réduit à une diete févere, *&c.* L'intention principale qui dirige ce traitement, eft de favorifer la formation d'un caillot de fang qui puiffe boucher les vaiffeaux ouverts ; & c'eft effeĉtivement toujours de cette maniere que la perte s'arrête ; Pufos en convient (*d*).

286. Mais ce caillot a fouvent beaucoup de peine à fe former, foit à caufe de l'agitation du

____

(*d*) Mémoire fur les pertes de fang, à la fuite des accouchemens de Pufos, pag. 337, 340.

fang, de fa ténuité, ou de l'attache particuliere du placenta. La perte continue, devient quelquefois affez abondante pour donner des foibleffes, & il s'y réunit de petites douleurs. Si on prenoit l'alarme fur-le-champ, qu'on forçât l'orifice de la matrice, & qu'on perçât les membranes, on détermineroit toujours l'accouchement d'un enfant le plus fouvent avant terme, & fur la vie duquel on ne pourroit pas compter, fans parler des dangers qui regarderoient la mere.

287. Ne feroit-il pas plus avantageux & plus prudent, fi la perte perfiftoit, après avoir pris les précautions néceffaires pour diminuer l'abondance & l'agitation du fang, dans le cas où ces difpofitions exifteroient, d'introduire un tampon qui boucheroit l'orifice de la matrice? Ce moyen favoriferoit fûrement la formation du caillot qui eft le but de la nature & de l'Art, la perte fe trouveroit arrêtée, & on pourroit efpérer de conferver la groffeffe; ce qui feroit d'un avantage ineftimable pour l'humanité.

288. Nous n'avons jamais tenté cette méthode dans le cas que nous venons d'expofer; nous préfumons cependant qu'elle auroit des fuccès, fur-tout fi on n'attendoit pas que l'orifice de la matrice fût trop dilaté, & que le travail fût déjà avancé. Cette confiance eft fondée fur l'expérience de Smelie, le plus intelligent des Accoucheurs Anglois, & qu'il nous a tranfmife en ces termes : « Je n'avois pas affez pratiqué pour-lors, » pous favoir que quelquefois on venoit à bout » d'arrêter les pertes, & de donner le moyen » aux femmes de continuer leur temps, en ap-

» pliquant des ſtyptiques dans le vagin , & le
» rempliſſant de tampons de charpie (*e*) ».

289. Mais lorſque le travail a commencé, que
l'orifice de la matrice eſt aſſez ouvert pour permettre l'introduction d'un ou de deux doigts, c'eſt
dans ce temps qu'on eſſaie de le dilater davantage pour avoir la facilité de percer les membranes. Après l'écoulement des eaux, la tête de
l'enfant, en devenant le corps réſiſtant, appuie
ſur l'orifice de la matrice, y fait elle-même l'office de tampon, & en faiſant ceſſer les douleurs
du troiſieme genre, donne lieu à celle du ſecond
de s'établir (V. nº. 50, 51, 52). Alors la perte
s'arrête , mais c'eſt toujours l'effet du ſang qui
s'accumule dans la matrice, s'y coagule & bouche
lui-même les orifices des vaiſſeaux (*f*). La preuve
de ce que j'avance, eſt la quantité plus ou moins
grande de caillots noirâtres qui s'évacuent après
la ſortie de l'enfant, & dont Mauriceau cite des
exemples (*g*).

290. Cependant il peut arriver que l'orifice
utérin ait trop de rigidité, qu'il ſoit trop épais,
ſoit par une diſpoſition naturelle , ſoit par le
terme où ſera la groſſeſſe, & que la perte ſoit
en même temps très-conſidérable. Puiſos, dans

(*e*) Voy. Smelie, tom. 3 , recueil 33, nº. 2, obſ. 1 , pag. 138.
(*f*) « Car comme dans cette ſituation la tête qui deſcend la
» premiere, occupe exactement le paſſage, elle retient auſſi le ſang
» dans la capacité de la matrice, & le ſang qui ſe coagule, ſert
» comme d'aſtringent pour fermer l'embouchure des vaiſſeaux de
» cette partie , & arrêter par ce moyen la perte ». Voy. la Pratique
des accouchemens de Peu, liv, 2 , chap. 15 : allez juſqu'à la pag.
515.
(*g*) Voy. entr'autres l'obſervation 654 de Mauriceau, tom. 2 ,
pag. 535.

une de ſes obſervations, fut plus d'une heure à
travailler ſur l'orifice de la matrice d'une femme
groſſe de neuf mois , avant de pouvoir percer
les membranes ; il déſeſpéroit même d'abord du
ſuccès de ſa méthode, à cauſe de l'abondance de
la perte , & croyoit qu'il ſeroit obligé d'en venir
à l'accouchement forcé, extrêmité à laquelle M.
Gervais fut réduit dans un autre cas dont nous
ferons encore uſage (*h*). Mais ſera-t-il toujours
poſſible alors de pratiquer l'accouchement forcé,
ſur-tout ſi la groſſeſſe n'eſt pas près de ſon terme ?
La Motte ne put jamais introduire que quatre   *Obſ.*
doigts dans l'orifice de la matrice d'une femme   *LXXXVIII.*
groſſe de cinq à ſix mois, qui avoit une perte
de ſang ; il lui fut impoſſible d'y joindre le pouce,
malgré la violence qu'il employa, & les différens
relâchans qu'il mit en uſage (*i*). Smelie a éprouvé   *Obſ.*
la même difficulté. Après avoir travaillé long-   *LXXXIX.*
temps ſur l'orifice de la matrice d'une femme
groſſe de ſix mois, qui avoit une perte de ſang,
il fut obligé de l'abandonner pendant pluſieurs
jours (*k*).

291. Ces différentes manœuvres ne peuvent-
elles pas déchirer l'orifice utérin , le contondre
& le diſpoſer à l'inflammation ? Pendant qu'on les
pratique, la perte ne peut-elle pas augmenter au
point de faire craindre pour les jours de la
malade, avant ou immédiatement après l'opération ?

(*h*) Mémoire ſur les pertes de ſang , à la ſuite des accouch. de
Puſos, pag. 336, 337.

(*i*) La Motte, ancienne édit. obſ. 203 , pag. 354 ; nouvelle édit.
obſ. 245, pag. 703.

(*k*) Smelie, tom. 3 , recueil 33 , n°. 2 , obſ. 1 , pag. 135.

292. Ces inconvéniens palpables, auxquels la méthode de Puſos ne remédie qu'imparfaitement & qu'elle partage, en font deſirer avec raiſon une plus douce & plus analogue à la nature. Celle que nous oſons propoſer, nous paroît avoir ces caracteres, & c'eſt toujours l'introduction du tampon. Par ſon moyen, on empêchera le ſang de s'écouler au dehors, on facilitera la formation d'un caillot continu, depuis l'orifice juſqu'au lieu où le délivre eſt décollé, & qui fermera lui-même la ſource qui le fourniſſoit. Par cette raiſon, on ménagera les forces de la nature, on lui donnera le temps de les rétablir & d'agir avec la modération, & en même temps l'énergie dont elle eſt capable. Lorſqu'on jugera par le retour fréquent des douleurs & leur vivacité, que l'orifice ſera aſſez aminci & ſuffiſamment dilaté, on ôtera le tampon, & ce ſera alors qu'on pourra percer les membranes ſans uſer d'aucune violence. Ces aſſertions que nous croyons fondées, ſont le fruit de l'obſervation ſuivante.

Obſ. XC.   Le 25 Février 1765, je me tranſportai à Gevrey, Village diſtant de Dijon de deux lieues, pour la femme du ſieur P...... Menuiſier, enceinte d'environ huit mois, & ayant une perte de ſang. Cette femme avoit fait une chûte quinze jours auparavant, qui avoit ſur-le-champ occaſionné un ſuintement ſanguin. Ce ſuintement continua & dégénéra le ſoir du quatorzieme jour en une hémorrhagie foudroyante, qui réduiſit la malade, en quinze heures de temps, dans une foibleſſe ſi grande, qu'elle tomboit de temps en temps en ſyncope. Le Chirurgien du lieu, effrayé avec raiſon de ſon état, demanda du ſecours.

Comme il avoit ouï parler de l'efficacité du tampon dans les pertes de fang, fans favoir précifément le cas où il convenoit, il introduifit dans le vagin à tout événement, en attendant mon arrivée, plufieurs lambeaux de linges, qui empêcherent l'effufion du fang au dehors. Quand j'arrivai, deux ou trois heures après cette opération, les fyncopes étoient moins graves & moins fréquentes, mais la malade éprouvoit un mal-être affez fingulier. Le travail s'étoit cependant établi depuis l'application du tampon; il y avoit des douleurs légeres, à la vérité, mais qui revenoient de temps à autre. Jugeant l'hémorrhagie arrêtée, j'ôtai le tampon que je ne croyois plus néceffaire, & il ne coula plus de fang. L'orifice de la matrice étoit fort élevé & dilaté de la largeur d'un écu de trois livres : les membranes fe tendoient pendant la douleur. Je les perçai pour prévenir le renouvellement de la perte que la femme n'auroit pu foutenir dans l'épuifement où elle étoit. L'écoulement des eaux enleva le mal-être. Les douleurs furent foibles pendant encore quelques temps, chacune d'elles évacuoit des caillots de fang noirs qui paroiffoient anciens, & qui ne tachoient les linges que comme de la lavure de chair. J'évaluai leur quantité réunie à environ deux palettes. C'étoit vraifemblablement le caillot qui s'étoit formé par l'application du tampon, depuis l'orifice jufqu'au délivre, & qui fortoit par partie. Les douleurs augmenterent infenfiblement, fans que la perte revînt, & expulferent enfin un enfant mort, qui me parut être d'environ fept mois & demi. Le délivre vint peu de temps après; il paroiffoit avoir été dé-

collé dans environ la moitié de sa circonférence,
qui étoit recouverte de caillots noirs de la même
nature que ceux dont je viens de parler. La
malade a été languissante pendant quelque temps,
& s'est ensuite parfaitement rétablie.

293. Que la perte continue après l'ouverture
des membranes, comme nous l'avons avancé,
c'est une chose très-possible, & vraisemblablement
c'est ce qui obligea M. Gervais à faire l'accouchement forcé. On peut l'inférer des paroles mêmes
de Pusos, qui dit que ce Chirurgien avoit tenté
auparavant la voie naturelle (*l*), qualification
qu'il donne à sa méthode. Mais elle peut aussi
ne se déclarer qu'après l'écoulement des eaux.
Nous en avons déjà cité un exemple (V. l'obs.
sous le n°. 226); & en voici un autre tiré de
La Motte.

Cet habile Chirurgien fut appellé pour accoucher la femme d'un Officier qui avoit des douleurs lentes. Une demi-heure après son arrivée,
les eaux percerent, & les douleurs, au lieu d'augmenter, diminuerent. Il survint une perte de
sang qui s'accrut à chaque douleur, & qui devint
à la fin si considérable, qu'elle l'obligea de faire
l'accouchement forcé. Cependant l'enfant présentoit la tête, mais elle rétrogradoit de temps en
temps, & laissoit échapper les caillots (*m*).

294. Quel parti auroit-il fallu prendre si cette
femme eût eu l'orifice de la matrice très-rigide,
& qu'il n'eût pas été possible de le faire prêter

(*l*) Voy. acc. de Pusos, pag. 337.

(*m*) La Motte, ancienne édit. obs. 306, pag. 361 ; nouvelle obs.
248 , pag. 724.

ſuffiſamment pour introduire la main ? Je le crois décidé par l'obſervation ſuivante.

Le 20 Novembre 1765 je fus appellé, à ſix heures du ſoir, chez M. M...... Commis au Bureau des Cartes, demeurant à Dijon, au vieux Couvent, rue Chanoine. Sa femme, groſſe d'environ cinq mois, avoit une perte de ſang, & éprouvoit des douleurs qui annonçoient un avortement prochain. Cette perte s'étoit déclarée depuis quelques jours par un ſuintement ſanguin qui avoit augmenté par degrés ſuffiſamment pour affoiblir la malade, & la jeter dans des ſyncopes qui, à la vérité, étoient légeres & de peu de durée. Elle avoit des douleurs foibles, l'orifice de la matrice étoit dilaté de la largeur d'une piece de vingt-quatre ſols ; les eaux étoient écoulées, & je ſentis à nud, à travers cet orifice, un corps étranger qui me parut être la tête de l'enfant. Comme dans ce moment la perte me ſembla diminuée, je recommandai ſimplement le repos à la malade, & la laiſſai tranquille. J'y retournai à neuf heures du ſoir, les douleurs continuoient, l'hémorrhagie étoit peu abondante, mais la femme étoit toujours foible. A onze heures les douleurs ceſſerent totalement, & la perte augmenta ſi conſidérablement, que je me vis dans la néceſſité d'eſſayer l'accouchement forcé. L'orifice utérin étoit ſi épais & ſi ſolide, qu'il ne me fut pas poſſible de le dilater. Dans cette perplexité, je ne vis point d'autre parti à prendre, que de remplir le vagin de tampons d'étoupes, trempés dans le vinaigre pur. Ce moyen arrêta la perte, mais la malade conſerva ſa foibleſſe ; elle eut des ſyncopes fréquentes, ſon pouls étoit petit & elle éprou-

Obſ. XCII.

voit un mal-être si grand, que, me défiant de son état, je la fis confesser. Cette situation critique dura l'espace d'une heure & demie. Au bout de ce temps, les douleurs se réveillerent, la malade reprit un peu de forces & de courage, & expulsa le tampon dans un effort qu'elle fit comme pour aller à la garde-robe, pendant une douleur. Je touchai alors l'orifice de la matrice ; je le trouvai plus dilaté, & je sentis distinctement la tête de l'enfant qui appuyoit sur sa circonférence. Comme il n'y avoit plus de perte de sang, j'abandonnai le tout à la nature. Les douleurs se soutinrent, & quoiqu'elles fussent peu considérables, elles expulserent à trois heures du matin un fœtus qui paroissoit de quatre mois & demi : il étoit encore vivant, quoique sans mouvement des membres & de la respiration ; on apperçut pendant plus d'un quart d'heure le battement du cœur. Après l'accouchement je touchai la femme pour sentir s'il étoit possible de la délivrer. Je trouvai l'orifice de la matrice peu dilaté, quoiqu'il eût livré passage à l'enfant, & je conjecturai que le délivre, qui, à ce terme, est toujours plus volumineux que le fœtus, ne sortiroit que par un nouveau travail. J'essayai cependant de le tirer par le frêle cordon, mais quoique je ne fisse que des tentatives légeres, il me resta bientôt à la main. La perte de sang, qui étoit l'accident le plus urgent, étant cessée, je m'inquiétai peu du délivre, & j'en abandonnai l'expulsion à la nature, comme le recommandent les plus célebres Praticiens de nos jours en pareil cas. Les douleurs persisterent, quoique foiblement, pendant tout le jour qui suivit l'accouchement. Le lendemain elles se firent sentir avec beaucoup de violence ; on me fit relever à quatre heures du matin, & je trouvai le placenta tombé sur l'orifice de la matrice. Je relevai par mes discours le courage de la malade, que les douleurs avoient abattue & qui se croyoit prête de mourir. Je fis renaître l'espérance dans son cœur, & je la quittai pour vaquer à d'autres affaires. Une heure & demie après mon départ, la nature expulsa enfin le délivre.

La perte excessive que cette femme avoit soufferte, la jeta dans une foiblesse & dans une langueur extrême. Il lui survint une douleur de tête vive, que le plus léger bruit rendoit insupportable. Sa vue étoit si sensible, qu'elle ne pouvoit supporter la lumiere sans sentir augmenter ses souffrances. Le troisieme jour la fievre se déclara ; elle fut accompagnée du dégoût pour toutes sortes d'alimens. Le visage de la malade devint bouffi, & toutes les évacuations naturelles diminuerent considérablement. Les purgations légeres, répétées de temps en temps, l'usage des sels minoratifs & un régime convenable, la tirerent par degrés de cet état : elle a fait d'autres enfans à terme depuis ce temps-là.

295. Dans cette observation je me suis écarté du précepte général, qui ordonne de faire dans un cas pareil l'accouchement forcé. Je serois peut-être venu à bout de cette opération, si j'avois persisté à vouloir vaincre la résistance de l'orifice ; mais j'aurois craint, avec raison, que ma malade affoiblie n'eût éprouvé le sort de celle dont je vais donner l'histoire. Si La Motte avoit connu le tampon, il n'auroit pas eu la douleur de voir périr sous ses yeux la femme

qui en fait le fujet, & il n'auroit pas été expofé à fe faire illufion fur la caufe de cette mort.

Obf. XCIII. Une femme fut bleffée au ventre par la chûte d'un cheval qu'elle montoit. Il lui furvint une perte de fang affez abondante d'abord, qui diminua enfuite beaucoup, fans ceffer totalement, & qui ne l'empêcha pas de devenir enceinte. Au cinquieme mois de la groffeffe, la perte qui n'avoit pas difcontinué, augmenta au point de donner des foibleffes qui firent craindre pour la vie. La Motte fit l'accouchement forcé, & la malade mourut fix heures après, de l'effufion de fon fang. Il ajoute dans la réflexion qui fuit, qu'il ne s'apperçût pas, quand il introduifit le doigt dans l'orifice de la matrice, qu'il fortît une feule goutte de fang, ni même quand il y infinua la main pour aller chercher les pieds, ce qui lui fit préfumer que la perte ne venoit point du décollement du délivre, mais plutôt de l'orifice de la matrice, ou du fond 'u vagin où il pouvoit y avoir plaie, fuite de la chûte, que la lubricité du mari avoit empêché de cicatrifer (*n*). Si c'étoit là la vraie caufe de la perte, ce qui eft très-douteux, l'accouchement forcé n'étoit pas indiqué, & nous penfons qu'on eût pu conferver la mere avec l'enfant, en employant notre méthode. On auroit pu même encore en faire ufage après l'accouchement, fi la perte avoit fubfifté.

296. Les obfervations qu'on vient de lire, nous font préfumer que l'introduction du tampon, dans les pertes de fang qui arrivent pendant la groffeffe, pourroit être une méthode plus douce,

---

(*n*) Voy. obf. 205, pag. 358, & nouv. édit. , obf. 247, pag. 702.

plus analogue à la nature, & par conféquent plus falutaire que celle de M. Pufos. Elle convient dans les cas où la méthode de Pufos feroit inutile, dans ceux où la même eft recommandée, & même dans ceux où elle eft infuffifante, & où l'on eft obligé d'en venir à l'accouchement forcé.

C'eft fur ce fondement que nous croyons qu'on emploiera le tampon avec fûreté, lorfque l'enfant fe préfentera dans une fituation contre nature, foit avant ou après l'écoulement des eaux. Il ne faut pas craindre qu'il s'accumule une grande quantité de fang dans la matrice, ce vifcere actif ne prête pas auffi facilement qu'on pourroit l'imaginer. Il y en avoit deux palettes dans la matrice de Mlle. P.......(V. l'obf. fous le n°. 292), un peu moins dans celle de Mme. M.....(V. l'obf. fous le n°. 294), & un peu plus dans celle de Mlle. B.........(V. l'obf. fous le n°. 226), où ma main fit l'office de tampon pendant plus d'une demi-heure.

297. La préfence du caillot n'augmentera pas non plus le décollement du délivre. Celui-ci fe trouvera également preffé entre la matrice & le corps qui réfifte; par conféquent il n'y aura point de raifon pour qu'il fe détache davantage. Avant l'écoulement des eaux, les caillots qui fe formeront, irriteront la matrice en la diftendant tant foit peu, & l'obligeront à fe contracter. L'orifice s'amincira peu à peu, il fe dilatera en même temps, fans que la femme perde fes forces, & alors en perçant les eaux, on aura la plus grande facilité poffible à aller chercher les pieds de l'enfant.

298. Lorfque la perte ne fe déclarera qu'après que les eaux feront écoulées, & que l'enfant aura

une fituation contre nature, comme dans ce cas il n'exifte plus de douleurs fenfibles, ou que s'il y en a, elles font du troifieme genre (V. n°. 51, 51), l'orifice utérin ne fe dilatera que très-lentement, parce que rien ne portera fur lui. Si cependant il n'eft pas affez ouvert pour qu'on puiffe faire l'accouchement forcé fans ufer de beaucoup de violence, & que la perte fubfifte, l'introduction du tampon en arrêtant l'hémorrhagie, favorifera la formation d'un caillot qui tiendra lieu de la préfence des eaux & de la tête, pour dilater l'orifice par fa preffion, & pour exciter les douleurs par fon volume. Lorfque l'orifice fera affez dilaté pour permettre l'introduction de la main, les caillots auront ménagé un efpace dans la cavité utérine dont l'Accoucheur profitera pour terminer plus aifément fon opération.

299. Il nous refte actuellement, pour terminer cet article, à examiner fi l'application du tampon ne pourroit pas être utile quelquefois dans les pertes de fang qui font occafionnées par l'attache du placenta fur l'orifice de la matrice ; mais auparavant on nous permettra une petite digreffion fur les fuites que cet écart de la nature entraîne néceffairement.

300. On a été long-temps fans pouvoir rendre raifon de l'attache du placenta fur l'orifice de la matrice. On croyoit qu'il fe décolloit par quelqu'accident du fond de ce vifcere, & qu'il tomboit enfuite par fon propre poids fur l'orifice, où il adhéroit par le moyen des caillots (o). Cette

____

(o) On a effayé depuis peu de renouveller cette erreur dans
erreur

erreur a été combattue par le célebre M. Levret. Il a prouvé d'une maniere incontestable & qui ne peut souffrir aucune objection, que lorsqu'on trouvoit le placenta à l'orifice de la matrice avant l'accouchement, il y avoit pris son accroissement dès les premiers temps de la grossesse (*p*). On a vu dans la premiere partie de cet Ouvrage, n°. 20, 21, nos conjectures sur la maniere dont nous pensons que cette singularité arrive.

301. Après les six, sept ou huit premiers mois de la grossesse, lorsque le fond & les parois de la matrice ont pris toute l'amplitude dont ils sont capables, ils font violence sur le col qui est obligé de prêter à son tour (V. premiere partie, art. 1, n°. 24, 47). Si le placenta est attaché sur l'ouverture supérieure du col qui va s'étendre, comme il est maintenu dans sa situation par la forme & les adhérences générales de l'œuf humain dont il fait partie, il ne peut pas prêter dans la même proportion ni dans la même direction que l'orifice ; il est tiraillé, se déracine, & l'hémorrhagie commence.

302. Cette hémorrhagie est d'abord peu de chose ; ce n'est, pour ainsi dire, qu'un suintement sanguin, parce qu'il n'y a encore que le bord des houpes mamelonnées, qui sont sur la circonférence interne de l'orifice qui soit décollé. Ce suintement subsiste plus ou moins long-temps dans le même état : mais enfin, le sang qui coule

---

un Ouvrage qui a paru sous le nom d'une Sage-Femme Angloise, & qui est trop visiblement dicté par l'ignorance & la mauvaise foi, pour trouver des partisans.

(*p*) Suite des Obs. de Levret, art. 2, §. 3, pag. 48, ou l'Art des acc. &c. Supplément, art. 9, pag. 353, édit. de 1766.

P

continuellement, humecte l'orifice en totalité, le relâche & le difpofe à s'ouvrir davantage. L'orifice affoibli ne contrebalance plus l'action conftante du reffort utérin ; celui-ci en profite, redouble fon action, & la premiere contraction s'établit. Chaque contraction augmente la dilatation de l'orifice, décolle de proche en proche le placenta, & rend par cette raifon l'effufion du fang plus abondante. Le fang coule continuellement dans l'intervalle qui fépare les contractions, en petite quantité à la vérité ; mais dans le temps de la contraction il en fort une quantité confidérable, en partie par expreffion, & en partie des nouvelles embouchures de vaiffeaux que le placenta découvre en fe décollant. A mefure que l'hémorrhagie augmente, la force des contractions diminue par l'affoibliffement de la malade ; & c'eft là un des plus grands obftacles qui s'oppofent à l'accouchement naturel. Les contractions font à peine douloureufes, par deux raifons : la premiere, parce que l'orifice relâché oppofe peu de réfiftance : la feconde, parce que le fang qui coule coupe la contraction & la fait ceffer prefque fur-le-champ ; fecond obftacle qui s'oppofe à l'accouchement naturel. Enfin, l'enfant fe préfente ici prefque toujours dans une fituation contre nature, & c'eft un troifieme obftacle qui s'oppofe à l'accouchement naturel.

303. On voit par l'expofé de ces obftacles, qu'ils deviennent de plus en plus infurmontables à mefure que le temps s'avance, & effectivement la plus grande partie des femmes qui fe trouvent dans le cas épineux que nous traitons, périroient

fi l'art ne venoit pas à leur fecours (*q*). Cependant la nature a des reffources qu'elle emploie
dans les occafions les plus graves quand on ne
la trouble pas ; & fi elles ne réufliffent pas toujours, elles éloignent au moins le moment de la
deftruction. Celle que la nature emploie ici, eft
encore la formation d'un caillot.

304. La femme attaquée de perte de fang, &
déjà affoiblie, fe couche dans fon lit horizontalement. Le fang s'accumule dans le vagin & s'y
coagule. Le coagulum s'attache aux houpes décollées du placenta, & par l'adhérence qu'il y
contracte; il eft maintenu dans fa fituation. Le
fang qui coule à chaque contraction, en fe joi-
gnant au caillot, en augmente le volume; & enfin
de proche en proche tout le vagin fe trouve
bouché, & la femme a quelques momens de repos où elle ne perd pas. Si la nature n'eft pas
trop affoiblie, les contractions fe renouvellent,
deviennent plus actives, l'orifice fe dilate davantage fans effufion de fang, & la tête s'avance. Si
elle parvient à s'introduire dans l'orifice, elle
comprime circulairement le placenta attaché fur
fa circonférence; alors la perte de fang eft arrêtée
fans retour, & l'accouchement naturel peut avoir
lieu.

305. Ce que je viens de dire de la formation
du caillot, n'eft pas une chofe de pure imagination. Tous les Accoucheurs qui ont fecouru des

____

(*q*) La Motte en cite un exemple funefte, ancienne édit. obf.
230, pag. 405 ; nouvelle édit. obf. 321, pag. 940. Smelie de
même, tom. 2, recueil 13, art. 1, pag. 357.

femmes dans le cas dont il eſt queſtion, doivent
ſe rappeller qu'ils ont trouvé le vagin rempli de
ſang coagulé (*r*), ſur-tout ſi la malade étoit
couchée depuis quelque temps, & que perſonne
n'y eût porté la main avant eux. Quant à l'effet
que je prête au caillot, c'eſt une conſéquence que
j'ai déduite de l'obſervation ſuivante.

Obſ.
XCIV.
Le 23 Novembre 1769, on me fit appeller à
neuf heures & demie du ſoir chez une pauvre
femme rue Chapelotte. Elle avoit une perte de
ſang depuis pluſieurs jours, ſans en avoir rien
dit à perſonne. L'hémorrhagie avoit beaucoup
augmenté le dernier jour, & la malade s'étoit
couchée ſur les ſix heures du ſoir, dans la crainte
de tomber en foibleſſe. Une voiſine qui avoit
coutume de veiller avec elle, y entra ſur les
huit heures, courut chercher une Sage-Femme
qu'elle ne trouva pas, & vint enſuite chez moi.
Je trouvai la malade très-foible, quoiqu'elle eût
des douleurs pinçantes qui revenoient aſſez ſouvent. Il y avoit un gros caillot de ſang entre les
cuiſſes, qui étoit continu avec celui qui rempliſſoit la cavité du vagin. Je détournai l'un & l'autre le
mieux qu'il me fut poſſible, pour m'aſſurer de l'état
des choſes, & trouvai, du côté gauche du vagin,
une portion de placenta qui étoit adhérente au
caillot, & que j'eus aſſez de peine à démêler à
cauſe de cela. Je détruiſis le caillot juſques contre
l'orifice de la matrice, que je trouvai dilaté de la

(*r*) M. Levret a trouvé le vagin rempli de caillots de ſang dans
les femmes qui font le ſujet de deux obſervations qu'il rapporte
dans ſa diſſertation ſur le placenta attaché à l'orifice de la matrice,
Voy. Art des acc. troiſieme édit. ſuppl. art. IX. pag. 365, 371.

largeur de la paume de la main, & à travers lequel la tête de l'enfant commençoit à s'introduire à nud. Ma premiere idée fut d'abord de repouſſer la tête de l'enfant pour aller chercher les pieds ; mais m'appercevant que le ſang ne couloit plus & les douleurs ſe ſoutenant, je conjecturai que l'accouchement naturel pourroit avoir lieu. Je fus obligé de quitter quelques momens après pour aller ſecourir Mme. P...... au Fauxbourg d'Ouche, qui étoit dans un cas des plus graves, & qui fera encore le ſujet d'une obſervation très-intéreſſante en faveur de l'application du tampon. Avant de ſortir, je recommandai qu'on allât chercher un de mes Confreres ; mais on n'en fit rien ; on ſe contenta d'une autre pauvre femme qui faiſoit quelquefois l'office de Matrone, & qui reçut l'enfant deux heures & demie après ma ſortie. Le lendemain je fus voir l'accouchée, que je trouvai aſſez bien, quoique foible, & qui s'eſt parfaitement rétablie. Son enfant, qui n'étoit pas à terme, n'a vécu que quelques jours.

306. Portal a rencontré deux fois le même cas (ſ) ; & quoiqu'il ne faſſe point mention des caillots, je ſuis porté à croire cependant qu'ils ont contribué à calmer la perte pendant quelque temps, & que c'eſt ce qui a donné lieu au travail de s'établir, & à la nature la force de faire l'accouchement naturel. On en trouve auſſi des exemples dans Smelie (t), qui a également oublié de parler des caillots de ſang.

(ſ) Voy. Portal, obſ. 29, pag. 142, 145.
(t) Smelie, tom. 2, recueil XIII, art. 1, pag. 253 ; recueil 18, art. 3, pag. 354 & ſuivans.

307. Si le bain fe perce de bonne heure, que les eaux s'écoulent en totalité, c'eſt une circonſtance qui devient encore plus favorable. La matrice fe reſſerre d'autant, acquiert des forces qui augmentent l'efficacité de ſes contractions. La tête de l'enfant qui s'avance, appuie fur le délivre, comprime les vaiſſeaux ouverts & contribue à arrêter l'hémorrhagie. L'accouchement naturel pourra donc s'effectuer quelquefois, principalement ſi la formation du caillot s'y réunit. Il auroit eu lieu très-certainement dans l'obſervation ſuivante, ſi l'enfant s'étoit préſenté dans une bonne ſituation (*u*).

Obſ.
XCV.   Le 13 Novembre 1766, je fus appellé chez N..... J...... Tailleur de Pierres, rue Maiſon-Rouge, pour ſecourir ſa femme dans un accouchement contre nature. Elle étoit enceinte d'environ ſept mois ; des douleurs légeres s'étoient annoncées la veille avec une perte de ſang qui avoit continué toute la nuit, & qui s'étoit augmentée dans le même degré que les douleurs. Cette femme ne s'apperçut pas de l'écoulement des eaux ; & quoique la perte de ſang l'eût déjà fort affoiblie, elle auroit encore reſté dans la ſécurité que lui donnoit la foibleſſe de ſes douleurs, ſi elle n'avoit pas ſenti le matin quelque choſe qui ſortoit de ſes parties naturelles. Elle envoya chercher auſſi-tôt M. Maret le cadet, qui reconnut que c'étoit le délivre, le cordon ombilical & un bras de l'en-

---

(*u*) Je rapporte en entier l'obſervation qu'on va lire, parce que la méthode que j'ai employée pour terminer l'accouchement, a été critiquée ; & que je crois néceſſaire, pour ma juſtification, d'expoſer les motifs qui m'ont décidé à m'en ſervir.

fant. Après avoir fait sans succès toutes les tentatives possibles pour aller chercher les pieds de l'enfant, il se détermina à demander du conseil. On m'envoya chercher à neuf heures du matin. M. Ravachat mon Confrere, qui fut aussi averti, arriva un instant après moi. J'examinai la malade, qui étoit pâle & décolorée, le pouls petit, mais cependant assez ferme. Je la fis mettre dans une position convenable, & procédai à la reconnoissance des parties qui se présentoient, que je trouvai telles que M. Maret les avoit annoncées. La portion du délivre, qui étoit hors de la vulve, avoit la grosseur d'un œuf de poule. Le corps du placenta étoit dans le vagin, & il en restoit une très-petite partie dans la matrice, qui étoit serrée entre la paroi postérieure de ce viscere & le corps de l'enfant. Le cordon ombilical étoit froid, sans être engorgé ; on n'y sentoit point de pulsation. La main de l'enfant étoit flasque & sans mouvement. Ces circonstances me firent annoncer la mort du fœtus, avant que de procéder à la délivrance de la mere. En introduisant ma main dans le vagin, je trouvai que l'épaule de l'enfant étoit engagée dans le détroit supérieur du bassin. L'orifice de la matrice étoit mollet & suffisamment dilaté ; cependant il ne me fut pas possible d'atteindre aux pieds de l'enfant ; je trouvai un obstacle invincible entre sa poitrine & la paroi de la matrice. Le corps de ce viscere étoit tellement contracté, qu'il y auroit eu danger de rupture, si j'avois persisté dans mes tentatives. Je crus pouvoir repousser l'épaule & la tête de l'enfant dans le fond de la matrice, comme je l'avois fait sur la machine de M. Le-

vret, & même fur le vivant, dans des circonftances à peu près femblables ; mes peines furent
encore inutiles. J'effayai enfuite d'introduire ma
main fur la tête de l'enfant pour la repouffer de
côté, ou l'amener à l'orifice, comme cela eft
arrivé quelquefois : je parvins, par cette manœuvre, à toucher une oreille de l'enfant ; mais
le cercle inférieur de la matrice, ou la partie fupérieure de fon col, formoit dans cet endroit
comme une bande ligamenteufe extrêmement ten-
due, qui m'empêcha de paffer outre. Je me rappellai que quelques Praticiens, dans des cas femblables, étoient parvenus à tirer des fœtus de
peu de volume, fans les faire changer de pofition. J'effayai ce moyen. Je profitai des foibles
douleurs que la mere avoit, & tirai le bras de
l'enfant pour engager davantage l'épaule dans le
détroit, & y faire paffer la tête en même temps ;
mais je fentis à la feconde tentative, l'impoffi-
bilité de mon projet, qui ne fut cependant pas
tout-à-fait infructueux, puifqu'il me donna la
facilité d'introduire deux doigts autour du col de
l'enfant replié dans le vagin, & qu'il me rappella
le précepte de Smelie, qui ordonne dans pareille
circonftance de couper le col à l'enfant (x).
Quoique la perte fût beaucoup diminuée, elle
étoit cependant encore affez confidérable pour
inquiéter, fur-tout dans l'état de foibleffe où la
malade étoit réduite. Je le fis obferver à mes
Confreres, qui convinrent, comme moi, de la

(x) Smelie, tom. 1, pag. 321. Obf. fur le même fujet, tom.
3, pag. 394.

néceffité de délivrer cette femme avec le plus de célérité poffible. Je leur propofai le moyen que j'imaginois comme le plus efficace pour parvenir à cette fin, qui étoit de couper le col de l'enfant, de tirer après cela d'abord le tronc, & enfuite la tête. Ils approuverent mon projet, & voici comme je l'exécutai.

J'introduifis une de mes mains dans le vagin entre le bras de l'enfant & l'os facrum ; je paffai le doigt indicateur & celui du milieu autour du col de l'enfant près les clavicules ; je tirai à moi le plus qu'il me fut poffible ; & de l'autre main, que j'avois armée d'une paire de cifeaux, je coupai par degrés, avec la pointe de cet inftrument, tout le col de l'enfant ; après cette opération défagréable, je faifis le bras qui fe préfentoit, & tirai le tronc avec beaucoup de facilité. J'introduifis fur-le-champ ma main dans la matrice, & amenai la tête avec la même aifance. Après cela, je n'eus pas beaucoup de peine à extraire le délivre dont il n'y avoit plus qu'une petite portion contenue dans la matrice. Tout ce travail ne dura pas l'efpace d'un demi-quart d'heure ; il fut fait fans bleffer la mere & fans lui caufer beaucoup de douleurs. Elle a eu des fuites de couches heureufes, & a été affez promptement rétablie.

Quoique je fuffe certain, par les fignes dont j'ai parlé, de la mort de l'enfant, auffi-tôt que j'eus tiré le tronc, je le montrai aux affiftans, & j'eus la fatisfaction de leur faire voir qu'il n'étoit pas forti une goutte de fang des arteres carotides & vertébrales, ni pendant, ni après mon opération. Je n'avois pas befoin de cette preuve pour confirmer la juftesse de mon pronoftic, mais elle étoit néceſſaire pour me juſtifier aux yeux de quelques femmes qui étoient préſentes & à ceux du Public, toujours porté à juger défavorablement des gens de l'Art, quand ils ſont forcés, par les circonſtances, de faire des opérations extraordinaires.

308. Que le caillot de ſang, qui ſe forme naturellement dans le vagin, ſoit un moyen capable d'arrêter la perte & de déterminer le travail dans le cas où le placenta eſt attaché ſur l'orifice de la matrice, c'eſt ce que l'obſervation qu'on a lue ſous le nº. 305, rend aſſez vraiſemblable ; cependant il ne faut pas beaucoup y compter. La ſituation plus ou moins perpendiculaire de la femme, les différens mouvemens qu'elle ſe donne dans l'inquiétude dont elle eſt tourmentée, les attouchemens fréquens que l'on fait aſſez ſouvent dans le vagin, l'écoulement des eaux qui lavent & entraînent, &c. toutes ces cauſes peuvent empêcher la formation du caillot, le déranger & en favoriſer l'expulſion lorſqu'il eſt formé. Il n'aura donc lieu, le plus ordinairement, que très-tard, quand la femme affoiblie & ayant déjà éprouvé quelques ſyncopes, eſt forcée de garder le repos ; & alors, quoique la perte de ſang ſe trouve arrêtée, la nature épuiſée n'a ſouvent plus la force de produire des contractions capables d'opérer l'accouchement.

309. Si dès le commencement de la perte, on favoriſoit la formation d'un caillot ſolide, en lui donnant un point d'appui par le moyen du tampon, ne pourroit-on pas en eſpérer du ſuccès ? Ce ſeroit aider la nature ; il y a même lieu de préſumer que par ce moyen on détermineroit

beaucoup plutôt le travail : l'orifice de la matrice auroit le temps de se dilater, sans que la femme perdît son sang. Lorsqu'il seroit assez ouvert, ce qu'on pourroit reconnoître par le genre & la maniere d'être des douleurs, on ôteroit le tampon, on perceroit les membranes si elles ne l'étoient pas, & on iroit chercher les pieds, ou on laisseroit venir l'enfant dans la situation naturelle, si cela paroissoit possible.

310. J'adopterois volontiers cette méthode par analogie, dans le cas dont il est question ; j'y vois des avantages palpables, annoncés par la marche de la nature même, sans y appercevoir aucun inconvénient. Je sais qu'on m'objectera qu'il sera plus court de pratiquer sur-le-champ l'accouchement forcé ; mais je crois cette opération toujours dangereuse lorsqu'on la tente de trop bonne heure, & avant que la matrice ne se soit fortifiée par la multitude des contractions ; d'ailleurs, l'orifice, quoique relâché, ne l'est cependant pas toujours autant qu'on pourroit l'imaginer. Mauriceau fut appellé pour une femme grosse de six mois & demi, dont le placenta étoit attaché sur le col de la matrice, qui perdoit depuis six heures une très-grande quantité de sang, & qui tomboit souvent en foiblesse. L'accouchement n'étoit point préparé, & il fut obligé d'attendre deux heures entieres avant de pouvoir introduire l'extrêmité de trois de ses doigts dans l'orifice (*y*). Dans cet intervalle, la femme pouvoit mourir, ou s'af-

Obf.
XCVI.

(*y*) Mauriceau, tom. 2, obs. 59, pag. 50. Voy. encore l'Art des accouchemens de M. Levret, troisieme edition, pag. 369.

foiblir au point de périr dans l'opération même, comme cela arriva à la Dame dont nous avons parlé fous le n°. 160.

311. Mais lorfque cet orifice eft parvenu à un degré de dilatation même plus confidérable, il oppofe encore quelquefois une très-grande réfif-tance. M. Guiot fut plus d'une demi-heure à travail-ler, tant pour dilater l'orifice de la matrice, qui étoit déjà ouvert de la largeur de près d'un écu de fix livres, que pour détacher l'arriere-faix du côté du rectum, & ce ne fut qu'avec beaucoup de peine & de circonfpection qu'il fit pénétrer fa main dans la matrice (ɀ). J'ai éprouvé la mê-me difficulté dans l'obfervation fuivante.

Obf. XCVII.

Le 11 Octobre 1771, je fus appellé, à fept heures du foir, chez Mlle. G..... rue Chapeau-Rouge. Cette femme, enceinte d'environ huit mois, avoit une perte de fang qui duroit depuis deux heures, & qui augmentoit par gradation. Elle reffentoit, d'intervalle à autre, des douleurs fi foibles, qu'elle ne pouvoit fe perfuader qu'elle étoit dans le travail de l'accouchement. Je la fis mettre au lit. L'orifice utérin étoit épais, dilaté feulement de la largeur d'une piece de douze fols, & je fentis du côté droit une portion de placenta. Je me hâtai d'aller finir quelques affaires : je ne fus abfent qu'une heure. Pendant ce temps, la perte augmenta fi confidérablement, qu'on fut obligé de m'envoyer chercher de nouveau. Je touchai la femme ; l'orifice de la matrice, dilaté

Obf. XCVIII.

(ɀ) Voy. Art des acc. de M. Levret, Supplément, art. IX. pag. 369.

de la largeur de plus d'un écu de trois livres, étoit plus mince; il se présentoit une plus grande portion de placenta que celle que j'avois d'abord reconnue, décollée du côté droit de l'orifice, qui étoit le lieu de l'implantation de ce corps. Pendant ce temps, il survint une contraction dont la femme ne s'apperçut pas, mais que je reconnus par la tension de la portion des membranes qui se présentoit au côté gauche de l'orifice, & par l'augmentation de l'hémorrhagie. Je proposai sur-le-champ l'accouchement forcé. Plusieurs voisines qui étoient présentes s'y opposerent, sous le prétexte qu'il n'y avoit point de douleurs; & je n'aurois pu leur en persuader la nécessité, si la femme s'étant mise sur ses genoux pour uriner, un quart d'heure après mon arrivée, n'avoit été prête à tomber en syncope, par la quantité de sang qui tomba dans le pot de nuit. Cet accident me laissa maître de travailler. Lorsque j'eus fait mettre la malade en situation, je perçai les membranes; mais il ne me fut pas possible de faire pénétrér ma main à travers l'orifice qui n'étoit pas encore assez dilaté. En attendant, j'imaginai un expédient pour arrêter l'hémorrhagie. J'appliquai la portion de placenta qui se présentoit sur la paroi interne de l'orifice d'où elle étoit décollée, & je la maintins avec deux doigts dans cette situation, pendant que je dilatois de temps en temps l'orifice avec les autres. Cette manœuvre qui, je crois, n'a encore été rapportée par personne, & qui est très-sûre & très-satisfaisante, me réussit parfaitement. Le sang cessa de couler, & je parvins par degrés à enfoncer mes doigts assez profondément pour atteindre un pied qui n'étoit pas éloigné. Par le moyen de ce pied, j'amenai les fesses à l'orifice, qui firent fur le placenta la compreſſion que j'y avois faite avec les doigts pour arrêter le fang. Je laiſſai alors agir la nature feule, jufqu'à ce qu'il n'y eût plus que les bras à dégager & la tête, au paſſage defquels j'aidai tant foit peu. L'enfant a vécu vingt jours ; & la mere, qui n'avoit pas autant perdu que d'autres que j'ai vues dans la même fituation, a été très-promptement rétablie.

ARTICLE III.

Succès conſtans du tampon , dans les pertes de ſang foudroyantes qui ſuccedent à l'accouchement.

§. 312. JE crois avoir annoncé aſſez avantageuſement le tampon, en rendant compte de ſes ſuccès dans les pertes de ſang qui ſurviennent pendant la groſſeſſe; c'eſt un préjugé favorable qui prépare à ſon efficacité dans l'hémorrhagie exceſſive qui ſuccede quelquefois à l'accouchement à terme. Cet accident foudroyant, le déſeſpoir des Accoucheurs (V. le n°. 266 & la note *b* qui l'accompagne), fait l'objet eſſentiel de cet Ouvrage. Nous avons expoſé ſes cauſes dans la premiere partie. Dans la ſeconde , nous avons démontré l'inſuffiſance des moyens que les Praticiens recommandent pour le combattre. Il nous reſte à affermir ſur les fondemens ſolides de l'obſervation , la méthode curative que nous y ſubſtituons, & que nous avons employée avec le ſuccès le plus conſtant. Nous avons dit que la profuſion du ſang qui ſuccédoit immédiatement à l'accouchement à terme, reconnoiſſoit trois cauſes principales, qui ſont, le décollement partiel du placenta (V. art. 2, premiere partie); l'inertie de la matrice acompagnée quelquefois de ſa dépreſſion (V. art. 3 & 4, premiere partie); & le déchirement de cet organe (V. art. 5, premiere partie).

313. Lorſque le placenta eſt décollé après l'ac-couchement , & qu'il y a en même temps une hémorrhagie dangereuſe , il n'y a point d'autre remede que de faire l'extraction de ce corps étranger, en obſervant les précautions que nous avons indiquées art. 2, ſeconde partie. Cepen-dant ſi le reſſerrement trop conſidérable de l'orifice, des adhérences trop fortes du délivre, ou d'autres cauſes s'y oppoſoient abſolument , je n'héſiterois pas à traiter ce cas comme celui de Mlle. B..... (V. l'obſ. ſous le n°. 281), c'eſt-à-dire , à introduire le tampon pour arrêter la perte, plutôt que de laiſſer périr la femme ſous mes yeux, comme cela eſt arrivé à quelques Accoucheurs. Si la matrice n'étoit pas dans une inertie bien décidée, le caillot de ſang qui ſe formeroit en irritant ce viſcere, donneroit plus de vivacité aux douleurs qui agiroient plus effi-cacement ſur le placenta, acheveroient de le dé-coller, & l'expulſeroient enfin avec le caillot. S'il y avoit inertie, on pourroit s'oppoſer à la dila-tation utérine que l'accumulation du ſang pourroit produire, en ſuivant la méthode que nous avons indiquée ſous le n°. 255, art. 6 de la ſeconde partie ; c'eſt-à-dire, en comprimant avec les deux mains le globe utérin au deſſus du pubis, juſqu'à ce que la matrice fût revenue de ſa ſyncope : il faut tout tenter lorſqu'il eſt queſtion de ſauver la vie à une mere de famille. Cependant j'oſe aſſurer qu'il ſera très-rare qu'on ſoit obligé d'employer ces reſſources. J'ai eu des occaſions fréquentes dans ma pratique, de faire l'extraction du délivre à demi décollé après l'accouchement à terme , qui occaſionnoit des hémorrhagies in-quiétantes ,

quiétantes, & j'ai toujours réuſſi, avec de la patience, à vaincre les difficultés qui ſe ſont préſentées. Je promets le même ſuccès à tout Praticien qui ſaura ſe poſſéder.

314. La ſeconde cauſe de perte de ſang après l'accouchement, eſt l'inertie de la matrice, quelquefois accompagnée de dépreſſion, & qui ſurvient après que la femme eſt délivrée. Cette cauſe eſt la plus ordinaire, la plus à redouter, & celle qui élude preſque toujours les ſecours connus, lorſqu'elle eſt portée à un certain degré. L'accouchée qui en eſt attaquée, tombe promptement dans la proſtration des forces, & périroit en très-peu de temps, ſi on ne la ſecouroit pas à propos. Le tampon eſt l'unique remede qui convienne, & le ſeul ſur l'efficacité duquel on puiſſe abſolument compter. C'eſt ce que nous eſpérons prouver par les obſervations ſuivantes.

Le 5 Juillet 1762, je fus appellé, à ſix heures du matin, chez un Particulier de cette Ville, pour accoucher une fille âgée d'environ vingt ans. Cette fille d'un caractere doux, avoit les cheveux blonds, la peau d'un blanc mate & le tein vermeil. Sa groſſeſſe étoit à terme, ſon ventre volumineux, & en la touchant, je reconnus que les détroits du baſſin avoient beaucoup de capacité. Les douleurs avoient commencé à quatre heures du matin; elles étoient foibles : à ſix heures, l'orifice de la matrice étoit dilaté de la largeur d'un écu de ſix livres. Le peu de vivacité des douleurs me fit croire que l'accouchement étoit encore éloigné; cependant je reſtai auprès de la malade qui étoit aſſiſe ſur un fauteuil. Ces petites douleurs con-

Obſ.
XCIX.

Q

tinuerent à se faire sentir d'intervalle à autre ; la malade s'en plaignoit à peine. Enfin, une heure après mon arrivée, il en vint une très-vive : les eaux percerent ; l'enfant, quoique très-gros, les suivit, & le délivre sortit ensuite, par l'effet de la même contraction, pendant que je faisois au nouveau né la ligature du cordon ombilical. Dans l'instant le sang coula en nappe, & je vis la malade pâlir. Je la pris sur mes bras & la portai dans son lit, où je la couchai à plat. Je demandai sur-le-champ du vinaigre ; pendant qu'on le cherchoit, j'entendois le bruit du sang qui couloit à flots. La malade s'affoiblissoit, avoit des tintemens d'oreilles, des syncopes. J'introduisis la main dans le vagin pour agacer l'orifice de la matrice ; ce moyen ne réussit pas. Je posai l'autre main sur le ventre, où, bien loin de rencontrer la tumeur que doit y former la matrice, ma main s'enfonça, pour ainsi dire, dans le bassin sans sentir la moindre résistance. Lorsque le vinaigre fut apporté, j'en remplis un vase, j'y trempai des linges & les appliquai sur le ventre & les parties extérieures de la génération. Pendant ce temps, les assistans en répandoient sur le visage de l'accouchée, & lui en faisoient respirer : malgré cela, la perte continuoit. Je ne m'étois point encore servi du tampon, je le connoissois cependant ; je savois qu'il avoit été employé avec succès dans les fausses couches. Dans l'extrêmité où se trouvoit ma malade, je hasardai d'en faire usage, quoique je ne connusse encore aucun fait qui en constatât l'efficacité après l'accouchement à terme. J'introduisis d'abord un lambeau de linge, imbibé de vinaigre pur, jusqu'au fond du vagin, contre l'orifice de la matrice. Je foutins celui-là d'un fecond, pour boucher hermétiquement le vagin. Le fang cefla de couler fur-le-champ, & la tumeur, qui annonce la contraction de la matrice, fe forma dans le baffin : il étoit temps, la malade étoit aux abois, & un inftant plus tard elle expiroit.

Cette fille, revenue à elle-même, reffentit une grande douleur à l'eftomac. Sa tête étoit chancelante & douloureufe, fa voix fi foible, qu'on pouvoit à peine entendre ce qu'elle difoit. Je lui fis prendre du bouillon, & recommandai qu'on lui en donnât fouvent, peu à la fois. Le foir du même jour j'ôtai un des tampons; le fang fluide les avoit humectés, & couloit à travers en petite quantité. Le lendemain le ventre, qui avoit d'abord été un peu tendu, fe dégonfla. Il y avoit eu une perte légere pendant la nuit : j'ôtai le tampon qui reftoit; il revint un peu de fang fluide, & je ne m'apperçus pas qu'il fortît de caillots. Le troifieme jour, qui devoit être le jour de la fievre de lait, le ventre s'affaiffa tout-à-fait, il ne vint ni lait ni fievre, mais la douleur d'eftomac perfifta encore. Enfin, cette douleur diminua les jours fuivans peu à peu; le pouls, qui avoit été très-petit, fe réveilla, & la malade fe rétablit affez paffablement dans l'efpace de trois femaines. Elle refta cependant foible & pâle pendant encore quelque temps, & conferva plufieurs mois une douleur de tête qui augmentoit au moindre mouvement. Cette fille, qui n'a point fait d'enfant depuis ce temps, jouit actuellement d'une bonne fanté (*a*).

____

(*a*) Cette obfervation a été lue la même année en préfence de

315. Cette perte est venue, comme l'on voit, à la suite d'un accouchement très-précipité, puisque le travail n'a duré que trois heures; ce qui est un temps fort court pour un premier accouchement. Mais quoique le travail soit beaucoup plus long, que le bain s'écoule même plusieurs heures avant la sortie de l'enfant, cela n'empêche pas toujours que l'inertie n'ait lieu, & que l'hémorrhagie qui en est la suite, ne s'établisse.

Obs. C. Le 14 Novembre 1763, l'épouse de M. P...... Marchand, accoucha de son premier enfant. Cette Dame, d'un tempérament cacochime, n'avoit jamais joui d'une bonne santé. Le travail dura environ dix-huit heures. Les eaux s'écoulerent près de deux heures avant la sortie de l'enfant, qui ne fut expulsé lui-même que par des douleurs extrêmement vives. Après avoir fait la ligature du cordon ombilical, & avoir remis en d'autres mains l'enfant qui étoit fort gros pour une mere aussi délicate, je fis l'extraction du délivre qui se présentoit à l'extérieur replié, & qui étoit d'une grosseur proportionnée à celle de l'enfant; L'accouchée me parut avoir bon courage; elle indiquoit elle-même les choses nécessaires à son enfant, & parloit d'un ton de voix ordinaire. On lui apporta un bouillon, & on la souleva pour le lui faire prendre; mais dès qu'elle eut la tête un peu élevée, il lui survint un tintement d'oreille; ses yeux s'obscurcirent, & elle fut prête à s'évanouir. J'approchai pour la secourir, & je m'apperçus que le sang avoit percé le lit de couche,

---

tous les Chirurgiens de Dijon, dans une conférence chirurgicale, & transcrite sur le registre.

& qu'il tomboit fur le pavé. Je fis fur-le-champ remettre la malade dans la fituation horizontale où elle étoit auparavant ; &, fans m'amufer à appliquer des compreffes fur le ventre, &c. j'introduifis d'abord, à travers un torrent de fang, un lambeau de linge imbibé de vinaigre pur. L'orifice de la matrice étoit fi fort relâché, que ce premier lambeau de linge pénétra fans réfiftance, ainfi que le fecond, jufques dans la cavité utérine. J'en introduifis un troifieme plus confidérable qui refta dans le vagin, & qui empêcha abfolument l'hémorrhagie. Prefqu'auffi-tôt la tumeur fe forma dans le ventre, & la femme reprit fes fens. La maniere dont la tumeur utérine fe développa dans l'abdomen, & parut fortir d'elle-même, m'a toujours fait préfumer qu'il y avoit eu dépreffion ; la derniere douleur avoit fubfifté après la fortie de l'enfant, & j'avois été obligé d'engager la malade à ceffer fes efforts (V. n°. 95). Une heure après avoir arrêté l'hémorrhagie, toutes les inquiétudes furent calmées, & je remis la malade dans fon lit. Ce fut alors que je pus juger de la quantité énorme de fang qu'elle avoit perdu. Pendant la nuit, j'ôtai un des tampons, mais il ne fut pas poffible d'avoir les deux autres. Comme ils ne produifoient aucun accident, que la malade étoit auffi bien qu'elle pouvoit être, je crus qu'il n'y avoit point d'inconvénient de les laiffer ; en conféquence je les abandonnai. Les lochies coulerent malgré leur préfence, & la nature les expulfa le cinquieme jour, après quelques contractions utérines. La malade fut foible pendant très-long-temps, & n'a été en état de marcher qu'au bout de fix femains. Elle a fait deux autres enfans du depuis, & a effuyé, après chaque accouchement, une perte de fang, mais infiniment moins abondante que la premiere, & pour lefquelles on n'a pas été obligé d'employer le tampon.

316. Lorfqu'une femme a été attaquée une fois d'inertie de matrice, elle y eft plus expofée qu'une autre dans les couches fuivantes, fur-tout lorfque le placenta n'a que des adhérences fuperficielles, & qu'il fe décolle trop tôt après la fortie de l'enfant : en voici un exemple.

Obf. CI. La femme du fieur O...... eft prefque fûre d'avoir une perte de fang après être accouchée. Sa matrice qui manque de reffort, fe contracte foiblement, & dans des intervalles très-éloignés. Si le placenta eft peu adhérent, & qu'il fe décolle peu de temps après la fortie de l'enfant, fon fang fluide & fans confiftance, coule de l'utérus, comme l'eau paffe à travers un panier. Elle feroit morte déjà de fon fecond ou de fon troifieme accouchement, fi je n'avois pas employé le tampon ; & je fuis certain qu'aucun autre moyen n'auroit pu arrêter l'hémorrhagie. Je ne m'en fervis pas pour le quatrieme, parce que le placenta plus adhérent qu'à l'ordinaire, fut plus de trois heures avant de fe décoller ; & lorfqu'il le fut en partie, la perte abondante qui furvint, m'obligea de l'aller chercher jufques dans la matrice qui fe contracta heureufement après fa fortie.

Enfin, elle accoucha de fon cinquieme enfant le 13 Août 1771. Le délivre qui étoit très-volumineux, fe détacha promptement. Sa fortie fut accompagnée & fuivie d'une perte de fang fi.

violente, que cette femme tomba presque sur-le-champ dans une syncope convulsive avec ronflement. Je crus qu'elle étoit cette fois perdue sans ressource. Cependant je ne perdis pas courage, je me hâtai d'introduire des tampons : le sang couloit malgré les lambeaux de linge imbibés de vinaigre pur que j'introduisois jusques contre l'orifice de la matrice ; & ce ne fut que lorsque j'eus rempli totalement le vagin, que sa fougue s'arrêta. Alors la matrice se contracta, & la malade reprit connoissance.

Comme il s'étoit formé dans l'utérus un caillot de sang très-considérable, j'ai voulu savoir ce qu'il deviendroit. J'ai examiné exactement tous les jours les linges de l'accouchée, & voici ce que j'ai remarqué. L'application du tampon empêcha absolument l'issue du sang pendant plus de deux heures, que je tins un linge sec appliqué sur la vulve. Lorsque je vis la matrice assez raffermie, & que les contractions utérines se faisoient sentir réguliérement, quoique toujours éloignées les unes des autres, j'ôtai le linge sec. Il ne tarda pas à s'établir à travers le tampon un écoulement sanguin alternatif, semblable à celui qui se fait chez toutes les femmes après l'accouchement, mais un peu moins considérable. J'ôtai le tampon douze heures après son introduction. Le suintement alternatif continua, & se soutint encore pendant environ vingt-quatre heures, ensuite il devint séreux & me parut fourni par la sérosité qui se séparoit du coagulum. Ce suintement continua jusqu'au commencement du quatrieme jour. A cette époque, la matrice, qui avoit conservé à peu près le même volume que la suspension de la perte lui avoit donné, commença à diminuer, parce que le caillot qui la remplissoit, commença à se fondre. Les lochies séreuses augmenterent en conséquence prodigieusement, & continuerent pendant trois jours dans la même force. Elles pénétroient pendant vingt-quatre heures, & teignoient, comme de la lavure de chair, plusieurs draps pliés en huit doubles, mais sans exhaler d'odeur putride. La femme n'a point éprouvé d'autres accidens, & s'est rétablie beaucoup plutôt que je ne l'aurois espéré.

317. Le danger de l'inertie & de la perte de sang, est encore plus imminent, lorsque le tempérament est affoibli par de longues maladies, où les solides ont perdu une partie de leur ressort, & les fluides de leur consistance. Une femme qui devient grosse dans cet état, a peine à en soutenir le poids ; elle tombe dans une hydropisie universelle, qui aggrave sa situation. Ses extrêmités inférieures s'enflent considérablement, par l'obstacle que la grossesse oppose au retour du sang : elles s'enflamment, & il s'y forme même quelquefois des phlictaines suivies d'escarre gangréneux, qui annoncent & augmentent la dégénération des liqueurs. Ces accidens se soutiennent & s'accroissent jusqu'au moment de l'accouchement; & si la malade ne périt pas dans ce temps de l'effusion de son sang, elle succombe presque toujours ensuite par l'effet des désordres qui se font accumulés dans l'économie animale. La femme qui fait le sujet de l'observation suivante, en fournit un exemple frappant.

Obs.
CII. La femme du sieur P..... Maître Coutelier à

Dijon, rue des Godrans , d'une fanté valétudinaire , avoit éprouvé différentes maladies longues
& chroniques ; elle étoit même attaquée d'un
afthme humoral, lorfqu'elle fe maria à l'âge de près
de quarante ans. Elle ne tarda pas à devenir enceinte, & lorfqu'elle fut parvenue au fixieme mois
de fa groffeffe , elle tomba par degrés dans une
leucophlegmatie univerfelle. Dès le feptieme mois
il ne lui fut plus poffible de fe coucher, & elle
fut obligée de paffer les nuits dans fon fauteuil,
où les douleurs & la toux la laiffoient à peine
repofer quelques inftans. M. Petit , Médecin de
l'Hôpital , & l'un des plus employés de la Ville ,
lui fit adminiftrer les remedes les mieux indiqués.
Malgré ces fecours , l'état de la malade empira
de plus en plus ; & lorfque je fus appellé, quinze
jours ou environ , avant fon accouchement, je la
trouvai dans une fituation déplorable. Son ventre
étoit prodigieux , fes extrêmités inférieures étoient
au dernier degré de gonflement ; il y avoit fur
chacune une inflammation érélipélateufe , où il
s'élevoit d'efpace en efpace des phlictaines remplies d'une férofité rouffâtre, qui laiffoient, après
s'être ouvertes, des excoriations qui répandoient
une grande quantité du même fluide. Son vifage
étoit décoloré & maigre comme celui des hydro-
piques , avec une petite rougeur terne fur les
os de la pommette. Enfin, fa refpiration courte
& fon pouls petit, fréquent & irrégulier, faifoient craindre qu'elle n'expirât d'un moment à
l'autre ; je n'avois même été averti que pour lui faire
l'opération céfarienne , en cas que cet événement
eût lieu. La malade fe foutint néanmoins contre
toute efpérance ; fes maux , que l'on croyoit au

dernier période, s'aggraverent encore ; plufieurs excoriations des jambes tournerent à l'état gangréneux ; il y en avoit une, fur-tout à la partie externe de la jambe droite, de la longueur de deux pouces & demi, & de la largeur de plus d'un pouce & demi. Les douleurs de l'accouchement fe déclarerent plufieurs jours avant de produire aucun effet ; elles opérerent enfuite, quoique lentement, la dilatation de l'orifice de la matrice. Je perçai les eaux de bonne heure, & il s'en écoula une prodigieufe quantité : enfin, l'accouchement fe termina.

Ce fut dans ce moment où je crus que la malade alloit expirer, foit par l'effufion de fon fang lorfque je la délivrerois, foit par la foibleffe, fuite de la dimotion qui devoit fe faire dans les parties fupérieures. J'avois donné au lit de couche une direction prefque verticale, & que l'on pouvoit rendre horizontale à volonté. Je lui donnai fur-le-champ cette derniere direction, & la fis prendre à l'accouchée avant de la délivrer, pour prévenir, autant qu'il feroit poffible, la dimotion que je craignois. Quoiqu'il fût forti une grande quantité d'eau, avant & après l'enfant, le ventre ne diminua pas cependant de volume autant que je m'y ferois attendu : il y avoit à la région hypogaftrique une infiltration du tiffus cellulaire de la peau épaiffe de plus de quatre doigts. Cet engorgement, qui étoit dur & rénitent, s'étendoit de chaque côté fur les régions iliaques, gagnoit en montant les lombaires, & alloient fe réunir derriere le dos, en formant un bourrelet folide. Je ne pus fentir la matrice que fous l'ombilic, où l'engorgement finiffoit. Ce vifcere fe contractoit foiblement & dans des intervalles très-éloignés ; il opéra cependant avec le temps le décollement & l'expulsion du délivre.

Immédiatement après la sortie du placenta, il se déclara une hémorrhagie uniforme, qui alloit sans interruption. Le sang, qui couloit en abondance, étoit noir, sans consistance & semblable à celui des scorbutiques. Je craignis, avec raison, que cette hémorrhagie n'épuisât promptement la malade, & n'occasionnât une syncope qui auroit été certainement mortelle dans un sujet aussi affoibli, & dont la vie ne tenoit, pour ainsi dire, qu'à un fil. Je pris en conséquence le parti de l'arrêter avec le tampon (*b*). Après cette opération, je fis porter la malade dans son lit, où elle fut couchée à plat, ce qu'elle n'avoit pu faire depuis plus de deux mois, sans danger de suffocation. Le tampon, qui avoit arrêté l'écoulement continuel du sang, réveilla le ressort de la matrice ; elle se contracta alternativement, & à chaque contraction, elle chassa à travers le tampon une quantité de sang médiocre. J'ôtai ce corps étranger six heures après son introduction ; la perte légere & alternative continua, la malade même se trouva dans une tranquillité qu'elle n'a-

---

(*b*) Quand le tampon ne feroit, dans un cas pareil, que suspendre la mort, c'est toujours un avantage réel pour le Chirurgien. Il lui sauve le désagrément de voir périr sa malade sous ses yeux, & prévient les discours injurieux à sa réputation, que peuvent tenir les gens qui ne font pas instruits des circonstances qui ont précédé ou accompagné l'événement. Cette malade ne succomba pas à l'hémorrhagie, parce que j'eus la précaution de l'arrêter, sans attendre qu'il survînt une nouvelle contraction, qui ne seroit certainement pas venue, si je n'avois pris soin de la faire naître par l'introduction du tampon.

voit pas goûtée depuis long-temps. Mais ſes ſolides étoient dans un état de relâchement trop
grand, & ſes fluides trop appauvris, pour eſpérer
qu'elle ſe tirât d'affaire. Le pouls reſta dans l'état
de foibleſſe & d'irrégularité où il étoit avant l'accouchement, l'engorgement du tiſſus cellulaire
du ventre ſubſiſta. Quoique les cuiſſes déſenflaſ-
ſent un peu, les eſcarres gangréneux des jambes
ne ſe ſéparerent qu'imparfaitement ; la difficulté
de reſpirer ſe renouvella, & la malade périt environ le vingtieme jour de ſes couches, ſans
avoir éprouvé aucune interruption des lochies,
ni aucun accident du côté de la matrice.

318. Les pertes de ſang dont on vient de voir
l'hiſtoire, ſont ſurvenues à des ſujets d'un tempérament pituiteux, d'une foible complexion ; à des indi-
vidus enfin, dont les fibres étoient peu élaſtiques.
Le même accident peut arriver à celles qui ſont
d'une meilleure conſtitution, lorſque le volume
de la groſſeſſe a diſtendu ſi conſidérablement la
matrice, qu'elle a perdu une partie de ſon reſſort.
La femme du ſieur P...... demeurant Fauxbourg
d'Ouche, qui fait le ſujet de l'obſervation ſuivante,
s'eſt trouvée dans ce cas. Quoique naturellement
délicate & d'une taille médiocre & grêle, elle a
néanmoins beaucoup de vivacité. Ses fibres ſont
irritables & ſe contractent fortement. Dans quatre
accouchemens qui ont précédé celui dont nous
allons faire l'hiſtoire, les délivres furent expulſés
très-promptement après les enfans, par le ſeul
reſſort de la matrice, ſans qu'il y ait eu le moindre ſujet de craindre une hémorrhagie. Enfin,
elle eſt devenue enceinte une cinquieme fois, à

l'âge d'environ vingt-fix ans. Cette groffeffe a été beaucoup plus fatigante que les autres ; au feptieme mois, le ventre eft devenu énorme, & la malade n'a pu marcher qu'avec beaucoup de difficulté. Il s'eft élevé dans ce temps une fievre d'irritation, qui a perfifté jufqu'à l'accouchement, & qui n'a fini que douze jours après.

Le 29 Novembre 1769, qui étoit à peu près *Obf.* le milieu du neuvieme mois de la groffeffe de *CIII.* Mme. P...... on me fit appeller à dix heures & demie du foir. Les eaux s'étoient écoulées depuis quelques jours, fans que le ventre parût diminué de volume. Il y avoit de très-petites douleurs, accompagnées d'une perte de fang. La tête d'un enfant fe préfentoit, & l'orifice de la matrice, qui étoit fort mince, me fit conjecturer que l'accouchement ne tarderoit pas. Quoiqu'il fortît encore quelques caillots, je regardai cependant la perte comme arrêtée, parce que le peu de caillots qui s'écouloient, étoient d'un rouge noirâtre, & paroiffoient avoir été formés depuis long-temps. Crainte que la perte ne fe renouvellât, je laiffai accoucher la malade dans fon lit fans la remuer. Les douleurs augmenterent par degrés, & procurerent la fortie, d'abord d'un enfant mort, enfuite de deux autres vivans, dont le dernier ne vint au monde qu'à deux heures du matin. Chacun de ces trois enfans étoit d'un volume affez confidérable, & tel qu'il y en a beaucoup qui viennent feuls & à terme, qui n'en ont pas davantage. Je n'ai pu évaluer la quantité d'eau qui environnoit le premier enfant, puifqu'elle s'étoit écoulée long-temps avant l'accouchement; mais pour chacun des deux derniers, il y en avoit environ cinq ou six livres. On peut juger par-là, quelle dilatation avoit soufferte la matrice, & combien il y avoit lieu de craindre une perte de sang par inertie. Cette crainte très-bien fondée, qui m'avoit engagé à ne point précipiter les accouchemens, me détermina aussi à abandonner l'expulsion du placenta à la nature, afin que par les différentes contractions qu'elle seroit obligée de produire, la matrice acquît plus de force. Il y eut plusieurs douleurs avant qu'aucun des délivres se décollât. Enfin, il se déclara une perte légere, qui augmenta à chaque nouvelle contraction. Une de ces contractions, plus forte que les autres, expulsa les délivres une bonne demi-heure après le dernier accouchement.

C'étoit là le moment critique. Je restai auprès de la malade. J'avois une main sur son ventre & l'autre à l'entrée du vagin. Les forces se soutenoient : la matrice, quoiqu'encore volumineuse, avoit de la fermeté ; il ne couloit que très-peu de sang. Croyant qu'il n'y avoit plus rien à craindre pour l'hémorrhagie, je quittai un instant ; mais dans cet instant il survint une tranchée à la fin de laquelle la matrice tomba tout-à-fait dans l'inertie : le sang coula en abondance, & la femme eut une syncope. Je portai la main à l'entrée de la vulve, où je trouvai une quantité de sang fort considérable. Je mis l'autre main sur le ventre, où je sentis le corps de la matrice ample & mou. Je crus que ce viscere étoit plein de caillots, & que c'étoit leur présence qui empêchoit la contraction : je n'en retirai cependant qu'une petite quantité. La matrice resta molle, & le sang couloit fluide continuellement. La malade eut une seconde foiblesse; ses yeux s'obscurcirent, la pâleur & le froid de la mort se répandoient sur son visage. Je vis alors qu'il n'y avoit point d'autre moyen de la sauver, qu'en opposant une digue à l'écoulement du sang. Comme j'avois prévu l'accident, tout ce qui m'étoit nécessaire étoit prêt, & je remplis le vagin de lambeaux de linges imbibés de vinaigre pur, qui arrêterent l'hémorrhagie.

La matrice se raffermit tant soit peu. J'aidai son resserrement en appliquant sur le ventre une compresse épaisse & assez large, imbibée aussi de vinaigre pur, sur laquelle j'appuyois avec la main pour empêcher la matrice de prêter à l'abord du sang; & de l'autre main, je pressois le tampon introduit dans le vagin. Pendant ce temps, je faisois soutenir les forces de la malade par des demi-gobelets de bouillons, qu'on lui donnoit de quart d'heure en quart d'heure. J'ai éprouvé qu'une plus grande quantité étoit nuisible dans cette circonstance; elle suffoque les femmes & excite un vomissement embarrassant. D'ailleurs, le bouillon pris en petite quantité, se distribue infiniment mieux, & passe plus facilement dans les veines lactées. Au bout de deux heures, voyant qu'il n'y avoit plus rien à craindre pour l'hémorrhagie, je quittai ma position. J'appliquai seulement sur la vulve une serviette chaude & seche. Les contractions utérines se renouvellerent, & à la fin de chacune, il coula une petite quantité de sang fluide à travers le tampon. Je n'ôtai ce tampon que sur le soir.

Mais n'abandonnons pas encore la malade; examinons sa maniere d'être depuis l'instant où la perte fut arrêtée, jusqu'au moment de la convalefcence; ce détail ne fera point indifférent. Elle étoit décolorée & foible, parloit avec lenteur & à voix baffe. Son pouls, qui s'étoit éclipfé pendant la perte, devint fréquent, affez grand, mais mou & creux. La malade avoit une pente au fommeil & à la tranquillité, que je lui laiffai fatisfaire, malgré le préjugé où l'on eft de ne point laiffer dormir les femmes qui viennent d'éprouver une perte de fang. Celle-ci ne fe réveilloit que pendant les contractions utérines, qui étoient affez douloureufes, mais qui ne donnoient pas à la matrice affez de fermeté pour que je puffe retirer le tampon, fans craindre une nouvelle hémorrhagie. Ces contractions étoient fort éloignées les unes des autres. On profitoit du moment où elles ceffoient, pour donner du bouillon à la malade, afin de la laiffer jouir du fommeil pendant l'intervalle qui s'écouloit de l'une à l'autre. La matrice touchée au deffus du pubis, pouvoit avoir le volume de la tête d'un gros enfant. Elle occupoit la région hypogaftrique, & s'étendoit au deffus de l'ombilic. Son étendue étoit la même dans le moment où j'arrêtai la perte ; elle acquit feulement enfuite un peu plus de fermeté. Sa forme étoit celle d'un globe applati de devant en arriere. Je regardai ce volume de la matrice, autant comme dépendant de l'engorgement de fes parois, fuite de la diftenfion énorme qu'elle avoit foufferte, & du degré du refferrement où elle étoit parvenue, que comme produit par la préfence du fang qui s'étoit coagulé dans fa cavité. Je quittai la malade à cinq heures du matin : elle avoit recouvré un peu de force, & je n'avois plus

aucune

aucune crainte du retour de l'hémorrhagie. J'y retournai à neuf heures : on étoit tranquille, le pouls étoit un peu plus fort, plus vif & comme fébricitant, il n'y avoit point de mal de tête. Je proposai de retirer le tampon ; mais la crainte que la malade avoit du retour de l'hémorrhagie, fit qu'elle ne voulut pas abfolument me le permettre. Il s'étoit toujours écoulé un peu de fang à chaque contraction. A ma vifite du foir, que je fis fur les cinq heures, je retirai le tampon. La malade qui avoit toujours des craintes, m'engagea à refter plus d'une heure auprès d'elle. Elle n'avoit point uriné depuis l'accouchement ; on lui donna le pot de nuit, qu'elle remplit à moitié. Le pouls étoit le même, & les lochies légeres fubfiftoient. Je recommandai qu'on donnât du bouillon en plus grande quantité à la fois, mais pas fi fouvent. Le fecond jour même état : on voulut lever l'accouchée pour lui donner le pot de chambre, elle tomba en foibleffe, ce qui obligea de fe fervir du baffin. Ce même jour, le lait commença fur le foir à fe porter aux feins. La fievre augmenta ; le pouls étoit grand, fréquent, mais mou, la malade parloit avec vivacité ; elle dormit cependant près de quatre heures pendant la nuit. Le matin du troifieme jour, le lait étoit monté aux feins, mais pas en auffi grande quantité que dans les couches précédentes ; la fievre fe foutenoit. Le foir les feins fe trouverent prefque dégorgés ; la fievre vive, fans cependant de chaleur ni de féchereffe à la peau. La nuit fut tranquille, il y eut du fommeil. Le quatrieme jour, même état. Le foir il fe déclara une perte abondante, fétide, couleur de lie de vin, pro-

R

duite par la fonte du caillot qui rempliſſoit la matrice, & par la pourriture d'une partie des membranes reſtées, & qui ſortoient par lambeaux. Le cinquieme jour, à ma viſite du matin, je trouvai la fievre encore augmentée, les lochies étoient d'une puanteur extrême, & entraînoient des portions de membranes putrides. Je fis prendre à la malade deux onces de manne fondue dans du bouillon clair, qui la firent aller trois fois à la ſelle. Le ſoir la fievre ſe trouva beaucoup diminuée, & la matrice, qui avoit conſervé juſqu'alors le même volume, commença à ſe reſſerrer. La fétidité des lochies a continué encore pendant quelques jours ; & à meſure que le ſang ſtagnant & les membranes putrides ſe ſont évacuées, la fievre s'eſt calmée, le globe utérin s'eſt enfoncé dans l'hypogaſtre, & a diſparu par degrés. A la ceſſation totale de la fievre, qui arriva le douzieme jour, le pouls devint plus petit, la malade plus foible, & la douleur de tête commença à ſe faire ſentir (*c*). Ces accidens ont diminué peu à peu, à meſure que le ſang s'eſt réparé, & la ſanté s'eſt rétablie.

319. Lorſque le travail eſt très-long & laborieux, il produit quelquefois ſur les fibres char-

---

(*c*) La plupart des femmes qui ont eu des pertes de ſang abondantes, ont éprouvé enſuite des douleurs de tête vives, qui ont ſubſiſté juſqu'à ce que les globules rouges du ſang aient été réparés, & les vaiſſeaux remplis juſqu'à un certain point. La femme qui fait le ſujet de notre obſervation, n'a point eu cet accident, tant qu'elle a eu la fievre. Ne pourroit-on pas attribuer ce phénomene à la fievre même, qui, en raréfiant les liqueurs, leur a donné un volume ſuffiſant pour ſoutenir la dilatation & le ton néceſſaire des vaiſſeaux ?

nues de la matrice, le même effet que l'extenfion trop confidérable ; les contractions répétées
fans fuccès, qu'elles font obligées de produire,
les jettent à la fin dans l'atonie (V. n°. 92),
quoique la femme foit d'ailleurs d'un tempérament fort & robufte. Dans ce cas il ne faut pas
attendre une fyncope pour introduire le tampon ;
car, comme ces fortes de fujets y tombent très-
difficilement, il s'écouleroit une quantité prodigieufe de fang auparavant, & la fyncope pourroit être le terme de la vie. C'eft en faifant cette
attention, que je l'ai fauvée à une fille dans les
circonftances que je vais rapporter.

Le 11 Mars 1773, je fus appellé, à dix heures *Obf.*
CIV.
du matin, chez le fieur J...... place du Mori-
mont, pour accoucher une fille qui étoit en
travail depuis huit jours. Il y avoit foixante
heures que la tête de l'enfant, fituée obliquement,
étoit enclavée dans le petit baffin. L'occiput appuyoit fur la tubérofité de l'os ifchion, d'un côté,
& les pariétaux fur la tubérofité femblable de
l'os du même nom, du côté oppofé. En pouffant
un de mes doigts fous le pubis, je fentis que le
temporal de l'enfant le furmontoit beaucoup. La
tête enfin, dans toute fa circonférence, me parut
fi groffe, que je crus les forces de la nature infuffifantes pour la faire avancer davantage. La
mere étoit épuifée, les douleurs foibles & fans
effet ; & dans l'intervalle des contractions, il couloit un filet de fang clair, qui continuoit jufqu'à
une nouvelle douleur, ce qui me fit foupçonner le décollement d'une partie du placenta : de
plus, on pouvoit conjecturer la mort de l'enfant, par la tumeur qui s'étoit formée fur la

tête, & qui alors étoit flasque & molle. Ces raisons me déciderent à employer sur-le-champ le forceps.

Après avoir introduit les branches de cet instrument, il ne me fut pas possible de les réunir d'abord dans le clou. Je les attachai avec une ligature, comme je l'avois fait déjà avec succès dans d'autres occasions, & à l'aide d'une manœuvre particuliere que je ne décrirai pas ici : je développai un peu le front de l'enfant, en tournant sa face du côté de l'os sacrum. Ce chemin fait, me donna la facilité de joindre les deux branches du forceps, & alors, en profitant des douleurs de la mere, je fis parvenir la tête de l'enfant assez profondément dans le bassin, pour que l'enclavement n'existât plus. Je retirai les branches du forceps après cela, pour éviter le déchirement du périnée, & laissai à la nature le soin de finir l'accouchement.

Immédiatement après la sortie de l'enfant, il se déclara une perte de sang très-abondante. Le délivre qui étoit décollé dès avant l'accouchement, tomba par un de ses bords dans le vagin, & laissoit une libre issue au sang dont l'écoulement augmentoit à chaque instant. J'en fis l'extraction sans éprouver la moindre résistance : il me sembla qu'il étoit totalement décollé. Après sa sortie, le sang continua de couler ; il jaillissoit avec une si grande abondance, qu'on auroit dit qu'il venoit de la veine-cave ouverte dans tout son diametre. C'est là l'idée que je peux donner de la violence de ce torrent, où j'ai été à portée de jeter un coup d'œil par la position où se trouvoit la malade. Bientôt le plancher fut inondé ;

la malade, quoique forte & robuste, devint pâle, son pouls s'affoiblit subitement; & elle n'auroit pas tardé à tomber dans une syncope mortelle, si je ne l'avois prévenue en arrêtant le sang par le moyen du tampon. Les premiers lambeaux de linge imbibés de vinaigre pur, que je pouffai jusques dans le fond du vagin, ne suffirent pas, le sang les surmontoit & passoit tout autour; il fallut en introduire une grande quantité, & remplir totalement le canal vaginal. Alors le sang ne trouvant plus d'issue, cessa de couler, & la matrice commença à se faire sentir dans la région hypogastrique sous la forme d'un globe de médiocre grosseur. Toute cette scene s'est passée en présence de M. Maret le cadet, qui avoit été appellé avant moi, & qui peut rendre témoignage à la vérité de ce que j'avance.

320. Si le relâchement ou l'inertie de la matrice est souvent cause de perte de sang après l'accouchement, l'érétisme l'occasionne aussi quelquefois. Dire comment cela s'exécute, c'est ce qui est très-difficile, mais la chose existe réellement. Ce n'est pas la premiere occasion où des causes diamétralement opposées, ont produit à peu près les mêmes effets dans l'économie animale. On en va juger par l'observation suivante, que l'on peut mettre en opposition avec les précédentes.

Le 20 Novembre 1769, la nommée P...... *Obs.* rue Porte d'Ouche, accoucha pour la quatrieme *CV.* fois. Cette femme est d'un tempérament délicat & vaporeux. Le travail fut long & ennuyeux. Après la sortie de l'enfant, le délivre se décolla

par l'action feule de la matrice, & fut accompagnée, dans fon expulfion qui fut un peu longue,
de tranchées vives & d'une affez grande quantité
de fang. La matrice fe refferra proportionnelle-
ment, conferva le degré de fermeté qu'elle avoit
acquife en expulfant le délivre, & refta dans cet
état de contraction fans douleur pendant un demi-
quart d'heure. Il furvint enfuite une tranchée
vive qui produifit une évacuation confidérable
de fang fluide. Cette tranchée fut fuivie de plufieurs autres qui, chaffant chacune la même
quantité de fang, firent enfin tomber la malade
en fyncope. Dans l'intervalle de ces tranchées,
il ne couloit rien, & la femme fouffroit toujours
d'une douleur de rein. Je crus d'abord que la
préfence de quelque corps étranger étoit la caufe
de la perte. J'introduifis en conféquence ma main
dans le vagin, & deux doigts dans la matrice,
à travers fon orifice qui étoit un peu ferré. La
cavité de cet organe étoit très-retrécie, & je n'y
trouvai pas même de caillots. Dans ce moment
il vint une contraction qui fit couler autour de
ma main une grande quantité de fang. L'autre
main que j'avois appliquée fur la région hypogaftrique, me confirma, par la fermeté que je trouvai au globe utérin, & par fon petit volume,
qu'il n'y avoit point d'inertie, & que la perte
étoit produite par l'érétifme ou une autre caufe
que je ne pouvois pas découvrir. Cependant la
femme s'affoibliffoit de plus en plus, fon pouls
s'effiloit, & chaque contraction nouvelle procu-
roit l'évacuation d'une grande quantité de fang,
dont une partie étoit à demi coagulé & l'autre
fluide. Dans l'irréfolution où l'abfence de l'inertie

m'avoit jeté, je ne favois quel parti prendre; j'étois prêt cependant à écrire une potion anodine; mais une fyncope nouvelle qui furvint, me détermina à courir au plus preffé, qui étoit l'hémorrhagie : j'introduifis le tampon qui la fufpendit. Ce moyen produifit encore un autre effet, auquel je ne m'étois pas attendu, qui fut de diminuer la vivacité des tranchées, & de les éloigner les unes des autres. La femme revint à elle prefqu'auffi-tôt, & profita du calme que je venois de lui donner, pour prendre un peu de fommeil. J'ôtai le tampon fix heures après. Les tranchées légeres qui avoient fubfifté pendant ce temps, avoient fait couler un peu de fang. Les lochies fe foutinrent ; le lait fe porta aux feins comme à l'ordinaire, mais en plus petite quantité. Il ne furvint point de fievre, & la malade ne tarda à fe rétablir qu'autant de temps qu'il en fallut pour réparer le fang qu'elle avoit perdu de plus que dans fes autres couches.

Cette obfervation m'en rappelle une à peu près *Obf.* pareille, où l'événement fut malheureux. La pre- *CVI.* miere femme de M. P.... eut une perte de fang après l'accouchement. Cette perte fut accompagnée de tranchées vives, qui revenoient d'inftans à autres, & qui expulfoient à chaque fois une grande quantité de fang. Par les recherches qui furent faites, on ne trouva ni dépreffion, ni portion de placenta, ni même de caillots de fang dans la matrice. Cependant l'abondance alternative de l'hémorrhagie fut fi confidérable, qu'elle emporta la malade dans l'efpace d'environ douze heures, malgré tous les fecours ufités en pareil cas, tels que les potions anodines & aftringentes, les ablutions de vinaigre, d'eau froide, *&c.* qui furent employées par un ancien & habile Chirurgien qui avoit affifté la malade dans fon accouchement, mais qui ne connoiffoit pas l'efficacité du tampon.

321. Il eft probable que les deux exemples de perte de fang que nous venons de rapporter, ont été produites par l'érétifme de la matrice. Mais cet érétifme ne vient pas fpontanément, il a lui-même une caufe matérielle. Les folides ne fe mettent en action, indépendamment de la volonté, que lorfqu'ils y font excités par un ftimulus quelconque. Cette caufe matérielle ne pourroit-elle pas être ici l'engorgement partiel des parois de l'utérus (V. n°. 70, 71, 121), qui agace ce vifcere & gêne fa contraction, d'une part ; de l'autre, ne fe prêtant point au refferrement, tient béantes les embouchures des vaiffeaux qui font dans le voifinage & dans le lieu même de l'engorgement ?

322. Quoiqu'une femme foit accouchée heureufement, qu'elle ait délivré avec facilité, qu'il n'y ait point dans le moment de foupçon d'inertie ni d'érétifme, & par conféquent point de perte de fang, il ne faut pas cependant la regarder comme abfolument à l'abri de cet accident. Elle peut encore y être expofée par différentes caufes que nous ne pouvons pas prévoir, & que nous n'avons pas toujours été à portée de prévenir. On peut compter parmi ces caufes l'érétifme inteftinal excité par des excrémens durcis (*d*). Lorfque cette irritation eft portée à

(*d*) Mauriceau eft, je crois, le feul qui ait parlé de cette caufe un certain degré, elle occasionne des épreintes violentes qui, en se combinant avec des contractions utérines, peuvent produire une perte de sang par expression, suivie d'inertie, & qui sera d'autant plus dangereuse, qu'elle arrivera dans un temps moins éloigné de l'accouchement. La femme qui fait le sujet de l'observation suivante, a eu une perte de sang des plus abondantes, qui ne reconnoissoit point d'autres sources. Elle mourut le neuvieme jour de ses couches, d'un accident étranger à l'hémorrahgie.

Le Dimanche 7 Janvier 1770, la nommée G..... accoucha très-facilement, entre sept & huit heures *Obs. CVIII.* du matin. Il s'établit, peu de temps après, des tranchées utérines semblables à celles qu'elle avoit eues dans ses autres couches, dont chacune évacuoit suffisamment de sang. Je retournai la voir à cinq heures du soir, & la trouvai dans le meilleur état possible. Il y avoit à peine une heure que j'étois sorti, qu'on vint me chercher précipitamment, en me disant que l'accouchée étoit à l'extrêmité. Quand j'arrivai, elle avoit tous les symptomes d'une femme prête à périr d'hémorrhagie : elle étoit pâle & décolorée, son pouls étoit petit, & elle tomboit en syncope à chaque instant. On me montra un bassin rempli de sang qu'elle venoit de rendre, & je trouvai dans le lit une quantité prodigieuse de caillots nouvellement formés. En touchant la malade, je sentis

---

Il cite à cette occasion l'exemple d'une femme qui, ayant été délivrée avec trop de violence, eut une perte de sang qui dura pendant six jours, & qui fut guérie par un lavement purgatif, qui fit rendre beaucoup de grosses matieres. Voy. Mauriceau, tom. I, pag. 386, sixieme édition.

presque sur le bord du vagin un autre orifice, que je pris d'abord pour une déchirure de la face postérieure de ce canal, & que je reconnus ensuite être l'orifice de la matrice qui avoit été poussé jusques-là. Il étoit mince & béant, au point que j'eus la facilité d'y introduire trois de mes doigts, avec lesquels je n'eus pas de peine à toucher le fond de ce viscere, qui n'étoit pas au-delà du petit bassin. Il ne contenoit ni caillots de sang, ni corps étrangers, mais il étoit dans l'inaction & répandoit perpétuellement du sang vermeil & fluide qui épuisoit la malade. L'indication ne fut pas difficile à saisir. Après avoir replacé la matrice, j'arrêtai la perte avec le tampon. Aussi-tôt la tumeur utérine se forma dans le grand bassin; elle étoit allongée, un peu plus grosse que le poing, & se durcit peu à peu. Il survint alors de petites tranchées qui annoncerent que l'inertie ne subsistoit plus.

Tranquille de ce côté-là, je m'informai de ce qui avoit précédé l'accident. On me rapporta que peu de temps après ma sortie, la malade s'étoit plainte d'une irritation dans le fondement, avec envie pressante d'aller à la selle ; qu'elle avoit fait en conséquence, involontairement, les efforts les plus violens. On lui donna le bassin ; il survint dans ce moment une tranchée utérine violente que la malade distingua de l'autre irritation, qui se réunit avec elle & fit redoubler les efforts. Enfin, à la suite d'une de ces doubles douleurs, que la malade mit infiniment au dessus, pour la vivacité, de la derniere contraction qui expulse l'enfant dans l'accouchement, elle rendit une portion de matiere fécale dure, de la grosseur d'un œuf, & le sang sortit en même temps par le vagin avec une explosion qui le poussa en jet jusqu'aux pieds de la malade. De cet instant l'irritation cessa, la femme tomba en foiblesse, & le sang continua de couler jusqu'à ce que je lui eusse opposé une digue. Je fis des recherches exactes des caillots de sang ; je voulus voir si je n'en trouverois pas un qui auroit la figure de la cavité intérieure de la matrice, comme il s'en rencontre quelquefois de pareils qui excitent un nouveau travail ; mais je ne trouvai que des caillots plats & d'un rouge brillant, qui me parurent par conséquent nouveaux, & formés hors de la matrice. Le sang, qui avoit coulé dans le bassin de lit, s'étoit coagulé comme celui qu'on auroit tiré dans une palette par une saignée ; ce qui me prouva qu'il étoit sorti fluide de la matrice.

Lorsque je crus qu'il n'y avoit plus rien à craindre, je quittai la malade qui étoit foible & tranquille, après lui avoir prescrit le régime convenable. A dix heures du soir, l'écoulement des lochies reparut, se fit à travers le tampon, qui sortit en partie ; la malade retira elle-même le reste pendant la nuit, qu'elle passa avec un peu de sommeil. Tout alla bien jusqu'au mardi soir, que l'accouchée se donna une indigestion violente, en se gorgeant de pâtisserie & de vin. L'estomac se gonfla, devint douloureux, & il s'éleva une fievre violente, accompagnée d'insomnie. A peine ces accidens furent-ils calmés, tant par les délayans que par les évacuations par haut & par bas, que la malade, d'un caractere vif & impérieux, accoutumée à satisfaire ses goûts & ses fantaisies, se donna, le septieme jour de ses couches, une nouvelle indigestion plus cruelle que la premiere, qui la fit périr deux jours après. Jusqu'à ce temps, les lochies ne furent point interrompues, & il n'y eut ni gonflement ni douleur à la matrice (*e*).

323. Si le tampon a été employé avec succès dans les pertes de sang qui dépendent de l'inertie, & dans celles qui font la suite de l'érétisme, on peut espérer qu'il aura le même degré d'efficacité dans celles qui font produites par le déchirement de cet organe, pourvu que ce déchirement n'intéresse pas toute l'épaisseur de la matrice, & qu'il n'y ait pas à craindre l'effusion du sang dans l'intérieur de la cavité du bas-ventre. Cependant, dans ce dernier cas, ce ne seroit pas au tampon à qui on devroit attribuer la mort de l'accouchée, puisqu'elle auroit succombé indépendamment du remede.

324. Mais lorsque la dilacération ne sera qu'à l'orifice ou à la surface interne du corps de l'utérus, quand même elle pénétreroit profondément dans la substance de ce viscere, je ne connois point encore de moyen plus certain pour arrêter

---

(*e*) On rencontre quelquefois des femmes, sur-tout dans le Peuple, qui mangent après être accouchées, comme si elles étoient dans la meilleure santé. Quelques-unes n'en éprouvent aucunes suites fâcheuses, mais d'autres s'exposent à des accidens dangereux, dont plusieurs ont été les victimes, principalement celles qui, avec un tempérament délicat, ont encore été affoiblies par une hémorrhagie abondante. On peut comparer celles-ci à un convalescent qui releve d'une grande maladie, où il a supporté des évacuations considérables. Le sang épuisé de particules rouges, & presque séreux, ne donne plus le ton aux organes digestifs, qui, hors d'état de supporter un grand travail, succombent si on les surcharge.

l'hémorrhagie, que celui que nous propofons. Dans le premier cas, on peut fe contenter d'appliquer le tampon dans le vagin, comme Smelie l'a fait avec fuccès, après avoir tenté en vain d'autres fecours (V. ci-devant premiere partie, art. 5, nᵒ. 109).

325. Dans le fecond, il faut pouffer le tampon jufques dans la cavité de la matrice, & le placer, autant qu'il fera poffible, immédiatement fur la divifion. Si on fe bornoit à l'introduire contre l'orifice, pour peu qu'il y eût d'inertie, le fang pourroit s'accumuler dans la matrice & la dilater de nouveau : les vaiffeaux déchirés dans leurs troncs, fe refferrent plus difficilement, leur calibre eft beaucoup plus confidérable, & le courant des liqueurs y eft plus rapide qu'à leurs extrêmités. En appliquant le tampon fur la plaie même, la liqueur aftringente dont il eft humeclé, crifpe les vaiffeaux qui fourniffent l'hémorrhagie, forme un point d'appui qui favorife la formation d'un caillot dans leur calibre même, & irrite affez la matrice pour réveiller fon reffort & la tirer de l'efpece de fyncope où elle eft tombée. J'ai fuivi cette pratique dans l'obfervation fuivante. On verra par le détail que j'en vais donner, que le tampon introduit feulement à l'orifice, n'auroit pas eu le même fuccès.

Le 27 Août 1766, la femme du fieur P..... rue Poulaillerie, accoucha à deux heures après midi. L'enfant fortit naturellement & facilement, après un travail très-ordinaire. Cependant les douleurs furent toujours fi éloignées les unes des autres, qu'on pouvoit conjeclurer que l'utérus avoit peu de reffort. Après la fortie de l'enfant,

Obf. CIX.

la matrice refta ample & molle ; elle fut plus d'une demi-heure dans cet état fans produire aucune contraction. Enfin , il en vint de très-légeres, à la fin defquelles la matrice tomboit de nouveau dans le relâchement. Elles augmenterent par degrés, donnerent un peu plus de fermeté à la matrice, & commencerent le décollement du délivre , qui fut annoncé par une légere perte de fang. Une demi-heure après la naiffance de ces douleurs , le globe utérin eut plus de fermeté , on ne diftinguoit plus fi facilement l'intervalle des contractions, la perte étoit un peu plus confidé-rable. J'effayai de tirer le délivre à la maniere ordinaire ; ne pouvant y réuffir , je laiffai encore agir la nature pendant une autre demi-heure. La perte devint alors affez abondante pour me donner de l'inquiétude. J'effayai de nou-veau d'ébranler le délivre , en tirant le cordon & en me faifant aider par les efforts de la femme ; j'y trouvai tant de réfiftance, que je me décidai à introduire la main dans la matrice. L'orifice étoit affez dilaté , & ma main pénétra fans peine. Le placenta étoit fitué du côté droit. Je faifis les membranes qui devoient me conduire fur le bord du placenta ; je les fuivis circulairement pour dé-couvrir le lieu de ce bord, qui fourniffoit la perte par fon décollement, & commencer par-là fa féparation ; mais je reconnus qu'elles fe perdoient dans un enfoncement qui étoit borné par une éminence qui formoit comme un quadre autour du placenta. Ce quadre n'étoit pas abfolument circu-laire, il partageoit verticalement & obliquement la matrice. Son centre étoit fitué au fond de cet organe , un peu du côté gauche, & fes deux extrêmités finissoient du côté droit à la partie inférieure près de l'orifice, sur des especes d'éminences molles de la grosseur d'une noix, qui surmontoient aussi le bord du placenta. Je ne pus jamais découvrir le lieu où le placenta étoit décollé ; je sentois le sang couler autour de ma main, sans savoir précisément d'où il venoit. Je fis quelques tentatives, en tirant à moi les membranes pour entraîner le bord du placenta qui étoit décollé, sans pouvoir y réussir. Craignant d'intéresser la matrice en voulant forcer le quadre, pour en dégager le placenta, je revins au centre de ce dernier corps où étoit attaché le cordon. Je sentis qu'il faisoit un pli saillant, qui me fit conjecturer qu'il étoit séparé de la matrice dans cet endroit (*f*). Persuadé de la nécessité d'en faire l'extraction, à cause de la perte qui continuoit, je suivis le conseil d'Heister (*g*). Je perçai le délivre dans le lieu du plis, à côté de l'insertion du cordon. Je fis dans ce lieu une ouverture suffisante pour introduire deux doigts, & je trouvai effectivement une cavité entre ce corps & la paroi de la matrice

---

(*f*) Il arrive assez souvent que le placenta se détache ainsi dans le milieu, & reste adhérent par les bords. Cette remarque a été faite par Albinus sur une femme dont il a dessiné la matrice. « La » femme, dit-il, dont la matrice a été représentée sur plusieurs planches, » avoit le placenta détaché, & entre lui & la matrice, il y avoit » beaucoup de sang caillé. Il étoit cependant encore adhérent dans » tout le bord de sa circonférence, & c'est aussi ce qui avoit empê- » ché qu'il n'arrivât une perte. » Voy. traduction de Wanswieten par M. Louis, tom. 7, pag. 145, dans la femme qui fait le sujet de notre observation : le milieu du placenta étoit décollé, & il n'y avoit qu'un point de la circonférence qui le fût, & qui fournissoit la perte. Voy. encore ce que nous avons dit sur la maniere dont le placenta se décolle de la matrice, premiere partie, art. 2, n°. 62, 63.

(*g*) Vid. Heist. tom. 2, cap. 155, pag. 459.

Obf.
CX.

qui lui répondoit, qui étoit remplie de caillots de sang. Je suivis cette cavité, qui avoit sa direction vers le fond de la matrice, où je trouvai jour à dégager le bord du placenta de dessous le quadre utérin, dont il étoit comme recouvert. J'achevai le décollement du disque supérieur, qui étoit peu adhérent ; je l'amenai à l'orifice, & je crus qu'en saisissant cette portion avec la main, j'allois tirer le reste avec facilité ; mais je me trompai, l'adhérence du disque inférieur étoit très-intime. Je portai encore la main dans le vagin pour aller le décoller ; dans ce moment, la femme fit un effort qui expulsa le délivre, & je sentis à l'instant de la désunion, l'espece de frémissement dont j'ai parlé seconde partie, article 2, n°. 179.

Après cette opération laborieuse, je laissai reposer l'accouchée qui avoit beaucoup souffert. J'examinai le placenta qui me parut entier, quoique déchiré dans plusieurs endroits, de maniere cependant qu'il n'y avoit point de portions entiérement séparées des autres. Ensuite je fis donner un bouillon à la malade, & la fis mettre dans son lit, où elle fut seule, sans vouloir profiter de l'aide de personne. Je sortis pour changer de linge, & ne fut guere qu'un quart d'heure dehors, après quoi je revins auprès de ma malade, sur le compte de laquelle je n'étois pas tout-à-fait tranquille, & qui auroit péri infailliblement, si j'avois tardé plus long-temps. Je trouvai plusieurs personnes auprès de son lit, qui s'empressoient à la faire revenir d'une foiblesse considérable où elle étoit tombée depuis quelques minutes. Je lui touchai le pouls, & sentis à peine la pulsation

de

de l'artere. Craignant une perte de fang, je portai la main près de la vulve, où je ne trouvai cependant que très-peu de caillots. Je touchai le ventre, & fentis que la matrice étoit molle & avoit beaucoup plus d'ampleur que fi elle eût encore contenu la tête d'un enfant & le délivre. Je reconnus à ce figne la perte intérieure ; je portai fur-le-champ la main dans la matrice, dont l'orifice étoit refferré, mais qui céda aifément, & j'en fis fortir une grande quantité de fang en partie fluide & en partie coagulé. La matrice fe contracta fur-le-champ, & la malade revint à elle. Après cette opération , je tins ma main droite auprès de la vulve, dont il ne fortoit que très-peu de fang, & de la gauche, je touchois le pouls de la malade. Je reftai quelques inftans dans cette attitude ; mais au bout de quelques minutes, je fentis que le pouls s'affoiblifloit infenfiblement ; il s'éclipfa tout-à-coup, & la malade tomba dans une nouvelle fyncope. J'introduifis derechef la main dans la matrice, qui étoit pleine de caillots comme la premiere fois, & dont l'orifice étoit refferré également. Je la vuidai de tout le fang qu'elle contenoit, & cherchai s'il ne feroit pas refté quelques portions de placenta. Je ne trouvai rien dans le fond de la matrice, mais je fentis à fa partie latérale droite inférieure, à peut-être deux travers de doigts de l'orifice , immédiatement au deffus des éminences mamelonnées, de la groffeur d'une noix, dont j'ai parlé, un petit lambeau frangé, que je pris pour une portion de placenta. Je le faifis dans l'intention d'en faire l'extraction, mais la malade poufla un cri perçant qui me fit bientôt lâcher prife , & qui me perfuada que

c'étoit une portion de la matrice qui s'étoit déchirée, lorsque le disque inférieur du placenta
s'étoit détaché. Je conjecturai que ce déchirement
s'étoit fait ainsi, parce que j'étois sûr de n'avoir
point touché la matrice de ce côté, en faisant
l'extraction du délivre. Cette découverte me fit
croire la malade perdue sans ressource; cependant
je ne l'abandonnai pas, & je me déterminai à faire
usage du tampon, qui m'avoit si bien réussi dans
d'autres circonstances. Pendant que je préparois
ce qui m'étoit nécessaire, la malade tomba dans
une troisieme syncope où je crus qu'elle alloit
rester, & sa matrice se trouva encore pleine de
caillots de sang, malgré une compresse épaisse
trempée dans le vinaigre froid que je venois d'appliquer sur le ventre, & sur laquelle une personne
adroite appuyoit les deux mains. Je fis de
nouveau l'extraction des caillots, & alors je
crus sentir que le sang sortoit de la cavité
qui étoit entre le lambeau de la matrice & la
partie droite de cet organe qui lui répondoit. Je
plaçai un lambeau de linge imbibé de vinaigre
pur sur ce lieu même, après avoir relevé le lambeau utérin. La perte cessa sur-le-champ, & le
corps de la matrice se contracta un peu sur ma
main. Pour soutenir ce morceau de linge, j'en
introduisis plusieurs autres dans le même lieu,
toujours imbibés de vinaigre pur, & j'en remplis
ensuite toute la cavité du vagin. Je soutins cet
appareil par une serviette chaude & seche, appliquée sur les parties extérieures de la génération.
La malade n'eut plus de syncopes; mais comme
elle avoit perdu prodigieusement, son pouls étoit
petit & fréquent, son visage pâle, & elle ressentoit

une douleur de tête affez vive. Je lui touchai le ventre, & fentis avec fatisfaction que la matrice confervoit le degré de refferrement que lui avoit procuré le tampon. Ce figne favorable m'engagea à faire renaître l'efpérance dans l'efprit des affiftans, & à les affurer que le danger étoit paffé, & qu'il n'y avoit plus rien à craindre de l'hémorrhagie.

Le tampon introduit dans le vagin, fortit le lendemain à trois heures du matin, pendant que la malade urinoit. Celui qui étoit dans la matrice ne fut expulfé que le cinquieme jour, chargé d'une matiere femblable à du pus. Il ne s'oppofa point à l'écoulement des lochies. La malade éprouva en fuites de couches, divers accidens qu'il feroit trop long de rapporter, qui dépendoient de la fpoliation & de l'acre laiteux : enfin, elle s'eft parfaitement rétablie.

ARTICLE IV.

*Principales objections qu'on peut faire contre
l'introduction du tampon.*

§. 326. JE crois avoir rapporté affez d'obfervations pour prouver l'efficacité du
tampon dans les pertes de fang qui accompagnent
la groffeffe, & fur-tout dans celles qui fuccedent
à l'accouchement. Il me refte actuellement à répondre à quelques objections qu'on pourroit me
faire, & qui paroîtroient au premier coup d'œil
affez fortes pour faire rejeter ce moyen à des
Praticiens faciles à intimider.

327. Ces objections peuvent fe réduire à quatre ;
1°. la crifpation que l'acidité du vinaigre, ou une
liqueur aftringente quelconque, pourroit produire
aux vaiffeaux de la matrice, n'y détermineroit-
elle pas une inflammation qui feroit une feconde
maladie peut-être auffi dangereufe que la premiere ?

2°. Ne pourroit-il pas fe faire qu'en oppofant une digue à l'écoulement du fang au dehors,
on déterminât fon accumulation dans l'intérieur
de la matrice, qui, étant dans l'inertie, prêteroit
à l'abord du fang, & fe dilateroit affez pour contenir tout celui du fujet d'où fuivroit néceffairement la mort ?

3°. Dans le cas où la matrice ne prêteroit
pas à l'abord du fang, l'obftacle qui s'oppoferoit
à l'écoulement de ce fluide, ne pourroit-il pas

jeter la malade dans une suffocation utérine dangereufe ?

4°. Enfin, comme la préfence du tampon favorife toujours la formation d'un caillot dans la cavité de la matrice, ce caillot, comme corps étranger & comme putrefcible, ne produiroit-il pas lui-même des accidens ?

328. Pour répondre à la premiere objection, voyons quelles font les caufes qui peuvent occafionner l'inflammation de la matrice, & examinons fi le tampon pourroit être mis dans le nombre de ces caufes.

329. Les caufes les plus ordinaires de l'inflammation de la matrice, font, la pléthore particuliere réunie à la pléthore générale ; la difficulté que ce vifcere trouve dans ce cas à fe dégorger, augmentée encore quelquefois par la préfence d'un corps étranger ou par un fpafme ; les déchiremens, les contufions & les meurtriffures du même organe & du vagin.

330. Peut-être (*a*) détermineroit-on l'inflammation, fi on employoit le tampon imprudemment, c'eft-à-dire, fi on s'oppofoit par fon moyen au dégorgement de la matrice, en arrêtant l'écou-

---

(*a*) Je dis peut-être, & je ne me fers pas d'un terme plus affirmatif, parce qu'il pourroit arriver qu'on employât le tampon mal-à-propos, fans qu'il en réfultât d'accidens ; & fi l'inflammation furvenoit, je crois qu'il faudroit qu'il y eût d'autres difpofitions qui y concouruffent. Il y a même lieu de préfumer que ceux qui ont attribué beaucoup de fymptomes graves & mortels à la préfence d'un caillot corrompu, fe font encore trompés, & qu'ils ont confondu l'effet avec la caufe. C'eft ce que l'on peut aifément conclure des obfervations mêmes de Ruleau, qui font les plus fortes que j'aie lues fur ce fujet. Voyez Traité de l'op. céfarien. & des acc. difficiles & laborieux, par Ruleau, chap. 21, pag. 227, 233.

lement naturel qui fe fait après l'accouchement. Mais toutes les fois qu'on s'en fervira avec prudence, lorfque l'abondance de l'écoulement du fang menacera les jours de la malade, il n'en réfultera jamais aucun inconvénient. La perte a détruit une partie des caufes de l'inflammation, & a rendu les autres fans effet; le fang qui devoit en fournir la matiere, eft évacué pour la plus grande partie; il n'en refte pas même affez pour fournir par la fuite à celle du lait; car il eft de fait que les feins fe gorgent très-peu, & fouvent point du tout, dans les femmes qui ont fouffert, après l'accouchement, de grandes hémorrhagies utérines (*b*). Ce qui indique encore que la fpoliation a été portée à un degré confidérable, avant qu'on ait pu s'y oppofer, c'eft la pâleur que conferve long-temps la malade, la petiteffe & la fréquence de fon pouls, qui en a impofé quelquefois pour une fievre lente nerveufe: en conféquence, s'il lui furvient en fuites de couches quelqu'affection nouvelle, elle fera plutôt du genre lymphatique, que fanguin. Cette remarque pathologique n'eft point à négliger.

331. Le tampon, lorfqu'on l'emploiera dans les circonftances où nous l'indiquons, ne peut donc

---

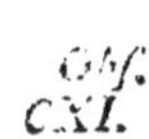

(*b*) Une hémorrhagie d'une autre partie produit le même effet. J'ai été appellé pour une jeune femme d'un bon tempérament, prète d'accoucher, qui avoit un faignement de nez qui lui étoit furvenu après avoir porté un fardeau très-lourd fur fa tête. Le fang coula en fi grande quantité, que je fus obligé de l'arrêter en introduifant dans la narine un morceau d'éponge. La femme accoucha quelques jours après ; elle voulut effayer, malgré fa foibleffe, de nourrir fon enfant ; mais la petite quantité de lait qui fe porta aux feins, dans le temps ordinaire, fut diffipée au bout de quelques jours , & la fuccion de l'enfant ne put jamais en faire revenir.

jamais être mis dans le nombre des caufes de l'inflammation de la matrice. Le ftimulus dont il eft imbibé (*c*), ne doit non plus donner aucune crainte. Son activité eft fouvent affoiblie confidérablement avant qu'il ne foit parvenu à fa deftination , par le mêlange du fang qui le couvre & le mafque en partie ; mais quand il la conferveroit toute entiere, elle ne produiroit qu'une irritation plus prompte, & qui répondroit d'autant mieux au but qu'on fe propofe dans le moment préfent. La matrice eft dans un état de relâchement par vacuité, dont elle ne fortiroit pas le plus fouvent, fi on ne prenoit le foin de l'en tirer par quelque moyen qui réveille le reffort de fes fibres. C'eft pour cela que quelques Auteurs, & M. Levret en particulier (*d*), recommandent d'agacer l'orifice de la matrice , en le pinçant, le titillant & le dilatant circulairement avec les doigts ; moyen infiniment moins efficace que celui que nous propofons.

332. Si on eft forcé, par la circonftance, d'introduire le tampon dans la cavité même de la matrice (*e*), il n'y a pas plus d'accidens à en craindre.

(*c*) Le vinaigre dont on imbibe le tampon, eft une fubftance regardée comme antiputride & antiphlogyftique. On l'emploie fouvent fous ce dernier rapport, mêlé avec de l'eau, pour remédier aux inflammations fuperficielles.

(*d*) V. Mémoire de M. Levret , Mém. de l'Acad. de Chirurg. in-12 , tom. 8 , pag. 154 , & ci-devant n°. 257.

(*e*) On trouvera peut-être étonnant que je confeille, & que j'aie eu la hardieffe d'introduire & de laiffer dans la matrice plufieurs lambeaux de linges imbibés de vinaigre, fur-tout après avoir lu dans Mauriceau, *qu'on ne peut pas porter aucun remede propre fur les vaiffeaux ouverts en ces lieux.* (V. Mauriceau, tom. 1, liv. 3 , chap. 5 , pag. 388 , fixieme édit). Je pourrois répondre que j'y ai été encouragé dans ces cas prefque défefpérés, par l'exemple

l'affoibliſſement de la matrice, celui de la malade & la nature du corps étranger, doivent raſſurer. Du trois au quatre, ou du quatre au cinq, le caillot qui environne le tampon, tombera en diſſolution ; il ſe formera même à la ſurface intérieure des parois de la matrice, ſur-tout dans le lieu qui fourniſſoit la perte & qui ſervoit d'attache au placenta, une eſpece de ſuppuration qui re-

---

des Anglois. (V. n°. 261). Mais cette crainte que l'on avoit autrefois d'introduire un médicament quelconque dans la matrice, ne ſeroit-elle pas un préjugé ? Ce viſcere ne doit être affecté dangéreuſement que par les choſes qui peuvent l'irriter par leur préſence ou par leur acrimonie. Or, après une hémorrhagie très-abondante, un ou deux petits lambeaux de linges imbibés de vinaigre, ſont incapables de produire cet effet. N'a-t-on pas vu la matrice contenir des corps étrangers bien plus conſidérables, comme des polypes, des pierres mêmes inégales (V. le ſavant Mém. de M. Louis, Mém. de l'Acad. de Chirurgie, in-12, tom. 5, pag. 1.), ſans que quelquefois ſes fonctions en aient été conſidérablement léſées, & dont elle s'eſt enſuite débarraſſée lorſqu'elle en a reſſenti la gêne ? Mais, dira-t-on, ces corps étrangers ſe ſont formés peu à peu, & ont procuré une dilatation inſenſible. Dans la poſition que nous préſentons ici, le corps étranger n'a pas beſoin de produire une dilatation, il la trouve toute faite. La cavité de la matrice eſt aſſez ample après l'accouchement, dans la plupart des femmes, pour contenir un œuf de poule d'Inde; elle ſubſiſte dans cet état pendant pluſieurs jours, quelquefois une ſemaine entiere & plus: c'eſt ce qui a été remarqué en ouvrant des femmes mortes huit, dix, douze jours après l'accouchement. Cette cavité ne ſe retrécit que lorſque les parois utérines ſont aſſez dégorgées ou qu'elles ont repris aſſez de reſſort pour qu'elles puiſſent ſe reſſerrer elles-mêmes; & bien, ſi dans ce temps il ſe trouve un corps étranger qui s'y oppoſe, il ſurviendra des contractions qui l'expulſeront. On m'objectera encore que le tampon pourra reſter dans la matrice & s'y corrompre, comme cela arrive quelquefois à des lambeaux de placenta. Je réponds à cela, que cet accident arrivera très-rarement, & peut-être jamais ; mais quand cela ſeroit, ne pourroit-on pas employer avec un très-grand ſuccès les injections déterſives de M. Récolin ? Et je prie le Lecteur de comparer cet état, qui préſente des reſſources efficaces, avec celui d'une femme mourante, de l'effuſion du ſang qui ſort d'une plaie de la matrice, & qui rendra le dernier ſoupir en préſence de l'Accoucheur, s'il n'applique pas ſur-le-champ un appareil qui puiſſe arrêter l'hémorrhagie. V. l'obſ. de Rœderer, que nous avons rapportée n°. 105.

lâchera l'orifice. Le fluide qui s'écoulera, formera un vuide qui donnera lieu à de légeres contractions utérines qui suffiront pour expulser un cops étranger mou, glissant & sans adhérences. C'est ainsi que sortirent les tampons que j'avois introduits dans la matrice des deux femmes dont j'ai rapporté l'histoire (V. n°. 315, 325). Ils étoient enduits d'une matiere blanchâtre, qui exhaloit une odeur assez forte ; cette espece de suppuration dut faciliter leur expulsion. Il ne faut pas craindre qu'il survienne, dans ce cas, une perte de sang nouvelle, comme pour l'expulsion d'un faux germe ou d'une portion de placenta : la matrice est contractée uniformément, il n'y a point de vaisseaux de communication d'un corps à l'autre.

333. La seconde objection est fondée sur l'observation 392 de La Motte, qui est la 386e. de la nouvelle édition. Je vais rapporter cette observation, afin qu'on ne m'accuse pas de céler ce qui peut être contraire à mon opinion.

Une femme qui avoit eu deux accouchemens *Obs.* assez prompts, en eut un troisieme qui le fut de *CXII.* même, « à l'exception de l'arriere-faix qui ne » venoit point ; la Sage-femme eut beau tirer, » rien ne s'ébranla qu'à force de temps & de » peine, qu'il vint enfin, & sans qu'elle eût la » précaution de remarquer s'il étoit entier, & le » crut si bien tel, par rapport à sa grosseur, » qu'elle le jeta derriere le feu. A cette premiere » faute, elle en joignit une seconde : quand elle » vit que le sang venoit avec plus d'abondance » qu'elle n'eût desiré, elle prit une serviette qu'elle » appliqua en bouchon contre la partie, dont

» elle la boucha si exactement, qu'il ne sortoit
» que peu ou point de sang ; ce qui donna occa-
» sion à des douleurs plus piquantes que celles
» que la Dame avoit souffertes pour accoucher :
» à ces douleurs se joignit le vomissement, ensuite
» les défaillances ; & enfin, un billot qui lui
» sembloit monter de l'estomac à la gorge, &
» qui paroissoit la vouloir étouffer : ce qui
» obligea à envoyer chercher le Chirurgien de
» la Dame (dans la crainte que je ne voulusse
» pas y aller), qui la trouva froide & sans pouls,
» ensorte qu'elle expira avant qu'il eût eu le temps
» de se reconnoître.

» Je fus néanmoins prié , avec mon Confrere,
» d'en faire l'ouverture ; nous trouvâmes à l'exté-
» rieur le ventre d'une grosseur surprenante, &
» au dedans de la matrice, une portion de l'arriere-
» faix de la grosseur d'un œuf d'oie, dont le
» principe étoit au fond & au milieu de ce vis-
» cere , & qui descendoit en se prolongeant de la
» grosseur que j'ai dite, & venoit se terminer
» environ à sa partie moyenne & latérale au
» côté droit, avec un coagulum de la grosseur
» d'un pain de quatre à cinq livres, qui s'étoit
» formé par la rétention qu'en procura la Sage-
» Femme , avec le bouchon formé de sa serviette ».

334. Cette observation a vraisemblablement
détourné quantité d'Accoucheurs de faire usage
du tampon, & j'avoue de bonne foi, que lorsque je l'ai employé pour la premiere fois, je l'aurois peut-être rejeté comme dangereux , si je m'é-
tois rappellé le fait précédent : l'autorité de La
Motte est assez imposante, pour que l'on s'y
soumette quelquefois sans examen. Cependant

j'aurois eu la douleur de voir périr d'hémorrhagie plufieurs femmes pour lefquelles je m'en fuis fervi, & je n'aurois pas la fatisfaction de le propofer comme un degré de perfection de plus dans l'Art des accouchemens.

335. La plus légere attention fuffit pour voir que le cas que rapporte La Motte, n'eft point précifément celui où j'ordonne le tampon, & que même dans ce cas il auroit pu être fuivi du fuccès, fi on l'eût employé de la maniere convenable

336. La matrice étoit certainement dans l'inertie incomplette dont nous avons parlé, n°. 75, 86, 124, 125. La portion de délivre reftée adhérente à ce vifcere, en augmentoit l'effet en tenant ouverte les embouchures des vaiffeaux (n°. 57, 77). L'indication étoit, comme le dit l'Auteur, dans la réflexion qui fuit le fait, de faire l'extraction de ce corps étranger ; l'hémorrhagie fe feroit arrêtée par le feul reffort de l'utérus.

337. Si après cette opération, la matrice s'étoit trouvée dans l'inertie, & que la perte eût fubfifté, le tampon auroit alors été indiqué, & il eft certain qu'il eût été efficace. Mais pour cela il n'eût pas fallu fe contenter de boucher l'entrée du vagin avec une ferviette, comme le fit la Sage-Femme ; il auroit été néceffaire, comme nous l'avons fait dans pareille circonftance, d'introduire un lambeau de linge imbibé de vinaigre pur, jufque contre l'orifice utérin. Le ftimulus qu'il contient a la vertu, comme nous l'avons dit, d'exciter la contraction utérine, & de réveiller le reffort des fibres, qui étoit prefque détruit. Ce reffort rétabli, fuffit pour maintenir la matrice

dans le degré de refferrement néceffaire pour arrêter la perte. C'eft l'effet qui a été produit conftamment toutes les fois que je me fuis fervi du tampon.

338. Mais fuppofons que la matrice dût prêter à l'abord du fang, foit par fon inertie incomplette, foit par quelque point de déchirement, foit même par la rétention d'une portion d'arriere-faix qu'il n'auroit pas été poffible d'extraire, on pourroit encore s'oppofer à fa dilatation ultérieure, en comprimant le globe utérin, comme nous l'avons indiqué n°. 255, 256. Si cette manœuvre ne réuf-fiffoit pas, qu'il furvînt des douleurs vives après lefquelles l'utérus augmentât fenfiblement de vo-lume, il refteroit encore une reffource fûre, qui feroit d'extraire le tampon, de vuider la matrice des caillots qu'elle contiendroit, & d'introduire un nouveau tampon dans fa cavité même. L'aci-dité du vinaigre qui agiroit immédiatement fur toute l'étendue de la paroi interne de l'organe affoibli, exciteroit encore plus certainement fa contraction, & arrêteroit fûrement la perte par la crifpation des vaiffeaux mêmes qui la fournif-foient. C'eft cette reffource qui a fauvé la vie à Mlle. P..... (V. l'obfervation fous le n°. 325). On auroit eu le temps de tenter fucceffivement toutes les méthodes que nous venons d'indiquer, fi elles avoient été néceffaires, dans la femme qui fait le fujet de l'obfervation de La Motte, puif-qu'elle ne mourut que douze heures après fon accouchement.

339. Mais en examinant les chofes plus géné-ralement, je demanderai à mon tour, à ceux qui répugneront à l'application du tampon, après les

obfervations concluantes que nous avons rapportées en fa faveur, comment ils fe condui-
roient, s'ils fe trouvoient auprès d'une femme
qui auroit une perte de fang par inertie. Ils ap-
pliqueroient d'abord, je le fais, des linges trempés dans des liqueurs froides & aftringentes fur
le ventre, les parties extérieures de la génération, &c. & les autres fecours que nous avons
rapportés, feconde partie, article 6. Mais fi ces
moyens ne réuffiffoient pas, comme j'en ai l'expérience (Voyez l'obfervation 99, rapportée fous
le n°. 314; l'obfervation 106, fous le n°. 320),
ils regarderoient donc, avec les Auteurs que nous
avons cités, n°. 266, la femme comme perdue
fans reffource. Ils ne trouveroient pas dans la
differtation de M. Levret (f), de nouveaux
moyens pour y remédier, puifqu'aux précautions près qu'indique cet homme célebre, pour
prévenir l'accident, & qui font, à la vérité,
excellentes, il ne propofe rien de plus que les
autres pour l'arrêter lorfqu'il eft arrivé. Il convient même qu'il y a des cas où l'hémorrhagie
eft fi abondante, qu'elle « produit un affaiffement
» fi général & fi fubit, que la premiere foibleffe
» touche de près le dernier moment de la vie
» de la malade. » Dans la même page, il laiffe
entendre de plus, qu'on ne peut pas quelquefois empêcher ce malheur, fur-tout lorfque l'accouchement a été trop prompt : « événement,
» dit-il, que le Public regarde ordinairement
» comme très-favorable, tandis qu'un connoif-

(f) V. fuite des obf. de M. Levret, art. **X**, pag. 261.

» feur peut prévoir & annoncer même que la ma-
» lade eft alors prefque fans reffources , & par-
» ticuliérement fi le détachement du délivre a
» fuivi de près la fortie de l'enfant. » Et bien!
c'eft principalement pour ce cas défefpéré , que
nous propofons le tampon , & nous avons prouvé
par le raifonnement & par l'expérience , que fon
effet étoit infaillible. Nous continuerons donc à
l'employer , comme le moyen le plus fimple &
le plus efficace qui ait encore été imaginé , jufqu'à ce qu'on ait propofé quelque chofe de meilleur , & qui foit appuyé fur des faits plus con-
vaincans.

340. Je demanderai encore comment il faudra
fe conduire dans l'inertie incomplette , accompagnée , fi l'on veut , de déchirement , lorfqu'a-
près avoir vuidé la matrice des caillots qui la
rempliffent , elle fe dilate de nouveau par l'accumulation d'une nouvelle quantité de fang , malgré l'application des réfrigérans extérieurs , indiqués fous les n°. 258 , 259. Continuera-t-on d'extraire les caillots à mefure qu'ils fe formeront?
On aura bientôt épuifé tout le fang de la malade ,
qui ne tardera pas à périr en préfence de l'Accoucheur. Il n'y aura donc encore point d'autre
méthode de la fauver , que l'introduction du tampon , faite de la maniere dont nous venons de
l'indiquer n°. 338.

341. On n'aura pas à craindre la dilatation de
la matrice , lorfqu'on aura introduit le tampon pour
arrêter une hémorrhagie à la fuite de l'inertie complette. 1°. La contraction que l'on excite , retrécit
confidérablement la cavité de ce vifcere , parce que
les finus & les vaiffeaux utérins dégorgés n'op-

posent plus d'obstacles à son effet ; c'est la raison pourquoi le caillot qui se forme ensuite, n'est pas ordinairement aussi considérable qu'on pourroit l'imaginer. 2°. La quantité de sang qui s'est écoulée, a ralenti considérablement la circulation, l'impulsion est foible à l'extrêmité des vaisseaux, & la plus légere résistance y arrête les liqueurs. Le ressort de la matrice rétabli, & la présence d'un caillot qui appuie sur les embouchures vasculaires ouvertes, forment cette résistance suffisante. Quant à l'inertie incomplette, nous venons de dire ce qu'il y avoit à faire, si on craignoit de nouveau l'accumulation du sang dans la matrice.

342. La suffocation de matrice qui fait le sujet de la troisieme objection, est-elle à craindre par l'usage du tampon ? Avant de répondre, il est bon de s'entendre sur la nature de cette affection, & de la distinguer des syncopes convulsives & des bouffées putrides, avec lesquelles la plupart des Auteurs l'ont confondue, quoiqu'elle soit essentiellement différente de ces deux maladies, comme il sera facile de s'en convaincre par le tableau succinct que nous allons faire de l'une & des autres. Nous l'avons déjà distinguée, n°. 146, des syncopes produites par la vivacité des tranchées, avec lesquelles cependant elle a plus d'analogie, & qu'elle complique assez souvent. M. Levret, dans son Art des accouchemens, pag. 163, §. 865 & suivans, a exposé les différences qui se trouvent entr'elle & l'inflammation de la matrice, & M. Deleurye, pag 362, §. 1090, &c. l'a différenciée de l'apoplexie laiteuse.

343. La suffocation utérine proprement dite,

arrive quelquefois aux femmes en couches; mais c'est alors un vrai paroxisme hystérique. Ses symptomes sont très-variés. Les principaux & ceux qui la caractérisent, sont une douleur de tête plus ou moins vive, suivie du sentiment d'une boule qui semble monter de la région hypogastrique jusqu'au diaphragme, & ensuite jusqu'à la gorge, où elle produit un resserrement qui intercepte souvent la respiration & la parole ; alors il survient un assoupissement ou une syncope, quelquefois des convulsions dans toutes les parties du corps, comme dans un accès d'épilepsie. Le pouls est ordinairement dans l'état naturel ; d'autres fois il est inégal, concentré & comme convulsif. Le visage conserve sa couleur naturelle, souvent même il est plus rouge que de coutume ; quelquefois aussi il est pâle, mais cela n'arrive jamais que dans la syncope ou la léthargie qui y succede, où quelques femmes restent si long-temps, qu'on les a crues mortes.

Si on touche le ventre de l'accouchée, on sent, suivant M. Levret, l'utérus gonflé comme un ballon, « qui demeure même circonscrit tant que » l'accès de la maladie subsiste ; & lorsqu'il cede, » cet organe s'affaisse quelquefois, pour ainsi dire, » tout-à-coup, par l'évacuation de quelques rots » utérins ; d'autres fois il diminue peu à peu (*g*) ».

344. Je n'ai jamais observé, immédiatement après l'accouchement, de suffocation utérine où tous les symptomes que je viens de rapporter se trouvassent réunis. Dans celles que j'ai eu occa-

____

(*g*) V. Art des accouchemens de M. Levret, §. 869, pag. 164.

fion de voir, les femmes tomboient d'abord dans une efpece d'étouffement, où elles perdoient par degrés la connoiffance. Quelquefois cet état étoit précédé d'un peu de délire, d'autres fois non. Le pouls n'étoit pas petit & foible, mais petit, dur, concentré & comme convulfif. L'orifice de la matrice étoit clos, fans qu'il en fortît une goutte de fang (V. n°. 232). Quelquefois la cavité de ce vifcere étoit pleine de caillots, d'autres fois il n'y en avoit point du tout. Dans l'un & l'autre cas, l'irritation que ma main occafionnoit à l'orifice, lorfque je voulois le forcer pour découvrir la caufe, faifoit prefque fur-le-champ ceffer l'accident (V. n°. 257).

345. Ce phénomene m'a fait foupçonner que le fpafme de l'orifice jouoit dans cette circonftance le principal rôle ; il m'a paru que c'étoit lui qui étoit la caufe immédiate de tous les accidens; en effet, il les précede tous : c'eft une irritation nerveufe de cette partie qui la ferme en totalité, & qui, lorfqu'elle dure un certain temps, fe communique à toute la machine, & entraîne un vrai paroxifme hyftérique. La formation des caillots dans la cavité utérine, eft une fuite indifpenfable de ce fpafme, & dépend de l'état où fe trouve la matrice lorfqu'il arrive. Si ce vifcere s'eft fuffifamment contracté avant le fpafme, pour froncer les vaiffeaux utérins, il ne fe trouvera point de caillots dans fa cavité. Si au contraire il y a des embouchures ouvertes, le fang qu'elles répandront ne pouvant s'évacuer en proportion, fe coagulera ; & fi de plus il y a inertie, ou qu'une portion de placenta encore adhérente, tienne les vaiffeaux voifins ouverts, le fang pourra diftendre

T

par degrés l'utérus , & s'accumuler à un point qui fera succéder à la suffocation utérine une syncope convulsive.

346. Si on avoit fait attention à cette gradation de symptomes, on ne se seroit point exposé à confondre l'effet avec la cause, comme il est vraisemblable que cela est arrivé, lorsqu'on a attribué tous les accidens à la présence des caillots. Leur cessation par l'opération manuelle n'en auroit plus imposé ; elle réussit également, que les caillots existent ou non, & on auroit trouvé l'explication du phénomene dans l'irritation nouvelle que la main fait à l'orifice, qui donne, pour ainsi dire, aux nerfs de cette partie une nouvelle maniere d'être, qui leur fait abandonner celles qu'ils avoient prises. Ce moyen réussit très-souvent dans les accès de vapeurs ordinaires ; pendant que l'homme de l'Art ordonne une potion antispasmodique, une femme hardie porte la main à la partie malade, & le spasme cesse (*h*). Dans le cas en question, elle produit le même effet ; mais elle en produit un autre très-essentiel, c'est de favoriser la contraction du corps de la matrice, qui ne seroit point arrivée tant que la convulsion de l'orifice auroit subsisté. On s'apperçoit aisément de ce dernier effet, dès qu'on a forcé l'orifice & que la main est introduite dans la cavité utérine ; il n'est pas toujours nécessaire d'aller chercher tous les caillots, la matrice en se resserrant les rassemble sous la main (V. n°. 238, 239, 257).

(*h*) Ce remede singulier a été conseillé par le fameux Ambroise Paré, liv. 24, chap. 57, pag. 977.

347. Au reste, il eſt rare que la ſuffocation utérine ſoit portée en ſuites de couches à un degré aſſez éminent pour faire périr les femmes qui en ſont attaquées. Le plus ordinairement c'eſt un mal paſſager & ſans conſéquence, qui pourroit peut-être ceſſer de lui-même ſi on l'abandonnoit à la nature. Il eſt ſi peu important, que beaucoup d'Auteurs n'en font pas même mention, & que Mauriceau, le premier des Accoucheurs & le plus grand Praticien de ſon temps, le regarde comme un ſimple accident qui fait plus de peur que de mal (*i*). Il arrive le plus ordinairement aux femmes vaporeuſes qui ont eu un accouchement prompt & douloureux, à celles qui éprouvent une paſſion vive de l'ame, ou dont les nerfs de l'odorat ſont frappés de quelque odeur ſuave. Son effet conſtant eſt de ſupprimer les lochies, dans quelque temps des ſuites des couches qu'il arrive.

348. L'accident que nous venons de détailler, ſuppoſe toujours une certaine quantité de fluide dans les vaiſſeaux, qui donne le ton à toutes les parties, & les rend ſuſceptibles d'une irritation qui puiſſe ſubſiſter pendant quelque temps. Il n'arrivera par conſéquent jamais à la ſuite des pertes abondantes. Dans ce dernier cas, le ſyſtême nerveux eſt au contraire dans le relâchement ; les organes conſervent à peine un peu d'irritabilité, & qui a même beſoin d'être excitée pour agir. Les cauſes morales font auſſi très-peu d'impreſſion ſur l'eſprit des malades : c'eſt ce que j'ai obſervé conſtamment dans la grande quantité de femmes

____

(*i*) V. Mauriceau, liv. 3, chap. XXI, pag. 452.

attaquées de perte de fang , que j'ai été obligé de traiter dans ce Pays , où elles font affez fréquentes. Si quelques-unes fe font effrayées dans des pertes légeres ou dans le commencement des grandes hémorrhagies , elles font tombées enfuite , lorfqu'elles ont été affoiblies jufqu'à un certain point, dans une efpece d'infenfibilité où rien ne pouvoit les étonner ni les furprendre. Le tampon, en arrêtant l'hémorrhagie , ne remédie pas fur-le-champ à l'infenfibilité générale ; il retient feulement dans les vaiffeaux le fang néceffaire pour empêcher de mourir , & qui fe feroit échappé fans lui ; l'irritation locale qu'il produit au vagin & à la matrice, fe borne à ces parties & ne fe communique point au-delà : il eft donc incapable d'occafionner la fuffocation utérine.

349. L'expérience vient à l'appui de ce que nous venons d'avancer. Je n'ai jamais obfervé de fuffocation utérine réelle à la fuite des pertes abondantes, ni même de celles que j'ai été obligé d'arrêter par le tampon , quoique je me fois fervi de ce moyen pour des femmes de différens tempéramens , dont quelques-unes même étoient naturellement vaporeufes. (V. l'obf. 105 fous le n°. 320). On ne doit pas donner ce nom à l'efpece de mal-être , accompagné d'inquiétudes , qui fuccede quelquefois à fon application ; cet accident léger, loin d'être dangereux, eft au contraire de bon augure ; il indique que le reffort de la matrice fe réveille & que les contractions utérines fe préparent. Il pourroit fe faire cependant qu'il furvînt une fyncope de la même nature que celle qu'on obferve quelquefois lorfqu'on fait le bandage d'une faignée , ou qu'on arrête une hémor-

rhagie du nez, & qui dépend du changement qui arrive dans ce moment dans la circulation du sang. Il ne faudra pas encore la confondre avec la suffocation utérine, qui n'arrivera jamais après l'introduction du tampon, que lorsqu'on aura arrêté par son moyen une hémorrhagie utérine, critique & salutaire.

350. Les syncopes convulsives sont beaucoup plus dangereuses que la suffocation utérine; elles viennent ordinairement à la suite des pertes abondantes, & dépendent de l'énorme quantité de sang qui s'est écoulée; ses symptomes précurseurs sont ceux de la perte avec inertie (V. n°. 126). La syncope commence, & les convulsions succedent.

351. Ce ne sont pas de ces convulsions où les malades crient, grincent les dents, ou deviennent furieux, sans perdre totalement la connoissance, ni de ces convulsions qui n'attaquent qu'une partie du corps. Ce sont des contractions générales de tous les muscles, plus ou moins violentes, & dont les malades ne conservent le plus ordinairement aucun souvenir. Il semble que ce soit un dernier effort que fasse la nature presqu'expirante, pour chasser par expression dans les grands vaisseaux qui sont vuides, les fluides qui peuvent être dans les petits, afin de fournir aux premiers une matiere propre à faire renaître le mouvement circulaire qui étoit suspendu faute d'aliment. S'il s'en trouve suffisamment, la circulation se rétablit & la connoissance revient ; si les vaisseaux ouverts laissent encore écouler le sang au dehors, il vient une nouvelle syncope,

de nouvelles convulfions, après lefquelles le mouvement renaît, fi l'effort de la nature a encore été heureux; mais s'il eft fans fuccès, le mouvement s'anéantit fans retour, & la mort eft préfente. C'eft l'image d'un poulet que l'on égorge: lorfque la plus grande partie de fon fang s'eft écoulée, il tombe dans une fyncope, on le croit mort; bien-tôt après il lui furvient des convulfions, il fe débat, enfuite fe leve fur fes jambes & court; mais le fang qui coule de nouveau par la plaie, occafionne une feconde fyncope, l'animal fe débat plus foiblement & expire.

Obf.
CXIII.

352. Ce font vraifemblablement des convulfions de cette efpece qui attaquoient les femmes de Cherbourg dont parle La Motte (*k*), enfuite des pertes de fang abondantes qui fuivoient leur accouchement; elles ne fuccomboient pas à ces fyncopes, parce que la perte s'arrêtoit par le refferrement de la matrice qui fe faifoit dans la convulfion même; phénomene que j'ai auffi obfervé plufieurs fois. Mais toutes les fois que la perte ne s'arrête pas après que les convulfions ont, pour ainfi dire, ranimé la machine, il n'y a plus rien à efpérer, fouvent même l'effufion du fang a été fi confidérable avant la fyncope, qu'elle eft le précurfeur du dernier moment.

353. Le fimple expofé que nous venons de faire, doit fuffire pour éloigner la craine d'une fyncope convulfive après l'application du tampon. Si elle arrivoit, il faudroit la regarder comme

---

(*k*) Nouv. édit. tom. 2, part. 3, liv. 1, chap. x. pag. 1226; & ancienne édit. chap. 15, pag. 839.

l'effet de la perte de sang qui a précédé, & jamais comme celui du remede ; il seroit même l'unique moyen d'en prévenir le retour, en empêchant l'hémorrhagie de se renouveller.

354. Les bouffées putrides sont produites par la pourriture du placenta, ou de quelqu'autre corps contenu dans la matrice, & qui reçoit les impressions de l'air extérieur par l'orifice plus ou moins ouvert de cet organe, d'où il découle toujours une liqueur fétide. Elles sont précédées d'une fievre qui augmente en proportion de la dissolution du corps que contient la matrice, & qui est accompagnée de frissons irréguliers, comme les fievres de suppuration. Le visage est livide & plombé, le pouls dur & fréquent, la peau brûlante, la soif ardente. La malade ressent une douleur de tête vive qui la jette quelquefois dans le délire, & d'autres fois dans l'assoupissement ; quelquefois aussi, par intervalle, dans des syncopes apparentes, où l'on sent néanmoins la pulsation de l'artere, qui paroît seulement plus petite & plus enfoncée, mais toujours aussi dure. Lorsque la pourriture ne se détruit pas, & qu'elle parvient au dernier degré, l'assoupissement augmente, il survient des soubressauts dans les tendons, comme dans les fievres malignes, suivis de syncopes ou de convulsions qui terminent la vie.

355. Lorsque les bouffées putrides succedent à l'introduction du tampon, on ne doit point les regarder comme la suite de ce moyen, dont l'effet principal est d'exciter des contractions utérines qui favorisent l'expulsion des corps étrangers que peut contenir la matrice (V. n°. 267, 280). Il

y a lieu de croire qu'elles feroient furvenues, quand l'hémorrhagie fe feroit arrêtée d'elle-même. Au refte, ce ne font que des accidens confécutifs, que l'on peut prévenir par d'autres fecours, & qui ne s'annoncent que long-temps après que le danger de la perte de fang eft paffé. Ils ne font dangereux que relativement à la nature du corps qui fe putréfie, & au degré de pourriture qu'il acquiert. Nous dirons, en répondant à l'objection fuivante, ce qu'on a à craindre de celle d'un caillot de fang.

356. Il nous refte la quatrieme objection, qui préfente deux chefs à examiner. Le premier, de favoir fi le caillot de fang, comme corps étranger, peut produire des accidens. Le fecond, quels font ceux qui peuvent naître de la pourriture du même corps.

357. Le caillot ne me paroît pas par lui-même avoir des caracteres nuifibles. C'eft un corps mollaffe, fans afpérité, & qui fe moule à la figure de la cavité de la matrice où il fe forme. S'il étoit capable de produire les accidens qu'on lui attribue, ces accidens feroient beaucoup plus fréquens qu'ils ne le font ; car il y a quantité de femmes chez lefquelles il s'en forme même de très-confidérables après l'accouchement, fans qu'il en réfulte aucun inconvénient. Parmi les exemples fans nombre que je pourrois en citer, je me contenterai d'en rapporter un feul.

Obf. CXIV. Mme. C..... Marchande à Dijon, ne perdit prefque point de fang après la fortie de fon premier enfant & du délivre. Le troifieme jour il furvint des douleurs, comme pour un nouvel accouchement, qui durerent environ deux heures, & expulferent un caillot liffe & poli, à peu près de la groffeur de la tête d'un enfant. Ce caillot, enduit d'une matiere blanchâtre, étoit enveloppé d'une coëne qu'on auroit pu prendre pour une membrane, & qui commençoit à tomber en diffo-lution : l'intérieur étoit noir, & la maffe avoit une odeur un peu fétide.

358. Cette obfervation paroît prouver que la préfence d'un gros caillot de fang n'eft pas auffi nuifible qu'on l'imagine communément. Nous avons fait voir ci-devant, n°. 345, 346, qu'il n'étoit point la caufe de la fuffocation utérine. S'il l'étoit en effet, pourquoi ne la produiroit-il pas conf-tamment ? Il n'eft pas non plus toujours la caufe des tranchées qui furviennent après l'accouche-ment ; cependant on ne peut pas fe diffimuler qu'il ne les produife quelquefois. Cette différence doit établir deux efpeces de tranchées utérines, dont l'une ne dépend point de la préfence des caillots dans la cavité de la matrice, & l'autre en eft quelquefois la fuite.

359. Les tranchées de la premiere efpece font occafionnées par l'engorgement des parois de la matrice, ou peut-être par le fang ftagnant & en partie coagulé de la fubftance fpongieufe (V. n°. 71), comme l'a avancé Burton (*l*). Elles font quelquefois d'une violence fi exceffive, qu'elles font tomber en foibleffe, fur la fin de la douleur, les femmes qui en font attaquées (V. n°. 146, 234). Quelques-unes de ces femmes répandent

---

(*l*) Voy. fyftême, *&c.* de l'Art des accouchemens, §. 166.

du sang fluide pendant & après la contraction; & d'autres non. La violence des symptomes, jointe au volume du corps de la matrice, touché au deſſus du pubis, m'a ſouvent obligé de faire des recherches dans la cavité de cet organe, ſans y rencontrer ni caillots, ni même aucun des corps étrangers que je m'attendois à y trouver. Je n'ai point ſenti, comme Burton, le ſang coagulé ſortir des ſinus de la matrice, ni n'ai point obſervé que les tranchées ceſſaſſent après l'introduction de ma main. Celle que j'avois ſur le pubis, pendant que l'autre étoit dans la matrice, m'a fait découvrir l'épaiſſeur extraordinaire des parois de ce viſcere, & m'a confirmé dans l'idée que les tranchées étoient produites par l'arrêt du ſang dans la ſubſtance ſpongieuſe & dans les vaiſſeaux utérins.

360. Les tranchées avec caillots, peuvent être compliquées avec les précédentes. Elles arrivent le plus ordinairement, parce qu'il ſe trouve d'abord une inégalité de force entre l'orifice & le corps de la matrice. L'orifice ſe reſſerre le premier, tandis que le corps reſte encore quelque temps dans le relâchement, affecté ſeulement d'inertie par défaut de contraction (V. n°. 82); pendant ce temps, le ſang s'accumule & ſe coagule. Dans un intervalle de temps plus ou moins long, le corps de la matrice reprend des forces, ſe contracte avec vivacité ſur le caillot; les contractions une fois établie, ſe renouvellent alternativement, comme pour un nouvel accouchement, & le caillot pouſſé par une force ſupérieure, oblige l'orifice à ſe dilater pour lui livrer paſſage (V. n°. 43 , 46). Voilà ce qui arrive

conſtamment, ſans aucun autre accident, pourvu cependant que le reſſerrement de l'orifice ſoit naturel, qu'il ne ſoit point ſpaſmodique, & qu'il n'y ait pas d'inertie incomplette.

361. Il ne faut pas attendre les premieres tranchées à la ſuite des pertes de ſang qu'on a été obligé d'arrêter avec le tampon ; l'hémorrhagie qui a précédé, a dégorgé plus qu'il ne faut les ſinus & les vaiſſeaux utérins. Les ſecondes arrivent quelquefois à la ſuite de l'introduction du tampon ; mais elles ne ſont ni douloureuſes ni dangereuſes : la matrice n'a de force que ce qu'il en faut pour reſſerrer les vaiſſeaux & arrêter l'écoulement du ſang ; elle n'en a preſque jamais aſſez pour chaſſer le caillot. Celui-ci reſte donc dans la matrice, qui ceſſe de ſe contracter après quelque temps, & y ſéjourne juſqu'à ce qu'il tombe en diſſolution.

362. Nous avons répandu des doutes légitimes ſur les accidens que l'on prétend que procure le caillot comme corps étranger ; il nous reſte actuellement à faire voir qu'il eſt auſſi peu à craindre comme putreſſible.

363. Le caillot eſt compoſé des parties globuleuſes du ſang, des ſucs glaireux & glutineux, & d'une portion de lymphe & de ſéroſité. Il n'eſt pas différent de celui qu'on a tiré dans une palette par la ſaignée, & doit éprouver les mêmes dégradations, lorſque le mouvement ſpontané s'y établit. « Le ſang tiré de la veine, dit Hoffman, » ſe réſout totalement en ſéroſité quand on l'ex- » poſe à une légere chaleur ; & celle-ci, loin de » le rendre plus ſolide, réſout peu à peu & ſuc-

» ceſſivement celles de ſes parties qui étoient cail-
» lées. Ce ſang devient plus fluide à proportion
» que cette chaleur continue davantage, &, ſem-
» blable au blanc d'œuf, il commence à ſe cor-
» rompre (*m*) ».

364. Le ſang coagulé dans la matrice, & qui a reçu l'impreſſion de l'air extérieur, eſt à peu près expoſé, comme dans l'expérience précédente, à une chaleur légere & continuelle. Il doit donc ſe diſſoudre & s'évacuer, ſouvent même avant qu'il ne ſe corrompe tout-à-fait. C'eſt ce que j'ai vu arriver le plus ordinairement à la ſuite de l'application du tampon, & c'eſt ce qui arrivera toutes les fois que l'orifice de la matrice reſtera ouvert, & que le coagulum ſe diſſoudra ſucceſ-ſivement; alors les lochies ne ſeront preſque pas fétides. (Voy. l'obſ. à la ſuite du n°. 316).

365. Mais ſi l'orifice eſt aſſez ſerré pour empêcher le fluide de couler à proportion qu'il ſe diſſout, l'air extérieur qui aura pénétré d'abord, & qui ſera renfermé & échauffé davantage, rendra la putréfaction plus grande, la matiere acquérera de l'odeur & produira des bouffées putrides, comme Mauriceau l'a vu arriver pour des lochies retenues. La femme dont il parle vuida tout-à-coup, le huitieme jour de ſes couches, un flot de trois palettes de vuidanges corrompues d'une extrême puanteur; mais l'orifice de la matrice avoit été clos pendant les deux jours qui avoient précédé, & pendant ces deux jours cette femme « avoit été fort incommodée de vapeurs & d'une

Obſ.
CXV.

(*m*) V. Dictionnaire de Médecine, in-fol. tom. 5, col. 1272.

» grande douleur de tête (*n*). » J'affimile cette obfervation à la retenue d'un caillot, afin qu'on ne cherche pas à me l'oppofer ; cependant il y a bien de la différence : le fluide qui coule de la matrice depuis le fix des couches jufqu'au huit, n'eft pas femblable à celui qui coule immédiatement après l'accouchement. L'un eft une lymphe prefque femblable à du pus, qui a beaucoup de difpofition à fe corrompre ; l'autre eft du fang pur, qui fe putréfie, à la vérité, avec le temps, mais plus difficilement.

366. On n'aura pas ces accidens à craindre chez les femmes auxquelles on aura arrêté une perte de fang pour un faux germe contenu dans la matrice ; parce que, comme ce vifcere eft peu dilaté, le caillot dont on procure la formation, eft trop peu de chofe ; & s'il n'eft pas expulfé avec le faux germe, par les contractions utérines que le tampon procure ordinairement, il fe diffoudra & s'écoulera par l'orifice qui refte toujours un peu ouvert dans ce cas, long-temps avant que le faux germe n'ait acquis lui-même un degré de putréfaction fuffifant pour fe liquéfier. S'il arrivoit alors des accidens, ils dépendroient plutôt de la fonte du faux germe, que de celle du caillot.

367. Il arrivera auffi très-rarement des accidens aux femmes à qui on aura introduit le tampon après l'accouchement à terme. Souvent le caillot dont on procure la formation, eft peu confidérable (V. n°. 341) ; la matrice qui a été af-

---

(*n*) Voy. Mauriceau, tom. 2 , obf. 305.

foiblie par l'effufion abondante du fang, ne ferme
jamais totalement fon orifice, & ne s'oppofe pas
à l'écoulement du caillot à mefure qu'il fe fond.
(V. encore l'obfervation fous le n°. 316). Il
n'y aura donc que les cas où le caillot fera très-
gros, comme celui qui fe forma dans la matrice
de Mme. P..... (V. l'obfervation fous le n°. 318).
Il ne commença à fe fondre que le quatrieme
jour après l'accouchement, qui eft le temps ordinaire où il tombe en diffolution (*o*). La grande
quantité qui fe fondit à la fois, dut rendre la
putréfaction plus grande, & augmenter les accidens que cette femme éprouvoit déjà. Les lochies
couleur de lie de vin qui s'écoulerent, avoient
une odeur fétide; la fievre devint plus confidérable, fans cependant qu'il y eût d'accidens vaporeux. Mais cette odeur fétide des lochies, &
la fievre augmentée, ne dépendoient-elles pas auffi
en grande partie des membranes reftées dans la
matrice, & qui font fufceptibles d'une pourriture

(*o*) Le temps où le caillot contenu dans la matrice, commence
à fe diffoudre, eft, comme nous l'avons avancé, du trois au quatre,
ou du quatre au cinq de fa formation. Il ne fubfifte jamais plus
long-temps. C'eft donc une erreur de croire, comme quelques-uns
l'ont prétendu, qu'il puiffe féjourner plufieurs mois dans la matrice,
& y acquérir de la confiftance au point d'en impofer pour un
faux germe ou une portion de placenta. Si quelques femmes en
ont rendu un mois ou deux après avoir effuyé une perte ou une
fauffe couche, ce caillot, quoique dur & paroiffant enveloppé d'une
membrane, ne dattoit point de cette époque, il n'etoit formé que
depuis quelques jours. Les preuves de faits que je pourrois en
donner, nous meneroient trop loin; mais pour fe convaincre de
cette vérité, il fuffit de réfléchir un inftant fur la nature du fang,
fur le lieu où il féjourne, & fur l'action de l'air qui a pénétré ou
pénétre encore jufqu'à lui.

bien plus active & plus dangereuse que celle d'un caillot de sang (*p*) ?

368. Au reste, quand le caillot produiroit des accidens, ils feront très-peu de chose, si on les met en comparaison avec le danger de la perte de sang, qui est présent & certain, tandis que les autres sont éloignés & douteux. Il sera d'ailleurs aisé d'y remédier, en faisant par la suite des injections dans la matrice, qui entraîneront bien plus facilement les matieres putrides formées par la dissolution d'un caillot, que celles qui dépendent de la pourriture d'un placenta ou des membranes. C'étoit dans cette intention que Ruleau employoit les injections, lorsqu'il soupçonnoit qu'il étoit resté des caillots de sang dans la matrice après un accouchement quelconque (*q*), & il cite à cette occasion plusieurs femmes de distinction qui en ont éprouvé les meilleurs effets: il prétend même qu'elles ont prévenu beaucoup d'accidens graves qui sont arrivés à des femmes qui se sont trouvées dans les mêmes circonstances, & où on les avoit négligées, contre son avis (*r*). Ce n'est pas cependant que je croie, avec cet Auteur, que le sang coagulé dans la matrice, soit capable de produire l'inflammation : dans une des observations qu'il rapporte, la vio-

---

(*p*) Ne pourroit-on pas croire encore que, lorsque les lochies sont extrêmement putrides, il y a toujours quelques portions de membranes ou de placenta qui sont restées dans la matrice, & qui, en se corrompant, communiquent leur odeur aux évacuations ?

(*q*) Ruleau, chap. 21, pag. 230.

(*r*) *Ibid.* pag. 233.

lence qu'il avoit employée pour faire l'accouchement forcé, en fut, selon moi, une cause suffisante; & si chez d'autres femmes il a trouvé dans la matrice, après la mort, des caillots de sang putride, c'étoit plutôt l'effet que la cause de l'inflammation. Je ne conseillerai pas non plus, comme Ruleau, de faire des injections dans la matrice toutes les fois qu'il y sera resté des caillots de sang; ce seroit les prescrire à presque toutes les femmes; mais il sera temps de les employer, si on s'apperçoit que les lochies devenues fétides, produisent encore d'autres accidens.

F I N.

TABLE
ALPHABÉTIQUE.

Le chiffre renvoie au paragraphe ou numéro.

A

ACCOUCHEMENT ; son méchanisme, n°. 17, 36 & suivans. --- ralenti dans le milieu de son cours par le raccourcissement du cordon ombilical, 162. --- L'objet essentiel dans cette opération, est de laisser agir la nature tant qu'on a lieu d'en espérer quelque chose, 170. --- L'extraction du placenta en est le point le plus délicat, 172.

Accouchement précipité, suivi d'inertie, 89, 91, 314, obs. 49, 339. --- Moyens de le prévenir, 149, 150, 151. --- longs, pénibles & laborieux, quelquefois aussi suivi d'inertie, de dépression, de perte de sang, 92, 315, 319.

Accouchement. Si on le déterminoit toujours dans les cas de perte de sang en perçant les membranes, on exposeroit la mere & l'enfant, 286. --- naturel peut avoir lieu quelquefois, malgré l'attache du placenta sur l'orifice de la matrice, 305, 307.

Accouchement forcé, regardé comme le seul moyen d'arrêter la perte de sang, 152. --- très-dangereux lorsqu'on le tente de trop bonne heure, 152, 153, 310. --- Son danger tient à la maniere de le terminer, 152. --- Précautions à prendre pour le terminer sans danger, 151, 154, 155, 160, 161, 307, 309, 311. --- pour empêcher que le col de la matrice ne soit déchiré en le terminant, 226. --- suivi d'une perte de sang mortelle, 160, obs. 40, 295, obs. 93. --- Lorsqu'il n'est pas possible de le terminer, & qu'il y a perte de sang, il faut introduire le tampon, 298. --- Voyez tampon.

V

Accoucheurs ; leurs manœuvres indiſcrettes peuvent décoller le placenta prématurément, & produire la perte de ſang, 74. --- Comment ils peuvent déchirer la matrice, 105, 109. --- Moyen d'en empêcher, 222, 223, 224, 225, 226.

Actions puiſſantes de la matrice qui rapprochent ſes parois, 36. --- Lorſqu'elles ſont diminuées, elles produiſent l'inertie, 78. --- Voyez reſſort, contractions.

Agacement de l'orifice de la matrice, convient pour faire ceſſer la ſuffocation utérine & l'inertie incomplette, 257, 331.

Agonie de trois jours à la ſuite d'une perte de ſang pour un faux germe ; autre à la ſuite d'une perte de ſang & d'une fievre humorale après l'accouchement à terme, 131, obſ. 34, 35.

Aorte, battement convulſif de cet artere dans le bas-ventre d'une femme qui périſſoit d'une perte de ſang, 131, obſ. 34.

Arteres fourniſſent le ſang pour la nourriture du fœtus, --- s'inſinuent dans le placenta. --- Injections qui paroiſſent le prouver. --- Différens ſentimens à ce ſujet, 8.

Arteres ombilicals de l'enfant, paroiſſent établir ſa communication avec la mere, 14, 15.

Aſthénie par inanition, 131, note (f).

Aſtringens en injections. Voyez injections. --- pris intérieurement, dans quel cas ils conviennent, 251. --- Leur danger, 252. --- Appliqués extérieurement, dans quel cas ils conviennent pour arrêter la perte de ſang, 258.

Avortement ; perte de ſang qui l'accompagne, eſt la même que celle qui eſt la ſuite d'une portion de délivre reſtée dans la matrice, 132, 271. --- Perte de ſang qui l'accompagne, arrêtée par le tampon, 277, obſ. 79, 281, obſ. 86, 282.

B

Bains alternatifs des pieds dans l'eau froide ; leur utilité dans la perte de ſang, 258, note (n).

Bains froids & à la glace ; leur danger dans la perte de ſang, 259.

Baſſin vaſte expoſe les femmes à l'inertie, en facilitant un accouchement trop prompt, 89, 91.

Bouffées putrides, leurs cauſes, leurs ſymptomes, 354, 355. --- produites par les vuidanges retenues dans la matrice, 365. --- Moyen de les prévenir, 368. --- Elles ne ſont point la ſuite, & ne ſont point à craindre après l'introduction du tampon, 355, 366, 367.

Bouillon donné en trop grande quantité à la fois, après les pertes de ſang, ſuffoque les femmes & excite un vomiſſement embarraſſant, 318, obſ. 103.

C

CAILLOTS de ſang; leur formation, ce qui la favoriſe, 253, 254. --- Ils oppoſent une digue invincible à l'hémorrhagie, en favoriſant la coagulation du ſang dans les embouchures utérines, 267. --- Il faut en favoriſer la formation dans les pertes de ſang qui arrivent pendant la groſſeſſe, 285. --- Leur formation eſt le but de la nature & de l'art pour arrêter la perte de ſang & le moyen qui l'arrête toujours, 285, 287, 289. ---- Obſtacles qui s'oppoſent à leur formation, 286. --- Le tampon en favoriſe la formation depuis l'orifice juſqu'au lieu où le placenta eſt décollé, 292. --- Leur préſence n'augmente pas le décollement du placenta, 297. --- Ils tiennent lieu des eaux & de la tête de l'enfant pour dilater l'orifice & exciter les douleurs, 298.

Caillot de ſang formé dans le vagin s'oppoſe à l'hémorrhagie, qui eſt produite par l'attache du placenta ſur l'orifice de la matrice, 304, 305, 306. --- Obſtacles qui peuvent s'oppoſer à ſa formation dans ce cas, 308.

Caillots de ſang, en s'accumulant & en diſtendant la matrice après l'accouchement, ſont un ſymptome de l'inertie incomplette, 124, 125. --- Ils s'accumulent auſſi dans la ſuffocation utérine, 232. --- Sont la ſuite du ſpaſme de l'orifice de la matrice, & plutôt l'effet que la cauſe de la ſuffocation utérine, 345, 346. --- Syncope dans laquelle ils jettent les femmes par leur accumulation, 254. --- de la groſſeur d'un pain de quatre à

cinq livres contenu dans la matrice après l'accouchement, & qui avoit occasionné la mort, 333, obs. 112.
--- Ils se trouvent quelquefois continus avec ceux qui
sont dans le vagin, 235. --- Dans quel cas ils occa-
sionnent les tranchées, 360. --- Leur extraction ne calme
pas toujours les tranchées, 235, 237, obs. 64. --- Dans
quel cas leur extraction est utile & calme les tranchées, 238, 239, 254. --- Comment on en fait l'extraction, 238.

Caillot de sang suspend quelquefois la perte de sang, lorsqu'il y a rétention d'une portion d'arriere-faix, 129.
---sont expulsés en bloc par les contractions utérines,
lorsqu'il y a une portion d'arriere-faix retenue, après
quoi la matrice tombe dans le relâchement, 186. ---
dans quel cas il seroit dangereux d'en faire l'extraction,
254, 340. --- comment la nature s'en débarrasse ; tranchées qui s'établissent à cet effet, 186, 358, 360. ---
Leur présence à l'embouchure des vaisseaux y forme
une résistance suffisante pour empêcher les fluides de
s'en écouler, 341. --- formé dans la matrice par l'introduction du tampon. --- Voy. tampon.

Caillot de sang peut-il produire des accidens comme corps
étranger & comme putressible, 327, 356? --- Il n'est
point dangereux, comme corps étranger, 357 jusqu'à
361. ---Il est peu à craindre comme putressible, 362
jusqu'à 368. ---dans la matrice, & qui a reçu l'impression de l'air extérieur ; comment & dans quel temps
il se dissout & s'évacue, 316, obs. 101, 318, obs.
103, 361, 363, 364, 365, 366, 367, & note (o),
--- corrompu dans la matrice, est plutôt l'effet que
la cause de l'inflammation, 330, note (a), 368. ---
Comment on peut prévenir sa pourriture & la détruire, 368. Voy. encore sang.

Chûte de matrice, danger de l'occasionner en tirant le cordon ombilical avec trop de force pour délivrer une
femme, 190.

Col de la matrice, sa structure, sa figure avant la grossesse
dans une vierge ; — & après que la femme a fait des
enfans, 28. ---Distinction de ses deux orifices, 47.---
Dans quel temps de la grossesse il commence à prêter,
24, 301. ---Pourquoi sa dilatation est plus difficile

pour l'accouchement dans le commencement de la groffeffe, que fur la fin, 24. --- Réſiſtance invincible qu'il oppoſe quelquefois à l'introduction de la main avant l'accouchement, par ſa rigidité, 290. --- Accidens qui peuvent naître lorſque l'on force ſa dilatation mal-à-propos, 291. --- oppoſe quelquefois beaucoup de réſiſtance, même lorſque le placenta eſt attaché ſur ſa circonférence, 310, 311, obſ. 98. --- Il faut diſtinguer ſa portion contractible de celle qui l'eſt peu, 47. --- allongé comme le col d'une bouteille ſur la fin de la groffeffe, 24, note (*g*). --- Son alongement comme un gros inteſtin tronqué après l'accouchement, 47. --- eſt relâché comme le corps dans l'inertie complette, 87, 315, obſ. 100. --- Se reſſerre dans le même temps que le fond, 43, 46. --- diſpoſé à s'ouvrir, par l'introduction de la main, quand le corps s'eſt contracté, 198. --- peut étrangler le corps renverſé, & produire la gangrene & la mort, 102. --- Voy. déchirement & orifice de la matrice.

Col de l'enfant coupé dans le vagin de ſa mere, 307, obſ. 95.

Compreſſion du corps de la matrice; dans quel cas elle convient pour s'oppoſer à la dilatation de ce viſcere & arrêter la perte de ſang, 255, 338. --- Maniere de la faire par M. Daſſé, 255. --- Maniere de la faire par M. Puſos, 256. --- Dans quel cas elle ne conviendroit pas, *ibid.*

Conception; ſon produit eſt la premiere cauſe de la perte de ſang, 53.

Contraction de la matrice, ce que c'eſt, 38, 39. --- diſtinguée de ſon action de reſſort, 36. --- Sa premiere cauſe eſt un myſtere, 40. --- Les premieres ſont foibles; comment on les découvre, 41. --- La douleur n'eſt point de ſon eſſence; d'où elle dépend, 42. --- Elle ſe fait de toutes les fibres charnues de la matrice en même temps, 43 46. --- ne ſe fait pas pendant l'accouchement, dans le lieu qui ſert d'attache au placenta, dans la même proportion que dans le reſte des parois, 44. --- réunie à l'action de reſſort, eſt le principal agent qui opere l'accouchement, 48. --- Voy. reſſort de la matrice. --- eu égard à la réſiſtance qu'elles éprou-

vent, font de trois genres, 48. --- Premier genre ; fuite
des obftacles abfolus à l'accouchement, 49. -- Second
genre produit par les accouchemens naturels, 50. ---
Celles-ci font excitées par le tampon dans les pertes
de fang, 280, 281, obf. 86, 289. -- Troifieme genre
produit par la réfiftance qui manque fubitement, 51,
52. --- Sont prefque les feules qui exiftent dans la perte
de fang, 51, 52, 64, 73, 91, 97, 120, 176, 254,
280. --- Lorfque la derniere qui procure l'accouchement, eft du troifieme genre, elle peut être fuivie
de renverfement & de perte de fang, 97. --- Pourquoi
elles font peu douloureufes dans les pertes qui arrivent lorfque le placenta eft attaché fur l'orifice de la
matrice, 302.

Contractions de la matrice continue après l'accouchement,
46. --- du lieu de la matrice où s'attache le délivre, en
procure le décollement, 45. --- Quelquefois la femme ne
s'en apperçoit pas, 175. -- expulfent fouvent le placenta,
192, 193. --- Mal-être qui indique qu'elles fe réveillent
après l'introduction du tampon, 349. -- douloureufes ou
non douloureufes, précedent la perte de fang, 186. --
trop vives après l'accouchement, fyncopes qu'elles produifent, 146. --- font fufpendues par la fuffocation utérine, 146, 346.

Convulfion de la matrice ne produit point le renverfement,
95.

Convulfions qui fuccedent aux pertes de fang, 126, 350,
351, 352, 353. --- Si la perte ne s'arrête pas après
qu'elles ont ranimé la machine, il n'y a plus rien à
efpérer, 352.

Convulfion de l'aorte très-finguliere à la fuite d'une perte
de fang produite par un faux germe, 131, obf. 34.

Cordon ombilical, vaiffeaux qui le compofent, 13, 14.
--- Lieu de fon implantation au placenta, 22, 117,
155, obf. 39. -- Quelquefois on ne peut pas s'y fier
pour extraire le délivre, 178. -- Danger de le rompre
jufqu'à fa racine au placenta, en le tirant avec trop de
violence, 190. --- coupé avant la féparation du placenta;
perte de fang confidérable qu'il produit, 15. -- rompu
pendant l'accouchement, caufe de perte de fang, 67.
--- coupé avec les cifeaux pendant que la tête de l'en-

fant étoit dans le vagin ; difficulté & inutilité de cette opération, 66, & note (*d*). --- faifant deux tours autour du col de l'enfant rompu en terminant l'accouchement avec le forceps, & qui occafionna la dépreffion & la perte de fang, 99. --- trop court, foit naturellement ou parce qu'il entoure quelque partie de l'enfant; caufe de perte de fang, 66, 67, 68. --- Signes qui l'annoncent pendant l'accouchement. --- Il peut fe rompre & le placenta fe décoller, 119. -- en outre il peut intercepter la circulation dans le fœtus même, 162. --- On propofe de le rompre dans la matrice pour prévenir ces accidens, 162. -- Examen critique de cette méthode, 163, 164. --- Méthode de Smelie, préférable pour terminer l'accouchement dans ce cas, 165. -- Comment il faut fe conduire lorfqu'il fufpend l'enfant, dont la tête eft déjà hors de la vulve. ---Méchanifme dont la nature fe fert dans ce cas pour terminer l'accouchement, 166. --- C'eft le feul cas où il faillle le couper avec les cifeaux, s'il y a des circonvolutions affez ferrées autour du col de l'enfant, pour qu'on ne puiffe pas les faire paffer par deffus la tête, 167. ---paffé entre les cuiffes de l'enfant tiré par les pieds, coupé avec les cifeaux pour empêcher le décollement prématuré du placenta, 168.

Corps étrangers adhérens à la matrice, produifent une perte de fang alternative, 130, 131, obf. 35. --- qu'il n'eft pas poffible d'extraire; la perte de fang qu'ils occafionnent peut être arrêtée par le tampon, 268.

Cotiledons féparés du placenta, peuvent refter dans la matrice fans qu'on s'en apperçoive, 182.

Crêtes utérines, 6. --- Elles occupent les fillons du placenta & fervent à le retenir, 11. -- Lorfqu'elles font confidérables, elles s'oppofent à la féparation du placenta, 59. --- très-faillantes, qu'il ne faut pas confondre avec des portions de placenta, 200. --- comment on s'apperçoit, pendant que la femme délivre, qu'elles fe déchirent, 179.

D

DÉCHIREMENT de matrice ; cause de perte de sang, 104, 138. --- du fond de la matrice, 105. Signes qui l'indiquent, 138, 140. --- Lieu où il arrive avant l'accouchement, quand il est la suite des contractions utérines, 34. --- peut arriver par un placenta tiré avec trop de violence, & n'est mortel que par l'hémorrhagie qui en est la suite, 105, 106. --- aussi dangereux que le renversement, 222. --- Moyens de le prévenir, 222, 223. --- La saignée ne convient point pour calmer l'hémorrhagie qui en est la suite, 249. --- qui n'intéresse pas toute l'épaisseur des parois de la matrice ; la perte de sang, qui en est la suite, peut être arrêtée par le tampon, 269, 323, 324, 325, & obs. 109. --- qui intéresse toute l'épaisseur des parois de la matrice ; l'injection astringente seroit l'unique moyen à tenter pour y remédier, 262, note (*x*). --- du col de la matrice, ses causes, 107, 108, 109, 110, 111, 224. --- Signes qui le font prévoir, 138, 139. --- Moyens de le prévenir, 224, 225, 226, & obs. 61. --- accompagné d'hémorrhagie arrêtée par le tampon, 109, obs. 29, 324.

Dépression de matrice ; premier degré de renversement, 98, 99. --- ses causes, 68, 97, 98, 99. --- peut produire, avec le temps, le renversement complet, 103, 221. --- entretient l'inertie, 102. --- signes qui la font connoître, 137. --- maniere de la réduire, 208. --- négligée, qui est devenue cancéreuse, 208 --- La saignée la favorise, si on la fait dans la perte de sang qui en est la suite, 249. --- La compression de M. Daffé y seroit dangereuse, 256. --- est rétablie par l'arrêt du sang dans la cavité de ce viscere, 267.

Descente de matrice, danger de l'occasionner en tirant le cordon, 190.

Dimotion, syncopes qu'elle produit, 144. --- moyen de les prévenir, 227, 228. --- Les modernes l'ont substituée à la révulsion, 244. --- en quoi elle consiste, 245, 246. --- occasionnée dans les parties supérieures par l'accouchement

chement & la perte de fang, 248. --- Voyez fyncopes.

Douleur utérine n'eft point de l'effence de la contraction,
    d'où elle dépend, 42. --- Voy. encore contraction de
    la matrice.

Douleur de tête que les femmes reffentent après les pertes
    de fang, 131. --- font fufpendues par la fievre, 318,
    & note (*c*).

E

EA U entre dans la compofition de l'œuf humain, 18.
    --- Son écoulement alternatif dans l'accouchement rend
    les contractions du troifieme genre, 52. --- Il faut la
    faire écouler de bonne heure & par degrés, pour éviter
    l'accouchement précipité, 149. --- Il faut la faire fortir
    par degrés dans la perte de fang, 155. --- Son écou-
    lement peut favorifer l'accouchement naturel, quoique
    le placenta s'attache fur l'orifice de la matrice, 307.

Eau froide convient pour arrêter la perte de fang, 258,
    & à la glace; fon danger, 259. Voy. encore bain.

Embrion; comment il croît dans la matrice dans les pre-
    miers jours, 20.

Enfant; précautions à prendre pour le retourner dans les
    cas de perte de fang, 151. --- Pourquoi ils périffent fi
    facilement, lorfqu'on eft obligé de les tirer par les
    pieds dans les cas de perte de fang, 156, 158. --- eft
    affoibli comme la mere dans la perte de fang; il envoie
    plus de fang au placenta qu'il n'en reçoit, 157. --- Il
    eft moins en danger, lorfqu'il n'y a point de perte,
    159. --- Dans quel temps il faut aider à fon paffage,
    ibid. --- Sa vie moins à ménager que celle de la mere,
    160. --- Sufpendu par le cordon trop court; la tête
    hors de la matrice refpire quelquefois, 166. --- Moyen
    de dégager fon menton accroché fous le pubis, quand
    on l'a tiré par les pieds, 226, note (*a*). --- Son col coupé
    dans le vagin, 307, obf. 95.

Enkiftement. --- Voy. placenta enkifté.

Erétifme de la matrice; caufe de perte de fang, 69 70,
    320, 321. --- Signes de la perte qui en eft la fuite,

121.--- fe réunit quelquefois à l'érétifme inteftinal pour produire la perte de fang, 322.

Efcarre gangréneux, qui arrive quelquefois aux jambes des femmes groffes, 317, & obf. 102.

F

FAUX germe; le décollement de fon pédicule produit une perte de fang qui rend les contractions du troifieme genre, & par conféquent inefficaces, 52. --- La perte de fang qu'il produit, eft la même que celle qui eft la fuite d'une portion de délivre reftée dans la matrice, ou d'un placenta avortif, 132, 271. --- Perte de fang mortelle qui en fut la fuite, 131, obf. 34, 279, obf. 84, 85. --- Méthode de l'extraire, 187, --- Danger des injections dans ce cas, 263. --- Perte de fang qu'il produit, arrêtée par le tampon, 276, obf. 78, 278, obf. 80, 81, 82.

Femmes, font toutes expofées à une perte de fang plus ou moins grande après l'accouchement, 1. --- Quantité de fang qu'elles rendent ordinairement après l'accouchement, 141. --- qui font les plus expofées aux accouchemens précipités, à l'inertie & à la perte de fang, 89, 90, 91, 144, 149, 151. --- font longues à fe rétablir de la perte de fang ; douleur de tête qu'elles reffentent, 131, 318, note (c). --- affoiblies par l'âge; les maladies ou la multiplicité des couches; état défefpéré où les jette la perte de fang, par le défaut de la fanguification. 131. --- morte pour avoir été accouchée trop promptement dans une perte de fang, 155, 160, 228, obf. 62. --- fauvées pour avoir été accouchées lentement dans le même cas, 155, 226, obf. 61. --- Sa vie eft plus effentielle à conferver que celle de fon enfant, 160. --- en danger de périr d'hémorrhagie ou de la pourriture du placenta, 193. --- attaquées une fois d'inertie de matrice, y eft plus expofée que d'autres dans les couches fuivantes, 316. --- qui mangent avec excès après être accouchées; danger auxquels elles s'expofent, principalement celles qui ont effuyé une perte de fang, 322, obf. 108, & note (e). --- vapo-

reufes qui ont des accouchemens prompts & douloureux, font expofées à la fuffocation utérine, 347. ---
Femme morte par les violences que l'on fit fans fuccès pour l'accoucher, 37, obf. 13 --- accouchée de trois
enfans & attaquée d'inertie de matrice, 318, obf. 103.

Fibres charnues de la matrice, leur caractere principal,
leurs différens plans, 4. --- La tendance qu'elles ont
à fe rétablir dans leur état naturel, fait le reffort utérin
& la contraction, 38, 39. --- Elles fe contractent toutes
à la fois, 43. --- Lorfqu'elles font pliées dans le renverfement, elles n'ont plus d'actions, 102 --- nerveufes
de la matrice, tiraillées & irritées, occafionnent la
contraction inégale, 70. — elles occafionnent auffi
la perte de fang, 121.

Forceps; accouchement terminé par cet inftrument, qui fit
rompre le cordon ombilical, & occafionna la dépreffion
du fond de la matrice, 99. --- Autre accouchement où
il y eut perte intérieure, terminé par cet inftrument,
119. --- Inertie de matrice qui oblige de l'employer,
123. --- Cas où il faut s'en fervir lorfque le cordon
ombilical eft trop court, 165. --- Cas où on peut l'employer, quand l'enfant vient par les pieds, 226, note
(*a*). --- Tète déclavée par cet inftrument, 319, obf.
104.

G

G ANGRENE. Voy. Efcarre & Phlictaines.
Globe utérin, fa forme dans l'inertie incomplette, 125.
Groffeffe volumineufe, caufe d'inertie de matrice & de
perte de fang, 88, 90. --- avancée; perte de fang dangereufe qui y furvient, 283. --- peut être confervée
en arrêtant la perte de fang par l'introduction du
tampon, 284, 287, 288. Voy. tampon.

H

H ÉMORRHAGIE du nez qui a empêché la pouffée du
lait après l'accouchement, 330, note (*b*).
Hémorrhagie utérine. Voy. perte de fang.

316 *PRÉFACE*

Hernie de matrice ; danger de l'occafionner, en tirant le cordon ombilical avec trop de force pour délivrer la femme, 190.

Houpes mamelonnées du placenta; comment elles fe forment, 10. --- comment elles s'attachent à la matrice, 11. --- Elles peuvent fe déchirer par couches, 181.

I

INDIGESTION mortelle dans les accouchées, fur-tout celles qui ont été affoiblies par une perte de fang, 322, obf. 108, & note (*e*).

Inertie de matrice, ce que c'eft, 78, 79, 80. --- elle entre toujours pour quelque chofe dans les caufes de perte de fang, 80. --- fes caufes prédifpofantes, 71, 88, 89, 90, 91, 92. --- Elle a différens degrés, 81. --- Signes de fes différentes efpeces, 122 & fuivans. --- par défaut de contraction, 71, 72, 73, 81, 82, 123. --- Par défaut de reffort 123 --- Elle s'oppofe à l'expulfion du placenta, 191 --- par défaut de reffort & de contraction en même temps, 85, 123. --- Elle oblige quelquefois à employer le forceps avant l'accouchement, *ibid.*

Inertie partielle ou incomplette, 86. --- Elle a fait croire que le corps & le col de la matrice étoient oppofés dans leurs mouvemens, 46. --- ne produit que des contractions du troifieme genre, 73. fes fymptomes, 124, 125. --- Moyens de la faire ceffer, 254, 255, 256, 257, 258, 260, 261, 262, 263, 335 338, 340, 341. --- accompagnée de perte de fang arrêtée par le tampon introduit dans la matrice, 325, 338.

Inertie confidérable ou complette, 87. --- Le corps & le col font relâchés. --- dans quel temps elle fe déclare, 87. --- C'eft la caufe la plus ordinaire de pertes de fang après l'accouchement, qui éludent les fecours connus, 312, 314. --- Ses caufes, 92, 93, 319. --- Ses fignes particuliers, 126. --- Précautions à prendre pour l'éviter dans l'accouchement forcé, 153, 154, 155, 160. --- Lorfque la matrice en eft menacée, il ne faut pas tenter l'extraction du placenta, s'il eft adhérent, 173. --- Son danger eft plus imminent dans une femme affoiblie par de longues maladies, 317. --- Femme qui en eſt attaquée une fois, y eſt plus expoſée qu'une autre dans les couches ſuivantes, 316. --- L'extraction des caillots dangereuſe, 254. --- La compreſſion de M. Daſſé n'y convient pas, 256. --- L'agacement de l'orifice propoſé pour la faire ceſſer, 257. --- Les injections aſtringentes utiles, 260, 261, 262, 263. --- Le tampon eſt le meilleur remede, 267, 314, 315, 316, 317, 318, 319. --- Il n'occaſionne pas la dilatation de la matrice, 339, 341. Voy. tampon. ---Signe qui annonce qu'elle n'exiſte plus, 267.

Inflammation de matrice, ſes cauſes les plus ordinaires, 291, 329. --- Le tampon & le vinaigre dont il eſt impibé, peuvent-ils l'occaſionner ? 327, 328. --- ne ſera jamais la ſuite de l'introduction du tampon employé à propos, 330, 331, 332. --- Les caillots corrompus qui ſe rencontrent dans la matrice, en ſont plutôt l'effet que la cauſe, 330, note (a), 368.

Injections qui paroiſſent prouver la communication des arteres de la matrice avec le placenta, 8.

Injections aſtringentes utiles, quand on a réduit la matrice renverſée & inerte, 219. --- conviennent pour réveiller le reſſort de la matrice, 260. --- Exemple de leurs ſuccès chez les anciens & les modernes pour arrêter la perte de ſang, 260, 261, 262. --- Ne ſeroit-ce pas l'unique moyen à tenter, lorſque la matrice eſt percée ? 262, note (x). Leur inutilité, 262. --- Leur danger dans la perte de ſang, produite par un faux germe, 263. --- conſeillées pour diſſoudre les caillots & s'oppoſer à leur corruption, 368.

L

LAIT ſe porte très-peu aux ſeins, & ſouvent point du tout après les grandes pertes de ſang, 330.

Ligamens ronds & de l'ovaire ; lieu où ils s'attachent à la matrice avant la conception, 28, obſ. 6. --- Lieu où ils s'attachent pendant la groſſeſſe, 31.

Ligatures aux extrêmités ne conviennent point dans le traitement des pertes de ſang qui ſuccedent à l'accouchement, 250. --- appliquées aux arteres crurales qui ont produit les regles , *ibid.*

Liqueurs aftringentes & froides ; dans quel cas leur afperfion convient pour arréter la perte de fang , 258.

Lochies ne coulent, pour l'ordinaire, que dans le temps de la rémiffion, 46. — L'opium ne s'oppofe point à leur écoulement, & même le rétablit, 234 , 252. -- féreufes produites par la fonte du caillot, 316, obf. 101. --- couleur de lie de vin, produites par la fonte du caillot, 318 , obf. 103. — devenues putrides par leur féjour dans la matrice, & qui occafionnerent des accidens , 365. --- putrides , font fouvent produites par la pourri-ture d'une portion de placenta , ou des membranes reftées dans la matrice, 367, & note (*p*). -- putrides; moyen de les prévenir & d'y remédier , 368.

M

MAIN de l'Accoucheur fait l'office de tampon, 201 , 226 , obf. 61. — Moyen d'empêcher qu'elle ne dé-chire l'orifice , quand on l'introduit dans la matrice pour faire l'accouchement forcé, 226.

Matrice , fa ftructure difficile à développer ; fa fubftance mufculaire , fa fubftance fpongieufe, 4 , 5. ---Porofités de fa fubftance fpongieufe & de fa membrane interne, 5 , 6 , 7. — Ses vaiffeaux , 5 , 8. Voyez encore vaif-feaux de la matrice. --- Son état naturel, 3 , 28. --- Ses crêtes. Voyez crêtes utérines. --- Son développe-ment pendant la groffeffe, 6 , 30 , 31. --- ne s'étend pas également par-tout, 24 , 34. ---Son fond fe dilate plus en proportion pendant la groffeffe , que le refte de fes parois, 25 , 27 , 28 , 29 , 30 , 31 , 32. --- Son extenfion fe fait par développement & changement de direction des vaiffeaux & des fibres , & non par addition de fubftance ; figure qu'elle prend en fe di-latant , 33. --- Son extenfibilité eft fi grande, qu'une partie de fes parois peut prêter fuffifamment pour con-tenir la groffeffe jufqu'à fon terme, 35. ---Ses parois plus minces fur la fin de la groffeffe ; le lieu du pla-centa feulement plus épais, 34, note (*f*). — Le lieu où s'attache le placenta plus mince après la sortie de l'enfant, 45, 102. --- a deux actions puissantes qui font le mouvement de ressort & celui de contraction, 36. Voy. encore ressort & contraction. --- Elle se resserre lorsqu'on la désemplit, même long-temps après la mort ; son fond se resserre plus que les parois, 32, 37, 61. --- Ouvertures qui répandent du sang lorsque le placenta est décollé, 16. --- Plus ses vaisseaux de communication avec le placenta & les embouchures de ses sinus, sont dilatées, plus la perte de sang est grande, 60, 73. --- Son resserrement oblitere, ses embouchures, & arrête la perte de sang, 48, 53, 283, note (*a*). --- Se resserre en proportion de l'écoulement des eaux & de la quantité du corps de l'enfant sorti, 37, 155, obs. 38. --- paroît descendre dans le vagin avec l'enfant pour favoriser l'accouchement, lorsque le cordon ombilical est trop court, 166. --- Lorsqu'elle jouit de tout son ressort, elle se resserre autour de la portion de placenta restante, & suspend la perte, 129, 130. --- Son action trop forte après l'accouchement, produit des tranchées accompagnées de syncopes, 146, 234, 359. --- Son resserrement se fait dans les pertes pendant la convulsion même qui les accompagnent quelquefois, 352. --- Son engorgement humoral, comme il se forme, inertie qu'il produit, 70, 71, 121. --- Sa paresse pour expulser quelquefois la tête d'un enfant, où le placenta resté dans sa cavité, 72. --- fatiguée & engorgée, est quelquefois long-temps sans se contracter, d'où suit la perte de sang, 75, 175. --- tombe de nouveau dans le relâchement après l'expulsion des caillots de sang, 186, 340. --- Elle ne prête pas aussi facilement qu'on pourroit l'imaginer pendant la grossesse par l'abord du sang, 296. --- Mal-être qui indique que son ressort se réveille, & que les contractions utérines se préparent après l'introduction du tampon, 349. --- Sa dilatation n'est pas à craindre après l'introduction du tampon, 341. --- Si elle arrivoit dans l'inertie incomplette, comment on pourroit y remédier, 338, 341. Voy. tampon. --- Dans quel temps on pénetre plus aisément dans sa cavitée pour faire l'extraction du placenta, 195, 196, 197, 198. --- Méthode pour y pénétrer, 199. --- Pendant qu'on décolle avec les doigts le placenta contenu dans fa cavité, fon fond paroît être quelquefois une de fes parois, & fes parois former le fond, 63, 178. --- Sa contraction. Voy. contraction. --- Son déchirement. Voy. déchirement. --- Son inertie. Voy. inertie. --- Son col. Voy. col & orifice de la matrice. --- Son inflammation. Voy. inflammation. --- Son renverfement. Voy. renverfement. --- Son reffort. Voy. reffort de la matrice. --- Sa fyncope. Voy. fyncope.

Menton de l'enfant; moyen de le dégager de deffous le pubis de la mere, 226, note (*a*).

Molle produit une perte de fang femblable à celle qui eft la fuite du faux germe, de la rétention d'un placenta avortif, ou d'une portion de délivre après l'accouchement à terme, 132.

Mufcles du bas-ventre, leur action continuée après que celle de la matrice a ceffé; caufe de renverfement, 95, 315, obf. 100.

N

NARCOTIQUES, conviennent dans les pertes de fang entretenues par le fpafme, 252. --- Calment les tranchées & rétabliffent les lochies, 234, 237.

O

ODEURS fuaves provoquent la fuffocation utérine, 347.

Oeuf humain fe forme dans l'ovaire, 19. --- Sa compofition, 18. --- Il eft l'agent qui dilate la matrice, 17, 18, --- Son pédicule paroît former le placenta, 9, 20.

Opium. Voy. narcotiques.

Orifice de la matrice interne & externe, 47. --- L'interne n'exifte point pendant l'accouchement, 47. --- Lorfque le placenta s'y colle, il entraîne des fuites fâcheufes, 299. Voy. encore placenta attaché fur l'orifice. --- Lorfqu'il eft trop rigide pour permettre l'introduction de la main, & qu'il y a perte de fang, il faut introduire le tampon, 294, obf. 92. --- Il eft quelquefois plus difficile de l'ouvrir plufieurs heures après l'accouche-ment, pour délivrer, qu'au bout de quelques jours, 84, 195. -- Il eft clos dans la fuffocation utérine, 145, 232, 344. --- Son fpafme entraine la fuffocation utérine & le paroxifme hyftérique, 345. ---Son refferrement s'oppofe à l'expulfion du placenta, 191. -- Dans quel cas il faut l'agacer pour arrêter la perte de fang, 257. --- Caufes de fon déchirement. V. déchirement. V. encore col de la matrice.

Ovaire, lieu où s'attache fon ligament rond à la matrice avant la groffeffe, 28, obf. 6.

P

PASSIONS vives de l'ame, produifent la fuffocation utérine, 229, 347.

Perte de fang qui précede l'accouchement, affaiffe le pla-centa & vuide la veine ombilicale, 15. --- Lorfqu'elle a précédé ou accompagné le travail, l'accouchement forcé peut l'arrêter. Voy. accouchement forcé. --- Elles effoibliffent les enfans comme les meres, 157, 158, 159, 160, 161. --- eft très-dangereufe, quand la grof-feffe eft avancée, 283. --- Méthode de Pufos pour l'ar-rêter, a été recommandée par Mauriceau & Dionis, 283, notes (*a*) & (*b*). ---Circonftances où elle n'eft pas praticable, 284. Voy. accouchement. -- Elle peut être arrêtée par le tampon. Voy. tampon.

Perte de fang produite par le placenta attaché fur l'orifice de la matrice, 299, 300. -- Dans quel temps elle fe déclare, 301. -- Ses progrès, 302. --- Obftacle qu'elle oppofe à l'accouchement, 302, 303. ---Reffources de la nature dans ce cas, 303, 304, 305, 306, 307, 308. --- Cas où elle fut arrêtée en maintenant avec les doigts la portion de placenta qui fe préfentoit, fur le lieu d'où elle étoit décollée, 311, obf. 98. ---Le tam-pon ne pourroit-il pas y convenir? Voy. tampon.

Perte de fang produite par de petits polypes, 28, obf. 8.

Perte de fang produite par un faux germe, fuivie d'une agonie de trois ou quatre jours, & de la mort, 131, obf. 34. Voy. encore faux germe & molle. --- produite

Y

par le cordon ombilical trop court, &c. Voy. cordon ombilical.

Perte de fang qui fuccede à l'accouchement ; toutes les femmes y font expofées, 1. --- Ses caufes ; vaiffeaux qui la fournivent lorfque le placenta eft décollé, 16, 60, 73. --- Pourquoi elle fubfifte quelquefois jufqu'à la mort, 52, 64. --- Elle eft d'autant plus abondante, que le placenta eft plus étendu, 91. --- Elles affoiblif-fent les femmes exceffivement, 131. --- naturelle qu'il ne faut pas confondre avec l'hémorrhagie. --- Quantité de fang que les femmes perdent ordinairement après être accouchées. --- énorme que Guillemeau ne trouve pas dangereufe, 141. --- Signes qui font diftinguer la naturelle, 142. --- produite par la contraction inégale de la matrice, 69, 121. --- produite par la matrice fatiguée & engorgée, 75. --- produite par le placenta décollé prématurément & en partie, 16, 53, 55, 56, 58, 63, 74, 87, 98, 120, 312. --- produite par la rétention d'une portion de placenta, 75, 76, 77, 128, 131, 333. --- Signes qui font connoître celle qui dépend des caufes que nous venons de rapporter, 127, 128, 129, 130, 131. --- Elle ne produit que des contractions du troifième genre, 52, 63, 64, 280. --- Elle peut être fufpendue par un caillot, par le reffort de la matrice, 129. --- Elle n'exifte plus lorfque le placenta eft totalement décollé, 130, 189. --- produite par l'inertie. V. inertie --- intérieures ; fuite de l'inertie partielle, 120, 124, 125, 333, obf. 112. --- produite par le renverfement. V. renverfement, dépreffion. --- produite par le déchirement. Voy. déchirement.

Perte de fang après l'accouchement ; précautions à prendre pour l'éviter, 148, 149, 150, 153, 174. --- prévenue & arrêtée par l'extraction du placenta, 194, 313. --- qui épouvante pendant l'extraction du placenta, 200. --- arrê-tée par la préfence de la main qui fait l'office de tampon, 201, 226, obf. 61. Voy. encore placenta. --- Moyens principaux que les Auteurs ont indiqués pour l'arrêter après l'accouchement, 240, 241. --- La faignée exclue du traitement de cet accident, & pourquoi, depuis le n°. 243, jufqu'au n°. 249. --- Les ligatures aux extrêmités ne conviennent point, 250. --- Dans quel

cas on doit employer les aftringens intérieurement ;
cas où ils ne conviennent pas , 251, 152. --- Dans
quel cas on doit employer les narcotiques, 252. ---
Danger des aftringens & des narcotiques, 252. Voy.
encore aftringens & narcotiques. --- arrêtée par la fituation horizontale, le repos conftant, & la formation
des caillots, 253, 254. --- Effet de la compreffion de
la matrice, 255, 256. --- Effet de l'agacement de l'orifice de la matrice, 257. --- Effet des réfrigérens appliqués extérieurement, 258. --- Effet des injections aftringentes, 260, 261, 262, 263. --- Dangers des bains
froids & à la glace, 259. --- Ces moyens ont fouvent
été fans fuccès, 242.

Perte de fang foudroyante après l'accouchement, fuivie de
la mort, par le défaut des moyens ci-deffus, regardée
comme un malheur inévitable par les Auteurs, 266, &
note (*b*). 339. --- Le tampon eft l'unique moyen d'y remédier ; il arrête l'hémorrhagie à volonté. Voy. tampon.

Peffaires aftringens ; leur introduction dans le vagin eft
l'indication la plus fimple qui ait pu naître pour arrêter
l'hémorrhagie utérine : ils ont été abandonnés mal-à-
propos, 272. --- Ils ont été employés avec fuccès pour
arrêter l'hémorrhagie utérine ou les regles trop abondantes, 272, 273, 274. Voy. encore tampon.

Phlictaines & efcarres gangréneux qui arrivent quelquefois
aux jambes des femmes groffes, 317.

Pince à faux germe de M. Levret ; cas où elle eft utile , 189.

Placenta ; fa ftructure, 9, 10, 11, 20. --- Comment il s'attache à la matrice, 10, 11. --- Ses vaiffeaux, 11, 12,
13, 14. --- Raifons de fes différentes attaches à la matrice ; de fon irrégularité, 20, 21, 22, 23. --- irréguliers, 22, obf. 4, 155, obf. 39. --- plus ample en
proportion dans le commencement de la groffeffe, que
fur la fin, 34. --- plus confidérable & plus étendu,
donne une perte de fang plus abondante, 91. --- Son
décollement pendant la groffeffe, produit une perte de
fang qui rend les contractions du troifieme genre,
52, 64. --- Il eft affaiffé par cette efpece de perte,
15. --- tiraillé par le poids de l'enfant dans l'accouchement ; caufe de décollement, de perte de fang, de
renverfement, de dépreffion, 68, 119, 162.

Placenta attaché sur l'orifice de la matrice, 20, 21. --- Pourquoi il s'attache dans ce lieu, 22. ---Suites qu'il entraîne néceffairement, 299. --- Erreur au fujet de cette attache, 300, & note (*o*). Voy. encore perte de fang produite par le placenta attaché fur l'orifice de la matrice.

Placenta décollé en partie, & prématurément après l'accouchement ; caufe de perte de fang, 55, 56, 74, 87, ---Ses adhérences fuperficielles ; caufe de perte de fang, 55, 56, 316. ---Comment on peut le reconnoître ; 112, 113. ---Ses adhérences inégales ; caufe de perte de fang, 55, 57. --- D'où elles dépendent, 58. --- qui a de la confiftance, fe décolle plutôt, 59. --- enfractueux & irrégulier plus adhérent ; caufe de perte de fang, 59, 60. ---Ses fignes, 114. ---Pourquoi il refte quelquefois long-temps dans la matrice, 60, 72. --- fe décolle par la contraction du lieu où il eft attaché, 45. ---Lieu où il s'attache, contribue à fon décollement inégal, 61. --- fe décolle plutôt dans le fond de la matrice, que fur les parties latérales, 61, 63. --- Méchanifme qui opere fon décollement, lorfqu'il eft attaché au fond de la matrice, 62. --- Méchanifme qui opere fon décollement, lorfqu'il eft attaché aux parois latérales, 63. --- Lorfqu'il eft latéral, fon difque fupérieur fe décolle le premier, 61, 63, 117. ---Signes qui indiquent pendant la groffeffe, pendant l'accouchement & après l'accouchement, qu'il eft attaché latéralement, 115, 116, 317. --- latéral & en raquette ; lieu où le cordon eft implanté, 21, 22, 117, 155, obf. 39. --- Son extraction trop violente ; caufe de renverfement de la matrice, de perte de fang, &c. 98, 99, 100. --- complettement décollé, ne produit la perte de fang que lorfqu'il y a inertie, 77. --- fe fépare fouvent dans le milieu, & refte adhérent par les bords, 62, 325, note (*f*). --- Lorfqu'il y en a une certaine étendue de décollée, il y a des contractions du troifieme genre, 176.

Placenta refté entier dans la matrice refferrée après l'accouchement ; fuites que cet accident peut avoir, 190, 193. ---Obftacles qui s'oppofent à fon expulfion, 191. ---Accidens qui peuvent arriver quand on en aban-

donne l'expulfion à la nature, 83, 192, 193, 203, &
note (*n*). --- Son extraction arrête & prévient la perte
de fang, 86, 194. ---Il faut l'extraire par art , lorfque les contractions utérines font infuffifantes pour
l'expulfer, 84, 193, 203. --- Il ne faut point en tenter
l'extraction lorfqu'il eft adhérent complettement dans
une matrice menacée d'inertie, 87, 173. --- Précautions à prendre pour en délivrer les femmes après
l'accouchement, 171 & fuivans. --- Contradiction de
La Motte fur le temps où cette opération eft plus facile, 195, 196. ---Raifons qui la rendent plus ou moins
difficile dans différens temps, 197, 198, 200. ---
Moment qu'il faut faifir pour la faire, 177. --- Méthode d'en faire l'extraction par l'opération manuelle,
199; raifons qui obligent de l'extraire par morceaux,
201, 202. ---adhérent de toutes parts, difficile à décoller, quelquefois impoffible, 106, 203. ---il faut le
percer dans fon milieu, s'il eft adhérent par les bords,
203. ---Exemple, 204, 325, obf. 109. --- S'il n'eft
pas poffible d'en faire l'extraction, & qu'il y ait perte
de fang, il faut introduire le tampon, 313. Voy. tampon.

Placenta enkifté, a lieu lorfqu'il eft latéral, 69. --- Signes
qui le font connoître, 118. --- C'eft un obftacle à fon
expulfion, 191. --- Maniere de l'extraire, 205. --- Difficulté d'en faire l'extraction, 206. ---Il peut quelquefois être expulfé par les feules forces de la nature,
206, obf. 54.

Placenta ; portion qui reftent adhérentes ; lieu qu'elles occupent dans la matrice, 179, 333. --- Elles produifent
quelquefois la perte de fang, d'autres fois non, 75, 76,
77, 127, 128, 129, 130, 131. --- Elles changent de
figure lorfqu'elles reftent long-temps dans la matrice,
& peuvent en impofer pour un faux germe, 76. ---
Signes qui annoncent qu'il en eft refté des portions
dans la matrice, 127, 128, 129, 130, 131, 179. ---
Le lambeau refté & totalement décollé, ne produit
plus la perte de fang, 130, 189. --- Comment il peut
en refter des portions dans la matrice, malgré toutes
les précautions & fans qu'on s'en apperçoive, 180,
181, 182.---Circonftances où l'on eft obligé d'en laif-

ser une portion, 183. --- Comment on peut le reconnoître en examinant la maſſe, 184. --- Elles doivent être extraites le plutôt poſſible ; méthode de le faire, 185, 186, 187. --- Dans quel cas il faut en abandonner l'expulſion à la nature, 186, 188. --- Lorſque la portion reſtante eſt totalement décollée, elle ne produit plus de perte de ſang ; c'eſt le ſeul cas où l'on puiſſe ſe ſervir de la pince à faux germe de M. Levret, 189. --- qui occaſionna une perte de ſang changée en en perte intérieure mortelle, par l'application d'une ſerviette à la vulve, 333. --- Comment on auroit pu y remédier, 336, 337, 338. Voy. tampon.

Placenta avortif ; perte de ſang qu'il produit, 132. --- Méthode de l'extraire, 187. --- Temps où il faut faire cette opération, 196, 197, 198.

Plaie de la matrice. Voy. déchirement.

Polypes utérins (petits) qui ont produit la perte de ſang, 28, obſ. 8. --- conſidérables ; ſignes qui les diſtinguent du renverſement de la matrice, 134, 135, 136. --- peuvent produire le renverſement, 221.

Poroſités de la ſubſtance ſpongieuſe de la matrice, & de ſa ſurface interne, 6, 7, 8.

R

REGLES rétablies par la compreſſion des arteres crurales, 250, obſ. 67.

Regles trop abondantes arrêtées par le tampon, 272, 173, 274.

Renverſement de matrice ; ſes cauſes, 93, 94, 95, 96, 97, 98, 99, 100, 121. --- arrive toujours du lieu où s'attache le placenta, 102. --- Il a trois degrés, 98. --- Premier degré. Voy. dépreſſion.

Renverſement incomplet, ſecond degré, 98, 100. Il entretient l'inertie, le lieu déprimé n'a plus d'action, 102. --- qui n'eſt point ſuivi de perte de ſang, arrive lorſque la matrice n'eſt point dans l'inertie, 103. --- pris pour une môle & déchiré avec les ongles, 106. --- Ses ſignes, 133, 134, 136. --- Méthode de le réduire, 207, 209, 210. --- Accidens qui s'y oppoſent, 210,

211. --- incurable lorfqu'il a fubfifté long-temps, 212,
213. --- Cure palliative qui y convient, 214, 221.

Renverfement complet, troifieme degré, 96, 101. --- Ses
fignes, 134, 135. --- Méthode de le réduire, 215, 216,
217, 218, 219. --- Soins qu'il oblige de prendre dans
les couches fuivantes, 220. --- Dans quel cas il eft mortel, 102, 221. --- Dans quel cas il ne l'eft pas, &
admet la cure palliative, 103, 214, 221.

Repos conftant arrête la perte de fang, 253, 254.

Reffort de la matrice diftingué de fa contraction, 36.
--- Dans quel temps il agit --- Il agit même après
la mort, 37. --- Il eft la fuite de la tendance qu'ont
les fibres mufculaires utérines à fe rétablir dans leur
premier état, 38. --- agit feul pendant un certain temps
après la fortie de l'enfant, 45. --- réuni avec la contraction, opere l'accouchement & le refferrement des
vaiffeaux, 48. --- Il eft plus confidérable dans le fond
que dans les parois latérales, 77. --- diminué en grande
partie, produit l'inertie, 78. --- Refferre la matrice autour de la portion de placenta reftante, & fufpend la
perte de fang, 129. --- Mal-être qui indique qu'il fe
réveille après l'introduction du tampon, 349.

Révulfion que les anciens croyoient occafionner par la faignée dans la perte de fang, 244.

S

SAGES-FEMMES ; leurs manœuvres indifcrettes décollent le placenta prématurément, & produifent la
perte de fang, 74. --- téméraires arrachent le placenta
fans ménagement, le rompent, en laiffent portion dans
la matrice, d'où fuit la perte de fang, 75. --- déchirent
la matrice, 105. --- Angloife ; erreur qu'elle a voulu
renouveller au fujet de l'attache du placenta fur l'orifice de la matrice, 300, note (o).

Saignée, eft un des principaux moyens qui ait été employé
contre l'hémorrhagie par les anciens, dans l'intention
d'occafionner une révulfion, 244. --- Les modernes ont
remplacé cet effet par la dimotion. Voy. dimotion.
--- Peut-elle être de quelqu'utilité dans les pertes de

328

TABLE

fang qui fuccedent à l'accouchement, 247 ? --- doit être exclue du traitement de la perte de fang produite par l'inertie de matrice ; fa dépreffion, fon déchirement, & de toutes les hémorrhagies qui ne dépendent point de la pléthore & de l'érétifme, ou qui ont fubfifté affez long-temps pour affoiblir les malades, 143, 249.

Sang que les femmes perdent ordinairement après l'accouchement, 141. --- fert d'aftringent pour arrêter la perte de fang, 289, & note (*f*). --- tiré de la veine ; changement qui arrive lorfqu'il eft expofé à une chaleur légere & continuelle, 363. --- coagulé dans la matrice, & qui a reçu l'impreffion de l'air extérieur, eft de même expofé à une chaleur légere & continuelle qui doit le diffoudre, 364. Voy. caillots.

Sanguification moins facile chez les femmes qui ont une perte de fang & qui font affoiblies par l'âge, les maladies ou la multiplicité des couches, 131.

Seins, fe gorgent très-peu, & fouvent point du tout, après les grandes pertes de fang qui fuccedent à l'accouchement, 330, & note (*b*).

Situation horizontale calme les pertes de fang, & fuffit quelquefois pour les arrêter, 253, 254.

Spoliation a toujours lieu quand il y a perte de fang, 248. --- que la faignée & la perte de fang occafionnent, feroit promptement périr, 249. --- eft fouvent portée à un degré confidérable, avant qu'on ait pu remédier à la perte de fang, 330.

Suffocation utérine occafionne la contraction inégale de la matrice, 70, 146, 232. --- eft la fuite d'une irritation nerveufe, qui dépend quelquefois d'un agent moral ; d'autrefois d'un matériel, 229. --- C'eft un vrai paroxifme hyftérique, 229, 345. --- Ses fymptomes, 343. --- Ceux que l'on obferve le plus communément en fuites de couches, 344. --- Syncopes qu'elle produit, 145, 232, --- Ses effets ; ils font différens, fuivant le temps de l'accouchement, 146, 232. --- Elle eft plutôt la caufe que l'effet de la rétention des caillots, 345. --- Elle n'eft pas auffi dangereufe qu'on l'imagine, 347. --- Elle peut être produite par les odeurs fuaves, les paffions de l'ame 229, 347. --- Eft-elle à craindre par l'ufage

du

du tampon, 342.---Il faut la diſtinguer des ſyncopes convulſives, des bouffées putrides & des ſyncopes produites par la vivacité des tranchées, 342.---Elle ſuppoſe une certaine quantité de fluides dans les vaiſſeaux, 348.---n'arrive jamais à la ſuite des pertes de ſang trop abondantes, & par conſéquent jamais après l'introduction du tampon faite à propos, 348, 349.---Pour la prévenir, 229.---Pour y remédier lorſqu'elle eſt arrivée, 230, 231, 233, 257, 346.

Syncope de la matrice ou inertie, 80.---Quelquefois elle ſubſiſte aſſez long-temps, 175. Voy. inertie.

Syncopes où tombent les femmes par la perte intérieure ou inertie incomplette, 125, 238, 239, obſ. 66, 254.---Elles ſuſpendent quelquefois la perte de ſang, 129.---Moyens de les faire ceſſer, 239, 256, 257.

Syncopes après les pertes qui ne doivent point être confondues avec la ſuffocation utérine, 342, 349.

Syncope convulſive qui accompagne la perte avec inertie complette, 126.---Elle ſuccede quelquefois à la ſuffocation utérine, 232.---Elle eſt fréquente dans les grandes hémorrhagies, 280.---convulſive avec ronflement; ſuite de l'inertie & de la perte de ſang, 316, obſ. 101.---Ses ſymptomes, 126, 350, 351.---C'eſt un effort de la nature pour ranimer la circulation, 351.---Lorſque la perte a été trop conſidérable, elle eſt le précurſeur du dernier moment, 352.---Il ne faut pas l'attendre pour introduire le tampon, 319.---Elle eſt la ſuite de la perte de ſang, & jamais de l'introduction du tampon, qui eſt même le ſeul moyen d'en prévenir le retour, 353.

Syncopes qui ne dépendent point de la perte de ſang, 143.---qui ſont la ſuite de la ſuffocation utérine, 145, 146, 232.---par dimotion, 144.---par dimotion ſuivie de la mort, 228.---pour les prévenir, & lorſqu'une perte de ſang a précédé, 227, 228. Voy. encore dimotion.

Syncopes produites par la vivacité des tranchées, 146, 234, 235.---Moyens de les faire ceſſer, 234, 235, 236, 237.

T

Tampons de linges imbibés de vinaigre & introduit dans le vagin, eft le moyen le plus efficace pour arrêter la perte de fang ; fa maniere d'agir, 264, 265, 266, 267 268, 269, 270, 275. --- peut-être employé dans toutes les efpeces de pertes de fang qui menacent, par leur abondance, les jours d'une malade, 270. --- Il peut être employé avec fuccès dans le faux germe, l'avortement, les regles trop abondantes, 271. ---Autorités qui en favorifent l'introduction, 272, 273, 274, 275, 276, 277. --- employé pour arrêter la perte de fang dans le faux germe & l'avortement, 276, obf. 78, 277, obf. 79, 278, obf. 80, 81, 82, 83, 281, obf. 86, 282.

Tampon eft le meilleur moyen pour arrêter les pertes de fang qui arrivent dans la groffeffe plus avancée, 283, 284, 287, 288, 292, obf. 90.---Il peut même conferver la groffeffe, 287, 288. --- Il fait naître les douleurs du fecond genre, 289, 355. ---Il favorife la formation d'un caillot depuis l'orifice trop ferré, jufqu'au lieu où le placenta eft décollé, 292. ---Dans quel temps il faut l'ôter pour percer les membranes, 292. --- Il peut encore être introduit pour arrêter la perte de fang lorfque les eaux font écoulées & que l'orifice de la matrice eft trop rigide pour permettre l'introduction de la main, 294, obf. 92. --- Son introduction eft une méthode plus douce, plus analogue à la nature & plus falutaire que celle de Pufos, pour arrêter la perte de fang pendant la groffeffe, 271, 296 -- Il peut être employé avec fûreté, lorfque l'enfant fe préfentera dans une fituation contre nature, avant ou après l'écoulement des eaux, 296, 297, 298.

Tampon propofé dans les pertes de fang produites par l'attache du placenta fur l'orifice de la matrice, 299, 309, 310. --- Les caillots qui fe forment dans le vagin, en font quelquefois l'orifice dans ce cas, 304, 305, obf. 94, 306, 308.---On en hâteroit la formation par le moyen du tampon employé dès le commencement, & on favoriseroit le travail, 309, 310.

Tampon; ses succès constans dans les pertes de sang foudroyantes qui succedent à l'accouchement, 271, 312 & suivans. — Caillot de sang dont il procure la formation, irrite la matrice & l'oblige à se contracter, 313. — Ses succès dans l'inertie complette à la suite de l'accouchement précipité, 314, obs. 99. — Son succès dans l'inertie complette à la suite de l'accouchement plus long, 315, & obs. 100. — Autre exemple de ses succès dans l'inertie complette, 316, obs. 101. — Son succès dans l'inertie complette chez une femme affoiblie par de longues maladies, 317, obs. 102, & note (*a*). — Son succès dans l'inertie complette à la suite d'un accouchement de trois enfans, 318, obs. 103. — Son succès dans l'inertie complette, à la suite d'un travail long & laborieux, 319, obs. 104. — Son succès dans une perte de sang après l'accouchement, produite par l'érétisme de la matrice, 320, obs. 105. — Son succès dans une perte de sang après l'accouchement, produite par l'érétisme utérin & l'érétisme intestinal réunis, 322, obs. 108. — On peut l'employer dans le déchirement de la matrice, 323. — Son succès dans le déchirement du col, 109, obs. 29, 324. — Son succès dans le déchirement du corps, & son introduction dans la cavité utérine sur le lambeau déchiré, 325, obs. 109.

Tampon; principales objections qu'on peut faire contre son usage, 326 & suivans. — Pourroit-il produire l'inflammation de la matrice? Voy. inflammation. — Il peut être introduit dans la cavité utérine sans danger; temps où il en sortira, 332, & note (*e*). — En bouchant l'orifice de la matrice, ne pourroit-il pas déterminer l'accumulation d'une si grande quantité de sang dans la cavité de ce viscere, qu'il y auroit danger pour la vie de l'accouchée, 327, nomb. 2. — Exemple où cet événement a eu lieu, par l'introduction inconsidérée d'une serviette dans le vagin, 333, obs. 112. — Ce cas n'est point précisément celui où convient le tampon, 335, 336. — Celui-ci n'a été funeste que par la maniere dont il a été employé, 337. — Maniere & lieu où il auroit fallu l'introduire, pour qu'il eût eu du

fuccès, même dans ce cas, 337, 338. --- indiqué précifément pour le cas d'inertie complette, que les
Auteurs regardent comme défefpéré, 339. --- Il ajoute
un degré de perfection de plus à l'Art des accouchemens, 334. --- Le ftimulus dont il eft humecté, réveille
le reffort de la matrice & l'oblige à fe contracter, 337.
-- Il peut même convenir dans l'inertie complette, accompagnée de déchirement de la matrice, 325, obf. 109,
338, 340. --- Il ne caufera pas la dilatation de la matrice
dans l'inertie complette, ni dans l'inertie incomplette,
fi on l'introduit convenablement & avec les précautions
indiquées, 337, 338, 341. --- Peut-il attirer la fuffocation utérine. Voy. fuffocation. --- Peut-il produire les
fyncopes convulfives? Voy. fyncopes convulfives. --
Peut-il produire les bouffées putrides. Voy. bouffées
putrides.

Tampon ; dans quel cas la tête de l'enfant en fait l'orifice
pendant l'accouchement, 289, note (*f*), 307. --- Dans
quel cas la main de l'Accoucheur en fait l'office pendant qu'il délivre la femme, 201, 226, obf. 61.

Tête de l'enfant ; comment elle déchire l'orifice de la matrice, 108. --- Moyen d'en empêcher, 225. --- fait l'orifice de tampon dans les pertes de fang, lorfqu'elle
s'avance à l'orifice, & excite les douleurs du fecond
genre, 289, note (*f*), 307. --- enclavée; il n'y a point,
pour l'ordinaire, de perte intérieure, mais il peut
y en avoir une intérieure & cachée; fluctuation fourde
qui l'indique, 119, obf. 32.

Tête de l'enfant féparée du corps, refte quelquefois long-
temps dans la matrice ; & pourquoi, 72. --- reftée dans
la matrice après la fection du col, & extraite enfuite
aifément, immédiatement après la fortie du corps, 307,
obf. 95.

Tête de l'enfant accrochée fur le pubis par le menton;
moyen de la dégager, n°. 226, obf. 61, & note (*a*).

Tranchées après l'accouchement, refferrent le col & le corps
de la matrice, 46. --- Syncopes qui dépendent de leur
vivacité. V. fyncopes. --- qui accompagnent l'inertie
incomplette, 125. --- Moyen de les faire ceffer, 239,
obf. 66. --- qui dépendent de l'engorgement des parois
de la matrice, 146, 234, 358, 359. Elles ne ceffent

point par l'introduction de la main, 359.--- Moyen de les calmer, 234, 235, 236, 237.--- qui dépendent des caillots de sang retenus dans la matrice ; comment la nature s'en débarraffe, 360. Voy. caillots.--- qui dépendent de l'engorgement de la matrice, ne fuccedent point à l'introduction du tampon, 361.-- Celles qui viennent de la rétention d'un caillot après une perte & l'introduction du tampon, ne font ni douloureufes ni dangereufes, 361.

Trompes de fallope ; leur infertion intérieure & extérieure à la matrice avant la groffeffe, dirigées obliquement de haut en bas, 28, obf. 6, 7.--- Leur fituation plus baffe dans la groffeffe, & leur infertion oblique de bas en haut, 29, obf. 9, 30.--- Elles font une continuation de la matrice, & prêtent quelquefois fuffifamment pour contenir la groffeur jufqu'à fon terme, 28, 35.

Tumeur molle que forme la matrice dans la perte intérieure, 124, 125.

V

VAISSEAUX de la matrice, plus confidérables en proportion que ceux des autres parties ; d'où ils viennent, 5 . 8.--- Liqueurs qu'ils répandent en différens temps dans l'intérieur de ce vifcere, 7.--- Les artériels fourniffent le fang pour la nourriture du fœtus ; les veineux reçoivent le fang qui revient du placenta, 8, & obf. 3.--- Ils communiquent avec ceux du placenta, 8, 13, 14.--- Injections qui paroiffent le prouver, 8.--- Doutes à ce fujet, 8, 15.

Vaiffeaux du placenta, 11, 12, 13, 14.--- admettent-ils du fang de la matrice, ou un fuc blanc femblable au chyle, 15.

Vaiffeaux qui fourniffent la perte de fang, lorfque le placenta eft décollé, 16.

Veine ombilicale paroit établir la communication de la mere avec l'enfant, 13, 15.--- Elle eft engorgée dans l'enfant qui vient mort au monde fans hémorrhagie, & affaiffée dans la perte de fang, 15.

Vie de la mere plus essentielle à conserver que celle de l'enfant , 160.

Vinaigre ; son application extérieure convient pour arrêter la perte sang , 258. --- injecté dans la matrice pour le même objet , 262. --- sert à imbiber le tampon qu'on introduit dans le vagin pour arrêter la perte sang , 265. --- son activité n'est point à craindre , il est anti-putride & antiphlogistique , 331 , & note (c).

Visceres du bas-ventre se logent dans l'enfoncement qui résulte du renversement de la matrice , 102.

Fin de la Table.

ERRATA.

PAGE 11, lig. 4, ambrion, *lifez*, embrion.

Page 14, note (g), lig. 3, de l'oftincæ, *lifez*, de l'os tincæ.

Page 17, lig. derniere, extérieurement, *lifez*, intérieurement.

Page 19, lig. 15, peu d'épaiffeur, *lifez*, plus d'épaiffeur.

Page 102, lig. 8, coing, *lifez* poing.

Page 111, lig. 30, termé, *lifez*, terminé.

Page 113, lig. 26, dans les, *lifez*, dans tous les.

Page 117, lig. 20, inerfe, *lifez*, inerte.

Page 131, lig. 7, enfractueux, *lifez*, anfractueux.

Page 162, lig. 6, & demeuroit, *lifez*, & devenoit.

Page 174, lig. 12, fut auffi moins, *lifez*, fut au moins auffi.

Page 187, lig. 22, introduifent, *ajoutez*, & qu'ils expriment.

Page 225, tranfpofition de la 27e. ligne à la place de la 28e.

Page 291, lig. 24, pertes abondantes, *lifez*, pertes trop abondantes.

APPROBATION.

J'AI lu par ordre de Monfeigneur le Garde des Sceaux, un Manufcrit intitulé, *Effai fur les Pertes de fang qui furviennent aux femmes après l'accouchement*, par M. Leroux, Chirurgien de Dijon, & du Grand-Hôpital de la même Ville ; je n'y ai rien trouvé qui puiffe en empêcher l'impreffion. A Paris, le 23 de l'an 1775.

Signé, **RAULIN.**